北京协和医院

妇科内分泌疾病 病例精解

TYPICAL CASES AND ANALYSES

田秦杰 邓 姗 主编

U0200562

科学技术文献出版社
SCIENTIFIC AND TECHNICAL DOCUMENTATION PRESS
·北京·

图书在版编目（CIP）数据

北京协和医院妇科内分泌疾病病例精解 / 田秦杰，邓姗主编. —北京：科学技术文献出版社，2018.8（2020.1重印）

ISBN 978-7-5189-4598-6

Ⅰ.①北… Ⅱ.①田… ②邓… Ⅲ.①妇科病—内分泌病—病案—分析 Ⅳ.① R711

中国版本图书馆 CIP 数据核字（2018）第 142570 号

北京协和医院妇科内分泌疾病病例精解

策划编辑：蔡 霞　　　责任编辑：蔡 霞　　　责任校对：文 浩　　　责任出版：张志平

出 版 者	科学技术文献出版社
地　　址	北京市复兴路15号　　邮编 100038
编 务 部	（010）58882938，58882087（传真）
发 行 部	（010）58882868，58882870（传真）
邮 购 部	（010）58882873
官 方 网 址	www.stdp.com.cn
发 行 者	科学技术文献出版社发行　全国各地新华书店经销
印 刷 者	北京虎彩文化传播有限公司
版　　次	2018 年 8 月第 1 版　2020 年 1 月第 6 次印刷
开　　本	787×1092　1/16
字　　数	311千
印　　张	25
书　　号	ISBN 978-7-5189-4598-6
定　　价	118.00元

序

我们高兴地看到协和近年又一套新书出版

了，可喜可贺！

近些年来，我们协和每年都有新书问世，

有专著，有手册，也有科普册子……

很丰富，很实惠，真正是大小老少有

深浅之别，只要写得好，就是好书。同仁

们已经将撰写、出版好书当成形成的一种习惯，

、这是前章爱的——心是，如果给做仅仅是

个好医生，即造不是一个好医生，好医生

还要推广治试技术，推广成果，以及

公众科普宣传。

平日以防治病例为主，又不死板而派，

实去临手表现，尽量在画记此及

处理，有详尽之病例报告，有理有据的分

析，精辟详到的总评。多读医师之书，

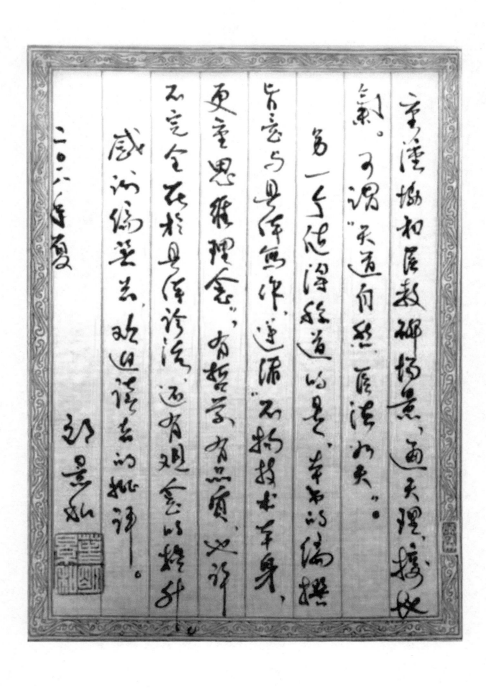

宗藩协和居教鄉物泉，通天理，接众气。可谓天道向经医泽如灵。

为一千任得孩道以惠，益有的编撰旨意与身体無作，进涌不物技术本身，更重思雅理念，有哲学有品质也许不完全无於身体诊治，还有观念以提升。

感谢编著者，欢迎诸去的批评。

二〇六年夏

主　编

田秦杰

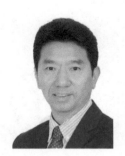

中国医学科学院北京协和医学院医学博士，美国宾夕法尼亚大学博士后，现为北京协和医院妇产科教授，博士研究生导师。担任《生殖医学杂志》副主编，《中国计划生育学杂志》副主任委员，现为多家医学核心期刊编委。中华医学会妇产科学分会妇科内分泌学组委员兼秘书，全国卫生产业企业管理协会妇幼健康分会副会长、生殖内分泌组组长、生殖外科与输卵管学组副组长，白求恩－妇科内分泌专项基金委员会副主任委员。

擅长妇科内分泌专业，包括性发育异常、性早熟、月经紊乱、多囊卵巢综合征、不育的诊断和处理、宫腔镜、腹腔镜手术、更年期治疗、绝经后激素替代治疗等。

在国内外核心期刊发表论文 100 多篇，参与编写曹泽毅主编《中华妇产科学》第 1 版、第 2 版、第 3 版。作为主编，编写《实用女性生殖内分泌学》《协和名医谈女性生殖健康》《生殖健康必读全书》《孕产 360°》《我的第一本月经管理书》《性发育异常田秦杰 2016 观点》；作为副主编，与郎景和院士编写《青少年妇科学》《女性健康全书》《新婚必读全书》，与叶碧绿教授编写《绝经与健康》，与陈子江教授等编写《生殖内分泌学》等专著。

邓　姗

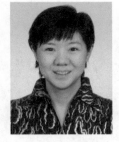

北京协和医院妇产科妇科内分泌组副主任医师。1998 年本科毕业于中国医科大学医疗系，此后一直在北京协和医院妇产科工作和学习，曾师从郎景和教授，研究方向为子宫内膜异位症。2008 年赴美国费城宾夕法尼亚大学妇产科和卵巢癌研究实验室做访问学者 1 年。2014 年起，确定生殖内分泌专业，专业病种涉及异常子宫出血、不孕与不育、围绝经期管理、性分化异常和生殖道畸形等，重点从事生殖相关宫、腹腔镜微创手术，以输卵管性不孕、子宫内膜异位症相关不孕及生殖道畸形与不孕为研究重点。曾荣获"北京市优秀中青年医师"、中国医学科学院北京协和医学院"优秀教育工作者"及北京协和医院"优秀员工"等称号。善于思考和总结，尤其擅长编写病例讨论类论文和数据。在住院医师阶段就主编出版《协和妇产科临床备忘录》，该书是妇产科的畅销手册类图书之一；后期在主治医师期间又陆续出版《协和妇产科操作备忘录》《协和妇产科临床思辨录》。另外，曾作为学术秘书参与编写《妇产科学（第 3 版）》八年制教材，主编科普图书《女性健康锦囊》等。

编 者

（按照姓氏汉语拼音排序）

范　融（总住院医师）　　　　　王　丹（住院医师）

李文慧（研究生）　　　　　　　王　涛（主治医师）

刘双环（基地住院医师）　　　　王晓洁（进修医生）

任　冉（进修医生）　　　　　　王　遥（研究生）

史精华（总住院医师）　　　　　禤坚艳（进修医生）

舒　珊（研究生）　　　　　　　张　翔（进修医生）

滕莉荣（主治医师）　　　　　　赵丽伟（基地住院医师）

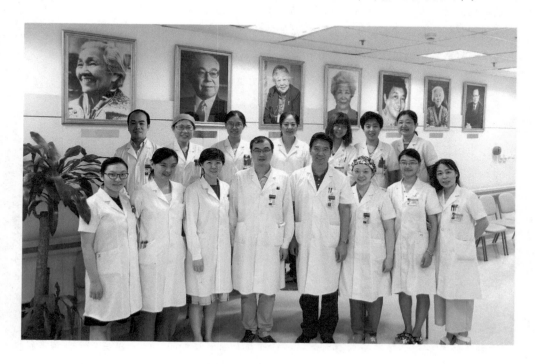

前　言

　　这是一本北京协和医院妇产科内分泌病房的病例总结，这是一本协和实习医生、进修医生、住院医生、主治医生、副教授、教授的临床总结、文献复习、集体讨论集，有专科的深入探讨，也是多学科的智慧与结晶，这是一本协和临床思辨的记录，服务医生与患者，提供疾病诊断与治疗的线索，对疾病可以有更全面和更深入的了解。有妇科内分泌常见的异常子宫出血、不孕症，有少见的性发育异常诊治与辅助生殖过程中相关并发症的处理，有罕见的内分泌肿瘤和特殊病例诊治；有妇科常见手术进展、并发症处理及罕见的疾病类型。这里有诊治成功的喜悦，也有面对病魔的无奈，但更有从实践中学习、进步的体会，这些活生生的病例教材，引发我们深入思考、寻求答案、探索机制、分析病因、讨论最佳方案。

　　北京协和医院妇产科是国家疑难病症诊治中心，这里每天都会有很多来自全国各地的患者，其中罕见病、少见病、难治病、未知病也很多，需要协和的医生不断学习和探索。温故而知新，这本书来自临床，记录的每一个病例似乎都如发生在昨天一般，历历在目，鲜活而生动，感谢患者让我们学到了很多新的知识，让我们的医生与患者同时进步，也希望与广大读者共鸣，从协和的经验总结中，不断提高临床的诊治水平。

北京协和医院妇产科

田秦杰

2018-9-22 中秋节

知识点导图

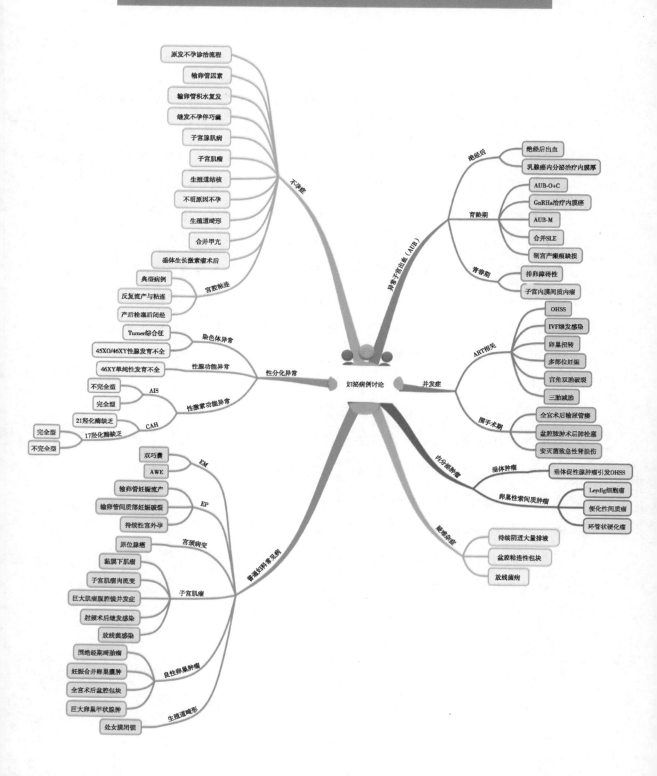

原发不孕诊治流程
输卵管医案
输卵管积水复发
继发不孕伴巧囊
子宫腺肌病
子宫肌瘤
生殖道结核
不明原因不孕
生殖道畸形
合并甲亢
垂体生长激素瘤术后

不孕症

典型病例
反复流产与粘连
产后栓塞后闭经

宫腔粘连

Turner综合征
45XO/46XY性腺发育不全
46XY单纯性腺发育不全

染色体异常
性腺功能异常

不完全型
完全型

AIS

21羟化酶缺乏
17羟化酶缺乏

CAH

完全型
不完全型

性分化异常

性激素功能异常

妇泌病例讨论

异常子宫出血（AUB）

绝经后
绝经后出血
乳腺癌内分泌治疗内膜厚

育龄期
AUB-O+C
GnRHa治疗内膜癌
AUB-M
合并SLE
剖宫产瘢痕缺损

青春期
排卵障碍性
子宫内膜间质内瘤

ART相关
OHSS
IVF继发感染
卵巢扭转
多部位妊娠
宫角双胎破裂
三胎减胎

围手术期
全宫术后输尿管瘘
盆腔脓肿术后肺栓塞
安灭菌致急性肾损伤

并发症

内分泌肿瘤
垂体肿瘤
垂体促性腺肿瘤引发OHSS

卵巢性索间质肿瘤
Leydig细胞瘤
便化性间质瘤
环管状硬化瘤

观察杂症
持续阴道大量排液
盆腔粘连性包块
放线菌病

双巧囊
AWE

EM

输卵管妊娠流产
输卵管间质部妊娠破裂
持续性宫外孕

EP

原位腺癌

宫颈病变

黏膜下肌瘤
子宫肌瘤肉流变
巨大肌瘤腹腔镜并发症
射频术后继发感染
放线菌感染

子宫肌瘤

围绝经期畸胎瘤
妊娠合并卵巢囊肿
全宫术后盆腔包块
巨大卵巢甲状腺瘤

良性卵巢肿瘤

处女膜闭锁

生殖道畸形

普通妇科常见病

目　录

第一章　不孕症

病例 1. 原发不孕

病历摘要

患者女性，34岁，G0P0。未避孕未孕2年来院就诊。既往月经规律，5天/30天，量中，痛经（+），VAS评分5~6分。患者近2年性生活规律，男方精液检查示弱精（PR15%），中药治疗中（具体不详）。B超监测近3个月均有排卵。8个月前患者于当地医院行子宫输卵管碘油造影示双侧输卵管通而不畅（图1-1）。性激素六项（D3）示：促卵泡生成激素（FSH）7.16IU/L，促黄体生成素（LH）

4.45IU/L，雌二醇（E2）44.00pg/ml，催乳素（PRL）12.51ng/ml，孕酮（P）0.48ng/ml，睾酮（T）0.31ng/ml；妇科超声及查体未见明显异常。2017年3月24日行腹腔镜联合宫腔镜检查＋通液术。术中通液见双侧输卵管均为中段不通，呈囊袋状，反复挤压管腔后有数滴亚甲蓝溶液自伞端滴出（图1-2），宫腔镜下见宫腔够大，双侧输卵管开口均被封堵，仅可于封堵处见小针样开口（图1-3）。向患者及其家属交代病情后行双侧输卵管根部切断，术后医嘱积极辅助生殖。

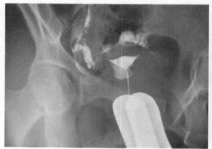 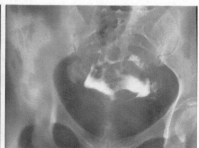

图1-1 输卵管造影图像：双侧输卵管通而不畅

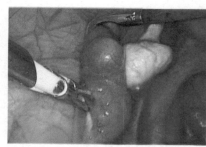 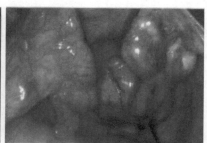

图1-2 腹腔镜下图像：双侧输卵管均为中段不通，呈囊袋状，反复挤压管腔后有数滴亚甲蓝溶液自伞端滴出

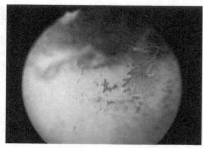 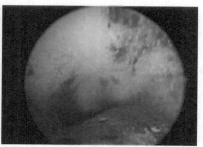

图1-3 宫腔镜下图像：双侧输卵管开口均被封堵，仅可于封堵处见小针样开口

笔记

临床讨论

1. 不孕症的诊治流程

检查女性不孕症的可能原因首先应了解：①有无排卵；②输卵管通畅与否；③内分泌状况；④若前三者均无异常，则考虑其他原因。基本的不孕评估的内容包括病史和体格检查、精液分析、实验室检查、宫腔镜检查、超声检查和腹腔镜检查，以及通过子宫输卵管造影评估输卵管和子宫（图1-4）。明确病因后，可采用相应的治疗。女性不孕症的治疗主要包括重建输卵管正常解剖关系、促进卵细胞发育成熟、治疗排卵障碍，必要时可借助辅助生育技术。男方因素导致的不孕，少弱精子症者可给予药物或手术治疗，若无效可应用辅助生育技术；双侧输精管阻塞性无精子症，经睾丸或附睾活检发现成熟精子者，也可采用辅助生育技术。

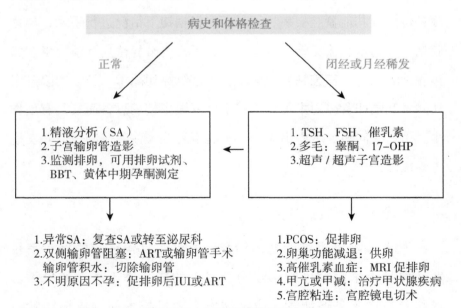

图 1-4 不孕症的诊治流程

2. 不孕患者宫腹腔镜手术的临床意义

专家针对不孕症的普遍共识是，对于经过 12 个月无保护且频繁性生活后未能受孕的夫妻应该进行不孕评估，但若根据病史和体格检查发现认为有需要及在年龄超过 35 岁的妇女中，更早进行评估更为合理。

根据体格检查、子宫输卵管造影术（hysterosalpingography，HSG）或病史（例如当前痛经、盆腔疼痛或深部性交疼痛，既往复杂性阑尾炎、盆腔感染、盆腔手术或异位妊娠），怀疑子宫内膜异位症或盆腔粘连、输卵管疾病的女性需行腹腔镜检查。进行腹腔镜检查时，医生也会同时评估输卵管通畅性，因此，如果计划进行腹腔镜检查则可不进行 HSG。宫腹腔镜的联合检查可同时发现多种病因的存在，既可以通过宫腔镜检查了解宫腔的形态及功能、有无宫腔粘连、输卵管子宫腔开口情况等，又可以在腹腔镜直视下判断输卵管的通畅度、梗阻的部位、周围粘连的情况，了解有无子宫内膜异位症及其他盆腔疾病。同时还能根据镜下情况进行手术，如盆腔粘连分离术、输卵管伞端造口术、子宫内膜异位病灶清除术、卵巢囊肿剥除术、宫腔粘连分解术、子宫纵隔切除术、子宫内膜息肉切除术和输卵管疏通术等，不仅术后妊娠率较满意，而且具有创伤小、手术时间短、术中出血少、术后恢复快、住院时间短、并发症少等优点。

3. 输卵管不通的处理原则

（1）输卵管近端闭塞的治疗。真性子宫角闭塞的发病率较低，而且手术治疗（即切除吻合术）的成功率不高。如果子宫输卵管造影未见输卵管，应考虑发生随机技术问题或输卵管痉挛的可能性，可复查子宫输卵管造影或必要时直接行宫腹腔镜检查以排除或证实。如果复查结果仍然异常，可选择以下处理方式：

选择性输卵管插管术：可使 60% ~ 80% 的患者获得输卵管通畅，同时妊娠率可达 20% ~ 60%。

输卵管子宫角吻合术：吻合术在输卵管宫角部切除后进行。根据输卵管损伤的范围和严重程度，吻合术后的宫内妊娠率为16% ~ 55%，异位妊娠率为 7% ~ 30%。因为该手术传统上是通过开腹而非腹腔镜进行，并且宫内妊娠率相对较低，所以辅助生育技术常常是一个更好的替代选择。

（2）输卵管远端阻塞的治疗。造成输卵管远端阻塞的原因有输卵管炎、既往异位妊娠史、既往腹部或盆腔手术史及腹膜炎等。主要处理方式包括：

输卵管伞端成形术：输卵管伞端成形术是用于治疗输卵管伞端包裹狭窄，即输卵管远端的部分阻塞。输卵管是通畅的，但伞端有粘连带包绕。输卵管通常保留有纵向皱褶。输卵管伞端成形术涉及将包绕伞端的腹膜粘连带分离。

输卵管伞端造口术：进行输卵管伞端造口术可解除与输卵管积水相关的输卵管阻塞。此手术改善生育力的疗效一般较差，但这取决于输卵管管壁的厚度、壶腹部扩张程度、有无黏膜皱襞、伞端纤毛细胞的比例及输卵管周围粘连情况等。输卵管造口术后的平均妊娠率为 30%，异位妊娠率为 5%。然而，如果输卵管管壁僵硬而厚且无皱褶，妊娠率可低至 0；如果子宫输卵管造影、输卵管镜或手术探查发现输卵管无损伤或损伤极轻微，妊娠率则可高达 80%。

研究者认为，对于输卵管闭塞不太严重的女性（1 或 2 级），输卵管伞端成形术 / 输卵管造口术是体外受精的一个恰当替代方法，而对于闭塞较严重的女性（3或4级），辅助生育技术是更好的选择。

病例点评

　　该患者34岁，原发不孕2年，性生活规律，卵巢有排卵，性激素水平正常，子宫双附件超声未示明显异常。男方虽有弱精，尚有自然受孕可能。无论造影前后，均已充分试孕，术前考虑特发性不孕，宫腹腔镜检查的指征明确。术中将进一步探查输卵管的状态，或为自然受孕创造条件，或为试管婴儿扫清障碍（输卵管积水），同时诊断和处理与不孕相关的其他因素，如子宫内膜异位症、子宫肌瘤、宫腔占位等。本例患者的输卵管虽伞端结构尚可，但近端存在严重的缩窄环，使亚甲蓝溶液无法顺畅排出，亦属于积水，与造影片对照，基本符合。双侧输卵管根部切断后，只能寻求辅助生育。

参考文献

沈铿，马丁. 妇产科学. 第3版. 北京：人民卫生出版社，2015.

（李文慧　范　融　整理）

病例 2. 输卵管因素所致不孕

病历摘要

患者女性，24 岁，G0P0，末次月经日期（last menstrual period，LMP）：2014 年 4 月 7 日，因未避孕未孕 1 年来院就诊。平素月经规律，2013 年 4 月解除避孕，性生活 3 次 / 周，丈夫精液密度 23.68 百万 /ml，a 级：60.94%，b 级：20.6%。曾监测基础体温和间断超声卵泡监测，均提示有排卵。2014 年 1 月于当地行 HSG 提示右侧输卵管闭锁，左侧输卵管炎症，伞端粘连（图 2-1）。妇科查体无阳性体征。月经第二天性激素六项：FSH 6.31IU/L，LH 1.85IU/L，E2 29.57pg/ml，PRL 6.72ng/ml，P 0.58ng/ml，T 0.53ng/ml。2014 年 4 月 17 日于本院行腹腔镜粘连分解术 + 双侧输卵管伞端整形术 + 通液术；Hys 检查 + 诊刮术。术中见子宫正常大小；后壁与双附件和盆底腹膜广泛粘连；双侧输卵管伞端粘连闭锁，左侧明显积水，直径约 2cm，右侧输卵管无明显增粗，伞端可见马氏囊肿，直径约 1cm；双侧卵巢正常表面粘连包鞘，与阔韧带后叶紧密粘连，左侧尤甚，致密难以完全分离，旁侧还有乙状结肠粘连附着。行双侧输卵

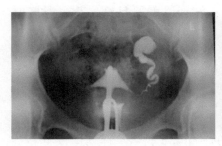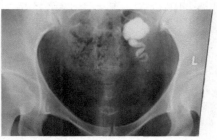

图 2-1　子宫输卵管造影图像：左侧输卵管积水，右侧未显影

管伞端造口整形，伞端形态右侧优于左侧。通液见左侧亚甲蓝溶液顺利溢出，右侧自根部不通。宫腔镜检查可见宫腔规则，无异常占位。术后建议积极试孕半年，未果则体外受精-胚胎移植（IVF-ET）。

临床讨论

1. 有关输卵管的评分系统

美国生育协会分期法修订案（AFS-r）盆腔粘连评分系统：应用较多且是半定量的评估，稳定性及推广性较好。

Hull&Rutherford评估体系：Ⅰ级为输卵管轻微粘连；Ⅱ级为单侧输卵管严重损伤；Ⅲ级为双侧输卵管严重损伤。

Hulka输卵管评分系统（根据4个方面评估）：①卵巢受累程度；②粘连质地；③伞端通畅程度；④峡部通畅程度。

输卵管镜评分：未广泛应用。

2. 输卵管的预后评估

预后较好的特征：局限的膜状粘连；轻度扩张的输卵管<3cm；输卵管壁薄且柔软；黏膜皱襞丰富。

预后不良的特征（部分术者主张首选切除）：广泛、致密的输卵管周围粘连；显著扩张的输卵管；输卵管壁厚且纤维化；黏膜皱襞稀少或缺无。

3. 输卵管性不孕的治疗原则（参考美国生殖协会2012年共识）

（1）子宫输卵管造影用于输卵管通畅度的一线评估证据是充分的，但仍存在近端梗阻的假阳性的局限性。

（2）对于输卵管近端不通的年轻不孕女性，排除其他不孕因素，可尝试行输卵管近端插管术。

（3）年轻的输卵管轻度积水患者，排除其他不孕因素，可考虑行腹腔镜伞端成形术或造口术。

（4）对于手术无法修复的输卵管积水情况，为改善 IVF 妊娠率，建议行腹腔镜输卵管切除或近端切断术的证据是充分的。

（5）输卵管结扎术后的腹腔镜再通术是有充分证据支持的。

4. 手术方式

来自辅助生育领域的观察和研究表明，输卵管积水对胚胎移植的成功率有明确的不良影响，需要提前处理。而输卵管切除相对于根部切断＋伞端造口的术式而言，有数据显示会影响卵巢的血液循环，从而在日后的卵泡募集过程中呈现劣势。所以从生殖角度，目前绝大多数专家的共识是，在进行不孕症的腹腔镜检查和治疗手术中，对于输卵管积水且下一步准备做试管婴儿的患者，施行保留输卵管的根部切断术。而从防治肿瘤的角度考虑，输卵管跟多种类型的卵巢恶性肿瘤相关，无生育价值的情况下应尽量切除。利与弊的考量需要进一步的前瞻性研究提供证据，更重要的是结合患者的具体情况。

病例点评

不育的初步检查强调无创、寻找最常见原因的原则，从最基本的精液常规、排卵与输卵管通畅开始，建议通过系统、快速、少花钱多办事（Cost-effective）的方式，合理安排和利用现有的检查和治疗手段，找出每个患者独特的不育病因，采用规范化和个体化的治疗方案。

有关输卵管的问题，在目前尚无充分循证医学证据的情况下，仍以根部切断为主，原因在于对输卵管了解尚少，"天生我才必有用"，不育的主要目标是妊娠，不是预防肿瘤，治疗谨慎为好。

（邓　姗　田秦杰　整理）

病例 3. 输卵管积水复发

病历摘要

患者女性，39岁，G1P0，末次月经（LMP）：2017年4月29日。因"继发不孕5年，IVF-ET前发现输卵管积水"入院。2002年药物流产一次，2015年子宫输卵管造影示左侧输卵管积水，右侧输卵管梗阻；基础体温（basal body temperature，BBT）单相；丈夫精液正常。月经第二天查激素水平，FSH 10.89IU/L，余正常。2016年3月24日于本院行宫腹腔镜检查，术中通液后见左侧输卵管充盈，中外2/3段膨胀呈腊肠样，伞端排空不畅，钝性扩张后稍好；右侧输卵管根部不通，夹闭左侧输卵管根部后阻力极大。术中充分与家属交代病情，建议行双侧输卵管根部切断，术后予促性腺激素释放激素类似物（GnRH-a）后直接IVF-ET，但家属要求保留双侧输卵管。术中另剔除左卵巢直径3cm的巧克力囊肿，宫腔镜未见特殊。术后予 GnRH-a 3 针后，试孕至术后一年仍未孕，因拟行 IVF-ET 而复查子宫输卵管造影（图 3-1），提示左侧输卵管积水，要求切断积水侧输卵管手术入院。术前经阴道超声提示子宫 6.0cm×5.7cm×5.4cm，内膜厚约 0.7cm，后壁可见 3.5cm×2.6cm 低回声，形态规则，边界尚清，CDFI：边缘少许条状血流信号。左附件区见条形低回声，大小约 2.9cm×1.4cm，中央可见无回声 1.3cm×0.4cm，周边可见血流信号。术中见子宫增大如孕 6 周大小，后壁近宫底部肌壁间突起直径约 3cm，左侧卵巢部分粘连于子宫左侧后壁，外观未见明显异常，左侧输卵管迂曲积水，伞端破絮状，行左侧输卵管根部切断和壶腹部造口术。右侧卵巢外观正常，右侧输卵管可见亚甲蓝流出，未予特殊处理。

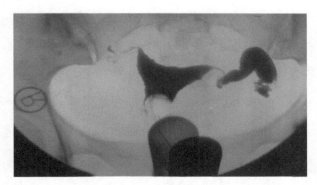

图 3-1　子宫输卵管造影：左侧输卵管积水，右侧部分显影

临床讨论

1. 输卵管不通的部位、程度划分及其生育结局

输卵管功能障碍可分为内在性病变，如结节性输卵管炎、输卵管炎性积水或阻塞，以及外在性病变，如子宫内膜异位症或盆腔外科手术造成的周围粘连。输卵管内在性损伤可大致分为如下几类：

（1）输卵管病变的种类

①近端病变：闭锁性纤维症、结节性输卵管炎、输卵管息肉、角部纤维化。

预后：约85%的近端输卵管阻塞可以通过近端导丝疏通得到解决，但术后妊娠率差异较大，为12%～39%，宫外孕发生率为2%～9%。

②中部病变：宫外孕或绝育造成的部分缺失、先天性缺失。

预后：国外报道输卵管吻合术的术后妊娠率为74%～81%，宫外孕发生率为4.8%。

③远端病变：非闭锁性远端病变包括输卵管周围粘连、伞端内聚、微小病变。闭锁性远端病变包括薄壁/厚壁积水。

预后：非闭锁性远端病变中，周围粘连分解术术后妊娠率＞60%，伞端成形术妊娠率47.7%；闭锁性远端病变中，薄壁积水，管腔内纤毛丰富者妊娠率26%；厚壁积水妊娠率0～1%。

（2）依照 David Adamson 提出的输卵管最低功能评分系统（least function scoring system，LF）对术中输卵管功能、状态进行评分。评分标准（单侧）功能正常（4分）：输卵管活动不受限、无粘连，伞端结构正常，输卵管通畅。轻度功能受损（3分）：伞端结构正常，轻微的可分离的粘连，输卵管通畅或者加压后通畅。中度功能受损（2分）：分离粘连后可见正常结构的伞端，粘连严重，可分离，输卵管通畅或者加压后通畅。重度功能受损（1分）：伞端结构消失，粘连严重，输卵管不通但修整术或者造口术后通畅。功能丧失（0分）：输卵管不通。双侧评分之和为输卵管功能评分。

（3）目前最常用的输卵管损伤分级法。输卵管开放：正常（0分），部分性阻塞（包茎）（2分），完全阻塞（输卵管积水）（5分）；壶腹部黏膜：正常（0分），减少（5分），缺失（10分）；输卵管壁：

正常（0分），薄（5分），厚且硬（10分）。计算总分：Ⅰ期：2～5分；Ⅱ期：7～10分；Ⅲ期：11～15分；Ⅳ期：≥15分。根据大量循证医学研究发现Ⅰ期患者宫内妊娠率为57%；Ⅱ期患者为38.7%；Ⅲ期患者为13.5%；Ⅳ期患者仅有1.1%。

2. 输卵管积水对IVF-ET的不利影响

输卵管积水影响妊娠的机制至今仍未完全阐明。目前研究认为，严重输卵管积水降低自然妊娠概率、IVF-ET的成功率，而且增加早期流产率。输卵管积水可能从以下几个方面影响IVF-ET的临床结局。

（1）影响卵泡发育：输卵管积水压迫卵巢血管，使卵巢血供减少，影响卵巢对促性腺激素的反应，导致卵泡发育缓慢，获卵数减少。

（2）机械性冲刷作用：输卵管积水可直接倒流入子宫腔，产生一种"冲刷"效应，从而抑制胚胎着床。

（3）子宫内膜的容受性下降：许多激素、细胞因子与子宫内膜容受性有关，其中整合素、白血病抑制因子、同源框基因等是公认的内膜容受性相关因子。研究表明，输卵管积水可以使着床窗期相关因子表达下降，而输卵管切除之后，其表达较术前明显升高。这说明输卵管积水会降低子宫内膜容受性。

（4）输卵管积水的胚胎毒性作用：输卵管积水往往由病原体感染所致，在输卵管积水中含有微生物、组织碎片、淋巴细胞及其他毒性物质，这些物质倒流入宫腔，对内膜和胚胎发育产生不良影响，同时输卵管积水的存在使组织释放出细胞因子、前列腺素、白细胞趋化因子和其他炎性介质等干扰内膜功能，不利于胚胎着床。当患者的两侧输卵管均发生积水时，自然妊娠率极低，需要借助辅助生殖技术助孕。目前的研究普遍认为，在输卵管性不孕中，输卵管积水患者 IVF-ET 的妊娠率较无积水者降低 50%，自然流产率增加 2 倍。患输卵管积水有行 IVF-ET 倾向的患者，需在行 IVF-ET 前常规处理输卵管积水是目前已达成的共识。

病例点评

这是一例典型的继发不孕患者，引起不孕的主要原因是输卵管因素和子宫内膜异位症。本例的特别之处是一年前患者第一次手术时即发现一侧输卵管积水，另一侧输卵管根部不通，根据术中情况，考虑双侧输卵管功能受损比较严重，以切断为宜。但是患者家属强烈要求保留双侧输卵管，希望术后自然妊娠。遗憾的是，术后经过一年左右的试孕仍然未果，患者继而要求 IVF。IVF 前 HSG 发现左侧输卵管再次积水，本次入院的目的是行积水侧输卵管切断术，以提高 IVF 成功率。

输卵管功能是影响妊娠成功率的重要因素，输卵管病变的部位、程度都与妊娠结局有关。总体来说，输卵管吻合术后和输卵管远端不通术后妊娠率较高，而输卵管近端不通术后妊娠率较低。严重输卵管积水影响妊娠成功率，因此决定 IVF 之前，有评估输卵管情况并处理积水输卵管的必要。但是在处理时特别是切断输卵管时需要跟患者本人和家属充分沟通，知情同意后方可手术。

参考文献

1. 李蓉. 生殖内分泌疾病诊断与治疗. 北京：北京大学医学出版社，2013.

2. Adamson G D, Pasta D J.Endometriosis fertility index: the new, validated endometriosis staging system.Fertil Steril, 2010, 94（5）: 1609-1615.

3. Hammadieh N, Afnan M, Evans J, et al.A postal survey of hydrosal-pinx management prior to IVF in the United Kingdom.Hum Reprod, 2004, 19（4）:

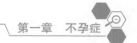

1009-1012.

4. Sagoskin A W，Lessey B A，Mottla G L，et al.Salpingectomy or proximal tubal occlusion of unilateral hydrosalpinx increases the potential for spontaneous pregnancy. Hum Reprod，2003，18（12）：2634-2637.

5. Kirichenko A K，Khorzhevskiĭ V A.Endometrial vasculature in women with hydrosalpinx.Arkh Patol，2014，76（3）：59-64.

6. Chanr L Y，Chiu P Y，Lau T K.Hydrosalpinx fluid induced embryotoxicity and lipid peroxidation.Reprod Toxicol，2004，19（1）：147-148.

7. Parihar M，Mirge A，Hasabe R.Hydrosalpinx functional surgery orsalpingectomy? The importance of hydrosalpinx fluid in assisted reproductive technologies.J Gynecol Endosc Surg，2009，1（1）：12-16.

（任　冉　滕莉荣　整理）

病例 4. 继发不孕合并卵巢子宫内膜异位囊肿

病历摘要

　　患者女性，40 岁，G1P1，主因"未避孕未孕 1 年余"入院。患者平素月经规律，3 ~ 4 天 /28 ~ 30 天，量中，痛经 VAS 评分 7 分。

患者自 2015 年解除避孕至今未孕，性生活 1 次 /2 周，集中于排卵期；曾 B 超监测排卵一次可见优势卵泡；2016 年 5 月于当地行子宫输卵管通液诉通畅；造影未查，男方精液自诉正常。2016 年盆腔超声曾提示盆腔包裹性积液约 2.9cm×4.3cm×2.7cm。2017 年 3 月就诊本院复查超声提示子宫后壁中低回声约 2.7cm×2.6cm，左卵巢内见无回声约 3.2cm×2.9cm，巧克力囊肿可能，右卵巢内见无回声 1.1cm×0.7cm，黄体？巧克力囊肿？ 2017 年 2 月 3 日于北大医院查血 CA125 86.08U/ml。盆腔检查：宫体后位，增大如孕 6 周，质硬，欠活动。双附件未及明显异常；三合诊：双侧骶韧带增粗，有触痛结节，子宫直肠陷凹囊性感。疑为"继发不孕、子宫腺肌症、子宫内膜异位症"，于 2017 年 3 月 24 日在全麻下行宫腹腔镜联合检查，术中见子宫后位，饱满，肌壁明显增厚，后壁与双侧附件及直肠前壁粘连致密。左侧内膜异位囊肿 4cm，致密粘连于左侧盆壁及子宫后壁，卵巢固有韧带挛缩，左侧输卵管走行稍迁曲，伞端形态可（图 4-1）。

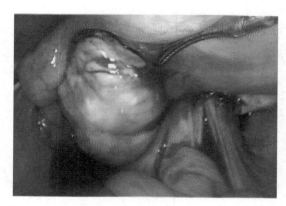

图 4-1　腹腔镜下见子宫直肠陷凹封闭左卵巢巧囊

右侧卵巢大小正常，固有韧带挛缩，与右侧输卵管外旋至阔韧带前叶，右输卵管伞端形态可（图 4-2）。子宫直肠陷凹完全封闭，可见褐色结节。宫腔深 8.5cm，形态正常，子宫内膜稍不均，可见腺体开口，双侧输卵管开口可见。术中行粘连分解，剔除左侧卵巢巧克力囊肿，术后建议：若计划自然试孕，下次月经来潮后即可积极试孕，监测排卵情况；若选择 IVF 助孕，可考虑 GnRH-a 辅助治疗。

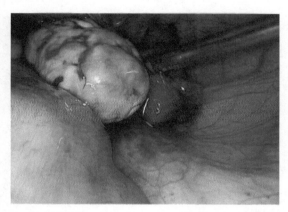

图 4-2　右侧卵巢和输卵管，美兰通液显示右侧输卵管通畅

临床讨论

1. 子宫内膜异位症导致不孕的机制

近年来，由于子宫内膜异位症（EMs）或子宫腺肌症所导致的不孕呈上升趋势，与育龄期妇女生育晚、工作压力大、人工流产次数增加等有很大关系。子宫内膜异位症导致不孕的原因是多样的，机制是相互叠加的。通常认为子宫内膜异位症在盆腔造成的内异病灶可引起盆腔粘连，导致盆腔解剖构造异常、输卵管功能异常，影响对卵子的捕捉；子宫内膜异位症患者盆腹腔的炎症环境会降低卵母细胞质量，导致排卵异常、胚胎毒性，直接导致精子活力下降，从而降低受精率；EMS 导致子宫内膜容受性异常，降低受精卵着床率等。

笔记

2. 高龄不孕患者的诊治策略

目前对于女性晚生育年龄的界定尚存争议，比较公认的是按照高龄产妇来定义高龄生育，即女性 > 35 周岁分娩。年龄是引起高龄妇女生育力下降的重要因素，主要因卵巢储备功能下降，卵母细胞的数量和非整倍体率增加导致。另外，盆腔炎症、生殖道肿瘤、子宫内膜的容受性下降，也是生育力下降的重要原因。女性年龄可以作为一个独立的因素，影响最终的妊娠结局。由于高龄女性生育存在诸多问题，因此，高龄女性的生育策略就应进行个性化处理。年龄 > 35 岁且持续 6 个月或更短时间尝试妊娠失败者，建议进行积极评估和治疗；特别是年龄 > 40 岁的患者，应立即进行积极评估和治疗。首先，需要完善高龄女性的生育力评估：①年龄；②基础性激素及细胞因子水平测定；③影像学指标：超声检查卵巢大小、基础窦卵泡数目和卵巢基质血流等；④卵巢刺激试验，在服用氯米芬前后测定和比较激素六项的变化以判断。另外，要完善孕前检查及孕前咨询。应根据高龄不孕女性的不同卵巢功能选择个性化的促排卵方案进行辅助生殖。对于复发性流产和生育异常儿的高龄女性，还要加强助孕过程中的遗传学筛查。

3. 子宫内膜异位症术后 GnRH-a 治疗对改善生育结局的价值

子宫内膜异位症的治疗有手术治疗和药物治疗。对于不孕的内膜异位症的治疗对策应考虑多种因素，制定个体化方案。手术治疗是 EMs 的基本治疗方法。对于有生育要求的患者，需行保留生育功能的手术：破坏所有可见的异位内膜病灶、分离粘连、恢复正常的解剖结构，但保留子宫、一侧或双侧卵巢，至少保留部分卵巢组织，为正常妊娠创造必要的条件。但术后复发率高。术后联合药物治疗是预防复发的主要治疗措施。

促性腺激素释放激素激动剂（GnRH-a）是术后用于预防 EMs 复发的重要药物，其为人工合成的十肽类化合物，可促进垂体 LH 和 FSH 释放，但其对 GnRH-a 受体的亲和力较天然 GnRH-a 高百倍，能抑制垂体分泌促性腺激素，导致卵巢激素水平明显下降，出现暂时性闭经。目前多数学者主张手术后联合 GnRH-a 药物治疗 EMs 能有效降低复发率。在一项纳入 198 例内膜异位症患者的研究中，保守性手术术后 6 个月复发率为 33%，保守手术联合亮丙瑞林术后 6 个月的复发率为 13%。

GnRH-a 的预处理可以使内膜异位症不孕患者在接受 IVF 治疗时受益，此结论已在加拿大的指南中提到。2014 年的欧洲人类生殖与胚胎学会（ESHRE）指南中也提出，IVF 或卵母细胞胞质内单精子注射（ICSI）前给予 GnRH-a 治疗 3 ~ 6 个月可以将临床妊娠的比值比提高 4 倍。2013 年，世界子宫内膜异位症会议达成的专家共识中指出，没有证据显示宫腔内人工授精（IUI）之前的 GnRH-a 治疗可以增加受益；内膜异位症患者接受 IVF 或 ICSI 之前予 GnRH-a 治疗 3 ~ 6 个月可以增加临床妊娠率；目前没有充足的数据比较口服避孕药与 GnRH-a 预处理的疗效。基于此及中国专家的讨论，认为内膜异位症患者 IVF 或 ICSI 之前可以给予 3 个月左右的 GnRH-a 治疗。ESHRE 2013 年的指南和 2014 年的指南仍然强调"在 IVF 之前使用 GnRH-a 的推荐（B 级）"，主要是基于少数随机研究的结果，并指出还需要更进一步的临床研究来探讨 GnRH-a 的作用及机制。

2015 年中国《子宫内膜异位症诊治指南》中指出轻度、轻中度内异症、EFI 评分高者，术后可期待自然妊娠 6 个月，并给予生育指导；EFI 评分低、有高危因素者（年龄在 35 岁以上、不孕年限超过 3 年，尤其是原发性不孕者；重度内异症、盆腔粘连、病灶切除不彻底者；输卵管不通者），应积极行辅助生殖技术助孕。助孕前应使用 GnRH-a 预处理，通常应用 3 ~ 6 个月。

病例点评

高龄女性合并子宫内膜异位囊肿，卵巢储备功能具有双重不利因素。对于无症状偶然发现之小巧克力囊肿（直径 ≤ 3cm），可短期试孕，如合并不孕则手术指征明确。子宫内膜异位症本身即一定程度地破坏正常卵巢组织，释放炎症毒性因子，导致卵巢功能减退，并引起盆腔粘连。腹腔镜手术剥除子宫内膜异位囊肿及盆底子宫内膜异位灶可去除病灶并改善盆腔环境。但针对高龄女性，需要格外重视手术中的操作细节，以最大限度地保护卵巢，包括耐心分清囊肿和卵巢的层次，避免粗暴剥离、撕扯；减少电凝损伤，尽量采用缝合或药物止血等非电凝手段止血等。但无论如何，应告知患者术后，尤其是短期内（术后 3 ~ 6 个月）卵巢功能减退甚至早衰的风险，对于生育要求迫切的患者应使其了解可考虑直接行 IVF-ET。虽然据目前的文献综述术后给予 GnRH-a 辅助治疗对于自然受孕结果帮助不大，但利用术后的卵巢低功过渡期，可以延缓和减少复发，并进一步改善盆腔环境，理论上也是有一定优点的，所以还被较广泛应用。本例患者已生育一胎，再生育的愿望并不强烈，因而术后 GnRH-a 辅助治疗后再尝试自然妊娠，也是合情合理的。

参考文献

1. 谢莹，任旭，王孝忠，等．不同分期子宫内膜异位症患者术后应用 GnRH-a 的疗效观察．广东医学，2014，35（15）：2428-2430.

2. 乔杰．高龄女性不孕诊治指南．北京：人民卫生出版社，2017.

3. 宋菁华，鲁桦，张军，等.腹腔镜手术联合促性腺激素释放激素激动剂治疗内异症的临床研究.中华妇产科杂志，2013，48（8）：584-588.

4. 郎景和，冷金花，王泽华，等.促性腺激素释放激素激动剂在子宫内膜异位症和子宫平滑肌瘤治疗中的应用专家意见.中华妇产科杂志，2017，52（2）：77-81.

（张 翔 王 涛 整理）

病例 5. 子宫腺肌病合并不孕

病历摘要

　　患者女性，33 岁，已婚，G0P0。因"继发性痛经 9 年，未避孕未孕 1 年余"入院。平素月经规律，3 ~ 4 天 /28 ~ 30 天，既往月经量中等，5 年来月经量较前增多，多时每天用卫生巾 8 ~ 10 片，曾继发贫血，血色素最低 83g/L。继发性痛经 9 年，进行性加重，VAS 评分由 3 分增长至 10 分，且服止痛药也无法缓解，经期伴恶心、腹泻、肛门坠胀。3 年前 B 超诊断子宫腺肌病。此间间断服用中药治疗半年（具体不详），月经量多及痛经症状无改善。2014 年 12 月至 2015 年 2 月曾注射曲普瑞林 3 针治疗，子宫由 8.4cm×8.6cm×7.2cm 缩小至 6.1cm×6.5cm×4.4cm，后积极试孕至今未孕。2015 年 12 月起 B 超监测排卵 1 年提示未破裂卵泡黄素化综合征（Luteinized

Unruptured Follicle Syndrome，LUFS），丈夫精液正常，未行输卵管造影。曾予 hCG 治疗仍无排卵。于 2017 年 1 月查血常规：Hb 67g/L，予益比奥及蔗糖铁纠正贫血，以及肌注 GnRH-a 3 针，Hb 增长至 113g/L 后入院。入院予行宫腔镜检查＋开腹子宫腺肌症病灶切除＋盆腔粘连分解术。宫腔镜检查：宫腔深 8cm，子宫后壁明显向内隆起，质硬，宫腔容积尚可，子宫内膜均匀，可见密集的草莓样腺体开口，双侧输卵管开口可见。开腹手术中见子宫球形增大如孕 8 周，后壁明显增厚质硬，与双侧附件及直肠前粘连致密。双侧卵巢大小正常，致密粘连于子宫后壁，双侧固有韧带挛缩。双侧输卵管走行形态好。行楔形切除子宫腺肌症组织，术后子宫基本恢复至正常大小。术后计划 GnRH-a 治疗半年，避孕 1 年后再试孕。

临床讨论

1. 子宫腺肌病的助孕策略

子宫腺肌病是指子宫内膜（包括腺体及间质）侵入子宫肌层生长而产生的病变，病变常弥散在子宫肌层，当病变在子宫肌层内表现为局限性的结节时，又称为子宫腺肌瘤。既往认为，与子宫腺肌病发病最直接相关的因素是多次分娩或人工流产史。然而近年来，随着妇女首次生育年龄的推迟和诊断技术敏感性的提高，越来越多证据表明，子宫腺肌病在未生育尤其是不孕的女性中并不少见，而且对女性的生育能力有明显的负面影响，体现在生殖过程的各个环节，包括卵泡的发育、排卵及拾卵，配子在输卵管的运输、受精，胚胎的治疗，子宫内膜的容受性，以及胚胎植入、黄体功能等多方面。

不孕合并子宫腺肌病患者的治疗策略目前尚无明确的共识与指

南。虽然文献报道的子宫腺肌病的治疗方式相当多样，但总的来说分为药物、手术和辅助生殖技术（ART）三种方式，可根据患者的具体情况进行个体化治疗。其中，对于严重子宫腺肌病的不孕患者，临床上较常用的治疗方案为保守手术与药物联合治疗。有研究发现联合治疗比单纯的手术治疗有更高的症状改善率，但两组的临床妊娠率无统计学差异。然而，保守手术存在的问题是由于腺肌病病灶广泛，手术几乎无切净的可能，保守手术治疗后难免宫腔粘连、宫腔容积缩小，从而影响受孕，同时术后发生妊娠子宫破裂的风险增加。故需慎重考虑及充分与患者沟通。

2.GnRH-a 对子宫腺肌病生育结局的治疗价值

GnRH-a 是目前治疗子宫腺肌病的有效药物。GnRH-a 可抑制下丘脑－垂体性腺轴，使体内雌激素水平下降，导致子宫异位内膜症病灶萎缩，子宫体积缩小，缓解症状，延长复发时间；还可以通过抑制内皮型一氧化氮合酶（endothelial nitric oxide synthase，eNOS）表达，抑制子宫腺肌病患者过氧亚硝基的产生，纠正内膜组织芳香化酶细胞色素 P450 的异常表达，下调环氧化酶 -2，通过 GnRH 受体直接抑制内膜细胞增殖，促进凋亡，抑制炎症因子，改善盆腔内环境及增加子宫内膜容受性，从而改善子宫腺肌病不孕患者的妊娠结局。有研究显示子宫腺肌症合并生育能力下降的患者采用 GnRH-a治疗可促进受孕。有学者推荐在进行 GnRH-a 治疗后积极采用助孕技术可提高不孕患者的成功率。

3. 子宫腺肌病的手术方法

子宫腺肌病的手术治疗包括根治性手术和保守性手术。根治性手术即为子宫切除术，保守性手术包括腺肌病病灶切除术、子宫内膜切除术、子宫动脉阻断术，以及骶前神经切除术和骶骨神经切除术等。手术方式的选择应根据患者的年龄、疾病的严重程度与类型、临床症状的严重程度及有无生育要求而定。对于无生育要求，且病变广泛、症状严重、保守治疗无效的患者，以全子宫切除为首选。而对于有生育要求的子宫腺肌病患者，仅可选择保守性手术。除子宫切除的根治性手术外，任何保留生育力的手术治疗方法均不能彻底治愈子宫腺肌病，但一些合理的术式可能对术后自然妊娠或辅助生殖技术（assisted reproductive technology，ART）后的妊娠结局有所改善。目前临床上应用较广泛的保守性手术为腺肌病病灶切除术，其包括"完全"腺肌病病灶切除术和"部分"腺肌病病灶切除术。前者应用于病灶局限、界限较清的患者，治疗效果较好；后者应用于病灶弥漫性腺肌病，主要减轻病灶负荷，为术后用药提供良好基础。对于如何选择切除的方式以减少出血、残留并利于术后妊娠至今仍是一个困惑的问题。近年来，有一些新式的改良术式，如重叠皮瓣法、三瓣法、双瓣法等子宫腺肌病"子宫重建术"，可能会对子宫形态的重建及术后妊娠率有改善，但仍缺乏大样本的临床研究。

病例点评

　　子宫腺肌病合并不孕的最佳治疗方案尚未达成共识，治疗方法包括药物、手术、手术联合药物、子宫动脉栓塞及磁共振阴道聚焦超声等，应根据患者的具体情况具体分析，进行个体化治疗。此子宫腺肌病患者，痛经严重，近 5 年出现月经多症状，既往曾行 GnRH-a 保守治疗，但停药后症状反复，目前痛经症状严重影响生活质量，且因月经多导致严重贫血，同时有不孕病史 1 年余。若继续采取单纯的药物保守治疗，可暂时性地改善其痛经及月经多症状，但不排除停药后的病情再次反复，且无助于不孕问题的解决，故积极选择手术治疗也许获益更大。同时，考虑患者子宫增大明显，合并月经多致严重的贫血症状，故术前给予 GnRH-a 3 周期治疗，以利于贫血的纠正及缩小子宫体积，为手术创造良好条件。保守手术行子宫病灶切除，子宫体积明显缩小，无疑对于症状改善有极大的帮助。但由于子宫腺肌病病灶广泛，手术几乎无切净的可能，保守手术后难免引起宫腔粘连和宫腔容积减小，可能影响受孕。术后如能妊娠，发生子宫破裂的风险亦增加。因而建议避孕 1 年以上，同时，术后应用 GnRH-a 治疗 6 个月，进一步控制患者的临床症状，减少复发。在生育指导方面，建议避孕 1 年后尽快行辅助生殖。

总之，子宫腺肌病合并不孕的手术总是面临着矛盾和抉择，术者既要考虑尽可能切除病灶缓解症状和疼痛，又要考虑到手术对于生育的影响，保护子宫肌层的完整性，减少手术带来创伤，改善和促进生育，减少和避免复发。治疗中要根据个体化原则，根据患者的年龄、生育要求、症状严重程度、病变范围、既往治疗史及患者的意愿确定治疗方案。

参考文献

1. 罗璐，周灿权．子宫腺肌病治疗——生殖医生之我见．中国实用妇科与产科杂志，2017，33（2）：148-153.

2. 张信美，黄秀峰．子宫腺肌病手术治疗策略．中国实用妇科与产科杂志，2017，33（2）：145-148.

3. Pepas L, Deguara C, Davis C.Update on the surgical management of adenomyosis. Curr Opin Obstet Gynecol, 2012, 24（4）：259-264.

4. Morelli M, Rocea M L, Venturella R, et a1.Improvement in chronicpelvic pain after gonadotropin releasing hormone analogue（GnRH-a）administration in premenopausal women suffering from adenomyosis or endometriosis: a retrospective

study.Gynecol Endocrinol，2013，29（4）：305–308.
5. Khan K N，Kitajima M，Hiraki K，et a1.Cell proliferation effect of GnRH agonist on pathological lesions of women with endometriosis，adenomyosis and uterine myoma.Hum Reprod，2010，25（11）：2878–2890.
6. Streuli I，Dubuisson J，Santulli P，et al.An update on the pharmacological management of adenomyosis.Expert Opin Pharmacother，2014，15（16）：2347–2360.

（禤坚艳　王　涛　整理）

病例 6. 原发性不孕症、多发性子宫肌瘤、子宫内膜异位症

病历摘要

患者女性，32 岁，G0P0，因“未避孕未孕 2 年”入院；平素月经规律，15 岁初潮，6 天 /26 天，量中渐偏少，无痛经，无尿频、尿不尽或便秘。不孕门诊检查月经第 4 天性激素：FSH 6.43IU/L，LH 2.68IU/L，E2 35.00pg/ml，P 0.54ng/ml，T 0.17ng/ml，PRL 27.16ng/ml；B 超监测有排卵，测基础体温呈双相型，男方精液均正常（a+b=80%），（6 个月前）子宫输卵管造影提示左输卵管远端迂曲，右输卵管未

笔记

清晰显示。既往发现子宫肌瘤 3 年，起初直径 2cm，现宫体增大如
孕 10 周，左侧壁和子宫下段前壁多个不规则突起。盆腔 MRI：子
宫体积明显增大，正常轮廓消失，肌壁间、黏膜下可见类圆形等 T1
短 / 稍长 T2 信号，最大者位于子宫后壁，向外向左凸出，截面约
3.6cm×5.2cm，宫腔略受挤压，局部结合显示欠清；肌层可见小点
片状长 T2 信号（图 6-1）。入院后行腹腔镜检查＋子宫肌瘤剔除＋
通液＋盆腔子宫内膜异位灶烧灼＋宫腔镜检查＋诊刮术。术中见子
宫前位，不规则增大如孕 8 ～ 10 周，多发肌瘤，最大者位于宫底部，
约 4cm×6cm，为两个相融合，前壁多枚 1 ～ 3cm 肌壁间肌瘤；剔
除肌瘤，未进宫腔，分层缝合子宫切口。双侧卵巢外观正常，输卵
管走行及伞端形态可，双输卵管通液通畅；子宫直肠陷凹少许腹膜
缺损，左侧宫骶韧带增粗。宫腔镜见宫腔容积可，宫底部稍凹陷，
右侧宫角略深，左侧输卵管开口可见，右侧输卵管开口受内膜遮挡，
未见明显肌瘤结节。术后诊断：原发不孕、子宫多发肌瘤、腹膜型
子宫内膜异位症（AFSI 期，EFI 9 分）；建议避孕半年，GnRH-a
治疗 3 周期，后期可积极试孕。

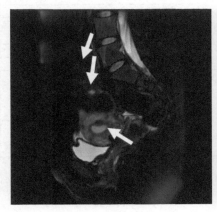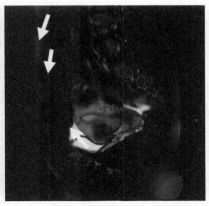

图 6-1　盆腔 MRI：肌壁间、黏膜下可见类圆形等 T1 短 / 稍长 T2 信号，最大
者位于子宫后壁，向外向左凸出（箭头所指为前后壁肌壁间肌瘤）

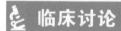
临床讨论

1. 子宫肌瘤与不孕的关系

绝大多数情况下，子宫肌瘤只是不孕患者的混杂因素之一，仅 1% ~ 2% 的不孕病例是由平滑肌瘤导致的，平滑肌瘤可能会通过干扰肌瘤部位的着床，在孕早期快速扩张子宫或损害子宫的收缩性而影响生育力，尤其是侵犯子宫内膜的纤维瘤，影响生育力的关键因素是平滑肌瘤的生长部位而非大小。

使宫腔变形的平滑肌瘤（黏膜下肌瘤或部分突入宫腔内的肌壁间肌瘤）0 ~ 3 型（图 6-2）会导致受孕困难并增加自然流产的风险。而浆膜下肌瘤不会影响生育力。肌壁间肌瘤对不孕的影响仍有争议。文献报道不一，只要没有症状，也有 7 ~ 10cm 不处理的个案报道。本院一般共识为孕前 >4cm 肌瘤可考虑处理。

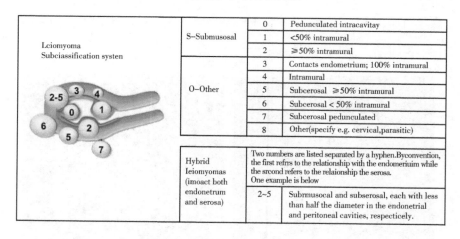

图 6-2　2011 年 FIGO 子宫肌瘤分类

2. 不孕患者子宫肌瘤的处理原则

患者在孕前发现子宫肌瘤，无明显月经改变或压迫等症状，不必推迟试孕或为此终止妊娠，因为平滑肌瘤对于妊娠的不良影响是有限的。整个妊娠期间纤维瘤的大小可能在 50% ~ 60% 的病例中保持稳定（变化 < 10%），在 22% ~ 32% 的病例中增大，而在 8% ~ 27% 的病例中缩小。

　　子宫肌瘤对生育力的影响主要取决于其生长部位而非大小。对于肌壁间肌瘤未造成宫腔变形的患者，行肌瘤切除术之前需要先处理其他不孕原因，是否行肌瘤切除术应综合其他不孕因素及患者的意愿综合判断。如果患者的年龄偏大或是卵巢储备功能下降，剔除不影响宫腔形态的无症状肌瘤，而需要一定时间的避孕间隔，进一步推迟试孕或助孕的时间有可能得不偿失。黏膜下肌瘤（0 ~ 2 型）首选宫腔镜下切除术治疗。宫腔镜下肌瘤切除对肌层的破坏更小，术后避孕时间更短，继发子宫破裂的风险更小。对于较大的、向宫体外侧突起的肌瘤，可选择腹腔镜或开腹剔除；对于尚未生育的患者，不推荐采用子宫肌瘤栓塞术、射频消融、高频聚焦超声等治疗。至于何时选择腹腔镜剔除、何时选择开腹剔除术，需结合子宫肌瘤的位置、大小、个数及术者的技巧和经验。对于子宫 < 妊娠 12 周大小、存在最多 3 个直径 ≤ 5cm 的肌壁间肌瘤或浆膜下肌瘤的患者可选择腹腔镜下肌瘤切除术。随着腹腔镜缝合技术及器械的进步，大多数肌瘤切除都可在腹腔镜下完成。然而，子宫缺损处缝合不当会给以后的妊娠或分娩过程带来子宫破裂的风险，而且是造成盆腔粘连的重要原因，因此必须进行多层缝合和精细的止血。未进宫腔的子宫肌瘤剔除术，至少避孕 3 个月，而破入宫腔则需要避孕至少半年，特殊部分的子宫修补需要避孕一年以上。临床上的普遍做法是建议对曾以透壁子宫切口行肌瘤切除术的女性后期宜选择择期剖宫产终止妊娠。

　　如果女性在肌瘤切除术后仍难以受孕，则建议尽早采用子宫输卵管造影来评估宫腔及输卵管情况，以排除继发性宫腔粘连或输卵管梗阻的问题，必要时采用辅助生殖。

病例点评

本例患者 32 岁，原发不孕，合并子宫肌瘤，从不孕的评估来看，原因并不明确。尽管子宫肌瘤并非不孕的主要原因，但合并子宫肌瘤的不孕患者，处理相对复杂，通常认为黏膜下肌瘤对妊娠有影响，建议宫腔镜手术。而肌壁间肌瘤是否影响受孕，以及影响受孕的肌瘤大小、数目标准，仍缺乏证据。本例考虑到对妊娠的潜在影响，以及妊娠后发生的肌瘤变性及妊娠并发症可能，> 4cm 的肌壁间肌瘤仍建议孕前剔除。根据患者妊娠概率、避孕时间、肌瘤复发概率等综合考虑，评估患者的风险和获益，告知患者带肌瘤怀孕风险及手术风险。有妊娠要求的患者，肌瘤剔除手术应更注重肌瘤的分层缝合及子宫肌层的完整性，减少盆腔粘连的发生。由于不影响妊娠的肌瘤剔除而造成妊娠子宫破裂的风险或并发症，将是得不偿失的。

参考文献

1. Pritts E A, Parker W H, Olive D L.Fibroids and infertility: an updated systematic review of the evidence.Fertil Steril, 2009, 91（4）: 1215-1223.

2. Munro M G, Critchley H O, Broder M S, et al.FIGO classification system （PALM-COEIN）for causes of abnormal uterine bleeding in nongravid women of reproductive age.Int J Gynaecol Obstet, 2011, 113（1）: 3-13.

3. Vilos G A, Allaiye C, Laberge P Y, et al. The management of uterine leiomyomas. J obstet Gynaecol Can, 2015, 37（2）: 157.

4. Chudnoff S G, Berman J M, Levine D J, et al.Outpatient procedure for the

treatment and relief of symptomatic uterine myomas.Obstet Gynecol，2013，121
（5）：1075-1082.

5. Cowan B D.Myomectomy and MRI-directed cryotherapy.Semin Reprod Med，
2004，22（2）：143-148.

（舒 珊 王 涛 整理）

病例 7. 生殖器结核与闭经

病历摘要

　　患者女性，30 岁，因"月经失调 9 年，不孕 8 年，闭经 6 年，
发现附件肿物 2$^+$ 年"入院。G0P0，初潮 19 岁，月经 6 ～ 7 天 /
28 ～ 30 天，量偏少，每日用 1 片卫生巾，无痛经，2008 年起月
经欠规律，周期延长至 1 ～ 6 个月，经期缩短至 1 ～ 3 天，经量
减少约二分之一，每日用 1 片护垫，未治疗。2011 年起闭经，
伴小腿抽筋，无潮热、盗汗及失眠，无乳房胀痛。孕激素试验
两次，结果均为阴性。间断中药治疗（具体不详），无效。监
测 BBT 可疑双相。近 2 年余周期性下腹隐痛，持续约 2 天，无腹
泻发热，自诉外院超声曾提示一侧附件巧克力囊肿（具体不详）。
就诊于本院，查体：双乳腺、阴毛均 V 级，子宫活动欠佳，左附

件区增厚，无压痛。2012 年垂体 MRI 未见明显异常。阴道超声：子宫 3.9cm×3.7cm×2.6cm，内膜厚约 0.5cm，肌层回声不均，左附件区混合回声 4.7cm×4.0cm×4.3cm，规则界清，以无回声为主，内见多处分隔，周边见少许血流。右侧卵巢 2.0cm×1.5cm，右附件区见弧形强回声 2.7cm×1.6cm，后伴声影，左附件区囊实性包块，良性倾向，右附件区强回声，钙化灶？畸胎瘤？血 CA125、CA199、CEA、AFP 均在正常范围内。FSH 2.71IU/L，LH 4.94IU/L，E2 312.82pg/ml，P 9.19ng/ml，T 0.42ng/ml，PRL 23.28ng/ml，hCG 阴性，甲状腺功能未见明显异常。TCT：正常范围内。2005 年曾行阑尾切除术。查体：身高 155cm，体重 47.5kg，BMI 19.8kg/m²。入院后妇科检查：宫颈光滑。宫体中位，常大，质中，活动欠佳；左附件区增厚，压痛（-）。结核菌素试验阳性。择期行宫腹腔镜检查，术中见盆腹腔内广泛粘连，大网膜及肠管部分粘连于腹壁。子宫稍小，前壁光滑，后壁粘连于直肠前壁，双侧附件亦粘连包裹于其旁。双侧宫角及输卵管间质部僵硬，增粗呈黄色结节状，子宫后壁干酪样结节直径约 2cm。左侧输卵管僵硬，包裹卵巢形成输卵管卵巢囊肿，外观形态不可辨别。右侧输卵管增粗僵硬，间质部及伞端见多枚干酪样结节，无正常伞端结构。右侧盆壁腹膜干酪样结节直径 3mm。子宫直肠陷凹封闭。上腹腔肝膈间广泛粘连，腹膜尚光滑，脾脏稍大（图 7-1 ～图 7-9）。行盆腔粘连分解＋腹膜结节活检＋双侧输卵管切除术，留置盆腔引流管。宫腔镜检查＋诊刮术，宫腔深 6.5cm，检查见宫腔狭小，条索状粘连，内膜菲薄，见干酪样物漂浮，左侧宫角部可见，右侧宫腔及宫角遮挡不可见。术后病理亦符合结核。术后再次追问病史，患者丈夫姐姐有肺结核病史，患者与丈夫家人长期居住。

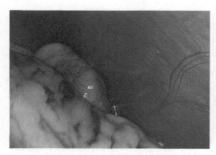

图 7-1　肿大的脾脏

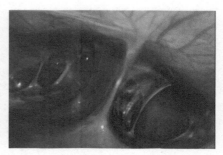

图 7-2　肝脏表面粘连带（琴弦样改变）

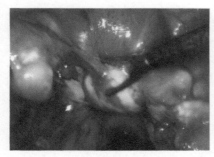

图 7-3　子宫后壁干酪样病灶

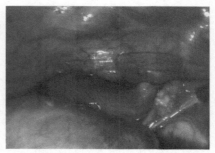

图 7-4　子宫前壁浆膜层干酪样病灶

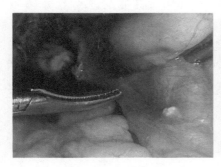

图 7-5　右盆壁腹膜病灶

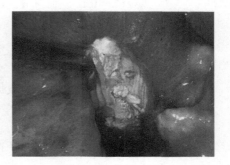

图 7-6　子宫后壁干酪样病灶（质脆易碎）

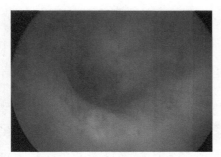

图 7-7　宫腔镜下右宫角，可见输卵管开口

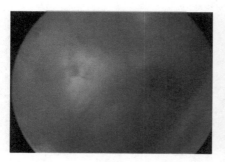

图 7-8　宫腔镜下左宫角粘连

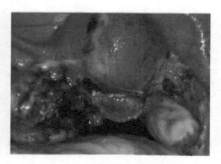

图 7-9　病灶切除后创面

临床讨论

1. 闭经的诊断思路（图 7-10 与表 7-1）

闭经分为原发性闭经和继发性闭经。

（1）原发性闭经，指凡年满 14 岁无第二性征发育或年满 16 岁仍无月经来潮者。

（2）继发性闭经，指曾已有规律月经来潮，但以后因某种病理性原因而月经停止 6 个月以上或原来月经稀发、连续 3 个周期不来月经者。

该患者初潮年龄稍晚，但初潮后月经正常，后出现闭经 6 年，考虑为继发性闭经，并且为子宫性闭经。子宫性闭经分为先天性和获得性两种。先天性子宫性闭经的病因包括苗勒管发育异常的 Mayer-Rokitansky-Kuster-Hauser（MRKH）综合征和雄激素不敏感综合征；获得性子宫性闭经的病因包括感染、创伤导致宫腔粘连引起的闭经。此患者为获得性子宫性闭经，患者无人流等宫腔操作史，有消瘦、体弱、乏力表现，入院后结核菌素试验呈阳性表现，考虑为结核感染、结核性子宫内膜炎导致的宫腔粘连可能，待手术中宫腹腔镜检查证实并排除其他情况。

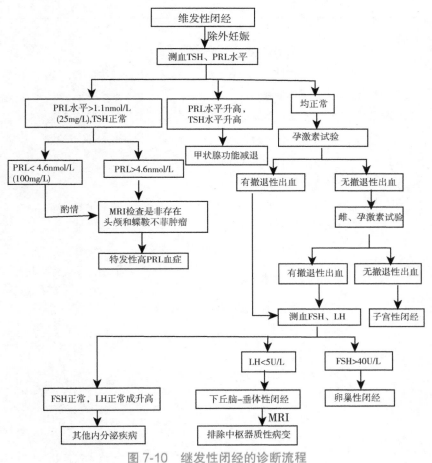

图 7-10　继发性闭经的诊断流程

表 7-1　不同部位病变所致闭经的分类及病因

	原发性闭经	继发性闭经
下丘脑性闭经	功能性	功能性
	应激性闭经	应激性闭经
	运动性闭经	运动性闭经
	神经性厌食所致闭经	营养相关性闭经
	营养相关性闭经	器质性
	基因缺陷或器质性	下丘脑浸润性疾病
	GnRH 缺乏症	下丘脑肿瘤
	下丘脑浸润性疾病	头部创伤

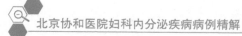
续表

	原发性闭经	继发性闭经
	下丘脑肿瘤	药物性
	头部创伤	
	药物性	
垂体性闭经	垂体肿瘤	垂体肿瘤
	空蝶鞍综合征	空蝶鞍综合征
	先天性垂体病变	sheehan 综合征
	垂体单一 Gn 缺乏症	
	垂体生长激素缺乏症	
卵巢性闭经	先天性性腺发育不全	卵巢早衰
	染色体异常	特发性
	Tumer 综合征及其嵌合型	免疫性
	染色体正常	损伤性（炎症、化疗、放疗、手术）
	46，XX 单纯性腺发育不全	
	46，XY 单纯性腺发育不全	
	酶缺陷	
	17α-羟化酶缺陷	
	芳香酶缺陷	
	卵巢抵抗综合征	
子宫性闭经及下生殖道发育异常性闭经	子宫性	宫腔或宫颈粘连
	MRKH 综合征	感染性，多见于结核性感染
	雄激素不敏感综合征	创伤性，多次人工流产术后及反复刮宫
	下生殖道发育异常性	
	宫颈闭锁	
	阴道闭锁	
	阴道横隔	
	处女膜闭锁	
其他	雄激素水平升高的疾病	
	多囊卵巢综合征（PCOS）	

笔记

续表

原发性闭经	继发性闭经
分泌雄激素的卵巢肿瘤	
卵泡膜细胞增殖症	
CAH	
甲状腺疾病	

2. 生殖器结核（Female Genital Tuberculosis，FGT）

（1）结核传染途径：通常由肺或其他非生殖道病灶的血行播散引起的，由其他腹膜内病灶或患附睾结核的男性性伴侣所致的生殖道种植则较为罕见。输卵管和子宫内膜最常受累，宫颈和卵巢也可被累及，阴道和外阴极少受累。

（2）临床表现：常见的临床表现包括不育（81.2%）；阴道出血模式异常（36.2%，如月经改变、闭经和绝经后出血）；慢性下腹或盆腔痛（25% ~ 35%）；部分患者可有腹水，但较少见。

（3）术中盆腹腔表现：腹膜表面粟粒样结节、干酪样病变，肝膈间粘连，盆腹腔广泛粘连，输卵管僵硬、扭曲、瘘管形成、伞端闭锁、间质部阻塞，伴腹水、包裹性积液等。

（4）辅助检查：①结核菌素纯化蛋白衍生物试验（PPD）：是筛查无症状感染的常用方法，但PPD试验敏感性与特异性均较低，免疫力低下者敏感性下降，其他分枝杆菌造成的假阳性；②免疫学诊断——抗原抗体：WHO已禁止；③细菌学检查；④病理学检查：有创伤、阳性率低；⑤分子生物学诊断：PCR；⑥影像学检查：HSG可显示出结核感染的部分或全部特征性改变，串珠型、囊型、窦道形成型及僵硬烟斗嘴型。

临床中通过妇科发现的结核通常是潜伏结核感染（latent tuberculosis infection，LTBI），LTBI检测的工具包括IGRA（γ-干

笔记

扰素释放试验）和 TST（结核菌素皮肤试验）。γ–干扰素释放试验又称 T-Spot.TB，即结核感染 T 细胞斑点检测技术，可用于结核感染的检测，其特异性为 94% ～ 97%，灵敏度为 95%，检测物可来源于静脉血、支气管肺泡灌洗液、痰液、胸腹水、脑脊液等。

（5）治疗：药物治疗必须遵循早期、联合、适量、全程和规则用药五项原则，抗结核药物联合用药 9 ～ 12 个月。

3. 生殖器结核与不孕

（1）生殖器结核不孕症的发生率：2006 年前不孕症患者中 FGT 约占 17.86%，2006 年之后下降至 6.49%。

（2）生殖器结核性不孕症相关治疗：结核早期阶段接受抗结核治疗，可获得完全治愈，约 30% 患者可恢复生育功能。对于有生育要求的患者，手术不仅是明确诊断的手段，同样也是处理输卵管问题的途径。曾对 51 例盆腔结核的不孕患者进行输卵管整形术，结果术后无一例成功妊娠，而输卵管妊娠率为 25%，揭示手术不仅不能增加宫内妊娠率，反而增加异位妊娠概率。另一方面，随着辅助生殖技术的发展，IVF 成为结核性不孕患者获得妊娠的最好选择，成功率为 16% ～ 40%。FGT 患者最适宜开始 IVF 治疗的时机目前尚不明确。因结核感染对输卵管破坏严重，且损伤不可逆，自然妊娠的概率较小，且可能同时行双输卵管切除术，因此建议患者抗结核治疗结束后尽早接受 IVF 助孕。

（3）结核性宫腔粘连的管理：有研究对结核性不孕患者 135 个 IVF-ET 周期进行研究发现，盆腔结核组的妊娠率与非结核性输卵管炎组无显著性差异，但当病变累及子宫内膜或宫腔粘连时，妊娠率可能下降，胚胎移植后子宫内膜的反应能力是能否成功妊娠的关键。内膜广泛受损导致永久性破坏、内膜萎缩、子宫血流差，对反复激素替代治疗无反应者，获得妊娠的希望渺茫。

（4）生殖器结核的生育结局：结核分枝杆菌感染引起的 IV 型变态反应，病变累及输卵管，引起输卵管粘连、扭曲、阻塞，影响受孕；病变进一步累及子宫内膜，破坏内膜腺体，使宫腔缩小、粘连、变形，不利于受精卵的种植与着床；病变累及卵巢，破坏卵巢功能，从而导致不孕、异位妊娠、流产和卵巢早衰。

此例患者双侧输卵管已切除，存在严重的宫腔粘连，需要抗结核治疗后再评价宫腔内膜情况，如果在月经中期子宫内膜能增至 ≥ 7mm，行辅助生育有成功妊娠机会，如内膜受损严重、不可逆，妊娠结局不容乐观。

病例点评

这是一例典型的继发性闭经病例。患者继发性闭经 6 年，之前有 3 年月经稀发、经量减少病史，FSH 水平在正常范围内，甲状腺功能亦正常，两次孕激素试验阴性，虽未接受过系统的人工周期治疗，但结合雌激素水平和基础体温双相的表现，考虑为子宫性闭经可能性大。本次因发现附件区混合回声包块入院手术，手术和病理证实为盆腔结核。而结核能够同时解释患者月经改变、闭经和盆腔包块三个问题，是本例患者的病因诊断。

盆腹腔结核感染通常由其他部位结核血行转移而来，因此患者常常有其他部位结核的临床表现。但是，近些年来，结核病发病的最大特点是没有典型的结核病临床表现。本例患者没有结核病史，但是月经改变已有 9 年之久，闭经也已 6 年，考虑患者曾经患过结核病。追问病史，患者有与结核患者密切接触史，但是没有相应临床表现，也是其术前难以诊断的症结所在。

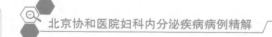
结核感染会对组织器官造成不可逆的破坏，生殖器结核不育的发生率很高，但近年来对此似有忽视的趋势，本例患者告诉我们，仍应重视 TB 对生殖道与生殖的影响。这些患者的治疗也是临床中的棘手问题。本例患者术后拟请感染科会诊，系统抗结核治疗，治疗结束后再评估宫腔内膜的功能，酌情助孕。

参考文献

1. 中华医学会妇产科学分会内分泌学组，田秦杰. 闭经诊断与治疗指南（试行）. 中华妇产科杂志，2011，46（9）：712-716.

2. 都敏，高波，赵卫红，等. 腹腔镜检查不孕 4519 例结果分析. 中国实用妇科与产科杂志，2009，25（9）：691-693.

3. 黄瑜，周莹，陈蓉，等. 女性盆腔结核的 10 年临床诊治经验分析. 生殖医学杂志，2013，22（11）：819-823.

4. 张颖，冷金花. 盆腔结核的诊断与治疗. 中国医刊，2001，36（10）：16-19.

5. 郭丽娜，王旭平，吕翠婷，等. 生殖器结核不孕患者临床资料及 IVF 结局分析. 山东医药，2016，（7）：4-6.

6. Liu X，Bian S，Cheng X，et al.Utility of T-cell interferon-γ release assays for the diagnosis of female genital tuberculosis in a tertiary referral hospital in Beijing，China.Medicine（Baltimore），2016，95（44）：e5200.

（舒　珊　滕莉荣　整理）

病例 8. 不明原因不孕

病历摘要

患者女性，28 岁，G1P0，LMP：2017-5-21，因"继发不孕 6 年"入院。2008 年人工流产 1 次，2015 年 HSG 示双侧输卵管通畅，BBT 及超声监测均提示有排卵，丈夫精液正常。月经第三天性激素六项正常。术前盆腔超声未见异常。入院后行宫腹腔镜检查，术中见子宫正常大小，外观未见明显异常，双侧附件外观未见明显异常，子宫直肠陷凹及宫骶韧带未见明显异常。亚甲蓝溶液通液阻力小，双侧输卵管口均见蓝色液体流出。宫腔镜检查亦未见特殊。

临床讨论

1. 不明原因不孕的定义

对于尝试受孕 12 个月（在 35 岁及以上的女性中为尝试受孕 6 个月）后妊娠失败的夫妇，尽管进行了全面的评估，但仍未能发现明确的原因，暂称为特发性不孕，经全面宫腔镜、腹腔镜检查后仍未明确不孕原因的称为不明原因不孕。一份全面评估通常需要明确以下情况：排卵，输卵管通畅，子宫腔正常，精液分析正常，有足够的卵巢卵母细胞储备。

笔记

2. 不明原因不孕的处理原则

对不明原因不孕夫妇的处理应权衡各种备选治疗方法的疗效、成本、安全性和风险。常见的步骤为首先采用资源消耗少、针对患者的处理（如改变生活方式或定时性交），然后循序进展到资源消耗需求成比例更高的治疗 [枸橼酸氯米芬（clomiphene citrate，CC）加宫腔内人工授精]，最后采取资源消耗高的干预措施（促性腺激素注射加 IUI、IVF）。治疗步骤应该针对每对夫妇采取个体化方法。一般来说，假如用某一特定的生育方法治疗 3 个周期后妊娠失败，应考虑选择其他的治疗方法。不明原因不孕的治疗步骤归纳为生活方式改变、诱导排卵＋宫腔内人工授精和体外受精和胚胎移植。

（1）生活方式改变：一项流行病学研究表明，吸烟、体重指数异常、摄入过量咖啡因和饮酒会降低女性的生育力，也有可能降低男性的生育力。应劝告女性尽量将体重指数控制在 $20 \sim 27 kg/m^2$，将咖啡因的摄入量减少至每日不超过 250mg（2 杯咖啡），并且将饮酒量减少至每周不超过 4 标准杯。这些改变可能有助于促进自然受孕和辅助受孕。每个周期中大约有 1% 的不明原因的不孕夫妇在无干预的情况下受孕。相比女方年龄较大的夫妇，期待治疗对于女方比较年轻（＜ 32 岁）的夫妇更合适。对于年龄＞37 岁的女性，卵巢卵泡池可能会在期待治疗期间耗竭，导致无法治疗的不孕。应向≥ 37 岁的女性提供经验性治疗。

（2）CC+IUI：对不明原因不孕女性的治疗，建议初始治疗使用枸橼酸氯米芬（CC）加宫腔内人工授精（IUI）3 ~ 4 个周期，而不是促性腺激素注射加 IUI 或体外受精（IVF）（Grade 2B）。CC+IUI 的临床妊娠率良好、多胎妊娠率相对较低、经口给药、无须监测且花费低，因此，其通常是不明原因不孕的一线治疗。

（3）体外受精和胚胎移植（IVF-ET）：如果持续 3 个周期以上的控制性促排卵（COS）加 IUI 治疗仍未成功，意味着该治疗的效果已经不容乐观。Aboulghar 等认为 3 个以上周期的 COS 加 IUI 的累计妊娠率将会下降至 10%。Stone 等报道 5 个以上周期的妊娠率约在 4%。因此，在患者接受了 3 个周期，最多不多于 4 个周期的 COS 加 IUI 治疗后，应采用体外受精的治疗计划，而不是促性腺激素疗法（Grade 2A）。IVF 能在最短的时间内使周期妊娠率最高。IVF 的局限包括花费高和多胎妊娠率高，除非使用单胚胎移植。

对于枸橼酸氯米芬＋宫腔内人工授精、体外受精、促性腺激素＋宫腔内人工授精或腹腔镜术治疗后仍未能受孕的不明原因不孕女性，其他选择包括采用芳香化酶抑制剂来曲唑进行诱导排卵、收养及停止治疗。诱导排卵是来曲唑治疗的超适应证使用。在此治疗阶段，下一步的治疗由患者在全面咨询其生育团队后决定。

📋 病例点评

不明原因的不孕 / 不育是指，对于尝试受孕 12 个月（在 35 岁及以上的女性中为尝试受孕 6 个月）后妊娠失败的夫妇，尽管进行了全面的评估但仍未能发现明确的原因。关于全面评估应包含的内容，尤其是腹腔镜检查是否为诊断的前提，权威专家的观点存在差异，并且这些观点也随时间发生改变。

本院遵循的共识是，在经过门诊对男方精液、女方排卵及输卵管的初步检查后，如不直接存在 IVF-ET 指征，则需要行宫腹腔镜全面评估，方能诊断子宫内膜异位症和不明原因不孕，进而具备辅助生育的指征。当然，手术会起到一定增加自然受孕机会的作用，这样的处理流程也符合由简到繁，资源消耗由低到高及治疗风险由低到高的总体原则。

参考文献

刘嘉茵 . 不明原因不孕症的诊治 . 实用妇产科杂志，2005，21（8）：457-459.

（任　冉　滕莉荣　整理）

病例 9.　完全子宫纵隔、双宫颈、阴道纵隔

病历摘要

　　患者女性，26 岁，G0P0，主因"未避孕未孕 1 年，发现生殖道畸形 1 年余"入院。初潮 13 岁，行经天数 5 ~ 7 天，月经周期 40 ~ 70 天，量中，偶有痛经（+），VAS 评分 8 分，近 2 年无痛经。患者曾因"阴道不规则出血 1 个月"于 2015 年 7 月在外院行诊刮术时被发现阴道纵隔、双宫颈，诊刮病理无特殊。结合月经稀发、异常子宫出血及超声所见双卵巢多囊样改变，诊断为"PCOS"。曾间断口服达英 –35 调经。2015 年 8 月解除避孕至今，性生活规律，因无自主排卵，曾于当地使用中药与 Gn 类药物促排 2 个周期，超声监测有排卵，未孕。2016–8–5 输卵管造影示双阴道、双宫颈、双子宫，右侧输卵管伞端闭塞，左侧输卵管通而极不畅（图 9-1）。男方精液正常。此次为行输卵管整形和子宫矫形来本院，外院术前核磁评估

笔记

提示完全型纵隔子宫、宫颈部分分离，双阴道，双侧卵巢内多个囊状影（图9-2）。入院后在全麻下行腹腔镜下盆腔粘连松解＋通液术＋阴道纵隔切除＋宫腔镜下子宫纵隔切除＋子宫内膜息肉切除。术中见子宫常大，后壁与直肠前壁广泛丝状、膜状粘连。双卵巢外观正常，左输卵管远端与盆壁粘连，伞端形态好。右输卵管被广泛包裹扭曲，伞端不可见。分离粘连后通液见双侧输卵管伞端有亚甲蓝溶液流出。阴式手术见阴道纵隔将阴道分为左右两部分，可见双宫颈，宫腔镜见子宫完全纵隔，切除前双侧宫腔狭小，似香蕉形，输卵管开口均可见，切除纵隔后双侧宫腔贯通，留置Cook球囊一枚（图9-3 ～图9-5）。

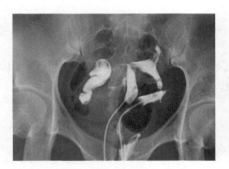

图 9-1　子宫输卵管碘油造影：
双阴道、双宫颈、双子宫，
右侧输卵管伞端闭塞，
左侧输卵管通而极不畅

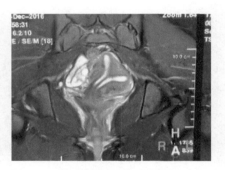

图 9-2　核磁共振图像（冠状位）：
完全型纵隔子宫、
宫颈部分分离，双阴道，
双侧卵巢内多个囊状影

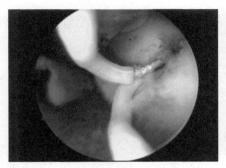

图 9-3　宫腔镜下由右侧宫颈进入，
切开纵隔见左侧宫颈置入的指示球囊

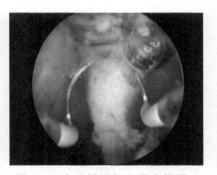

图 9-4　宫腔镜下切除子宫纵隔

笔记

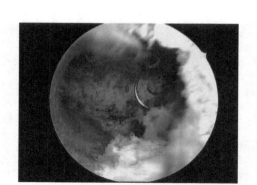

图 9-5　宫腔镜下切除纵隔后的宫腔形态

临床讨论

1. 子宫畸形的分类法

女性生殖器官在形成、分化过程中，若受到某些内源性因素（如基因或染色体异常等）或外源性因素（如使用性激素类药物）的影响，原始性腺的分化、发育、内生殖器始基的融合、管道腔化和发育及外生殖器的衍变可发生改变，导致各种女性内外生殖器官畸形发生。

先天性子宫畸形通常是由于先天性苗勒管发育异常（Müllerian duct anormalies，MDAs）所致。从发生学上讲，MDAs 可分为 3 种类型：苗勒管发育不全、侧方融合缺陷、垂直融合缺陷。MDAs 可导致原发性闭经、不孕、产科并发症、子宫内膜异位症等妇产科疾病。先天性子宫畸形常伴有其他器官畸形，如肾脏畸形、骨骼畸形、听力障碍等，但是与卵巢畸形关系不大。由 Buttram 和 Gibbons 在 1979 年首先提出，并被美国生育协会（American fertility society，AFS，即现在的美国生殖医学会，American society for reproductive medicine，ASRM）在 1988 年修正的先天性子宫畸形分类系统被广泛接受，将子宫畸形分为 7

类（表9-1）：子宫发育不全（Ⅰ）、单角子宫（Ⅱ）、双子宫（Ⅲ）、双角子宫（Ⅳ）、纵隔子宫（Ⅴ）、弓形子宫（Ⅵ）和己烯雌酚相关子宫畸形（Ⅶ）。

表 9-1 子宫畸形分型（AFS）

类型	描述	解剖图示
Ⅰ	不同程度的子宫发育不全或缺失	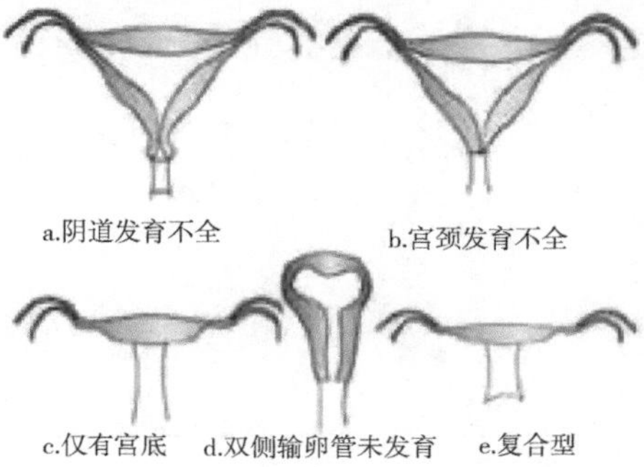 a.阴道发育不全　b.宫颈发育不全　c.仅有宫底　d.双侧输卵管未发育　e.复合型
Ⅱ	单角子宫、残角子宫	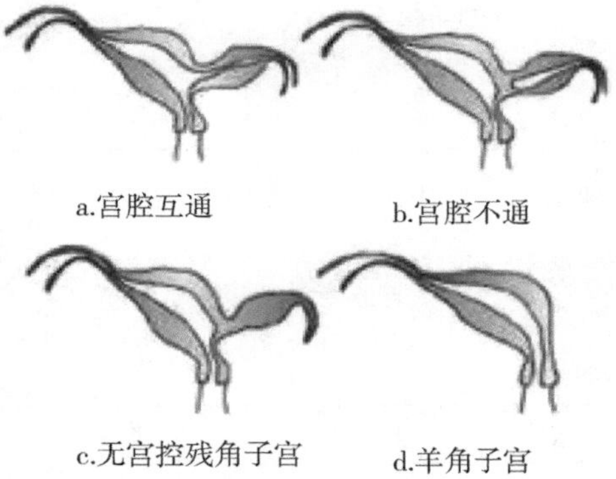 a.宫腔互通　b.宫腔不通　c.无宫控残角子宫　d.羊角子宫
Ⅲ	双子宫	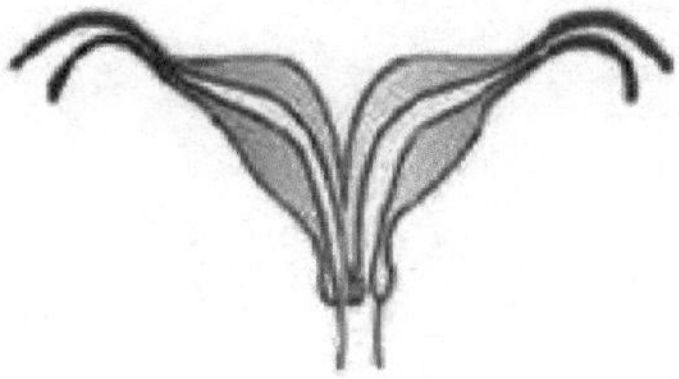
Ⅳ	双角子宫	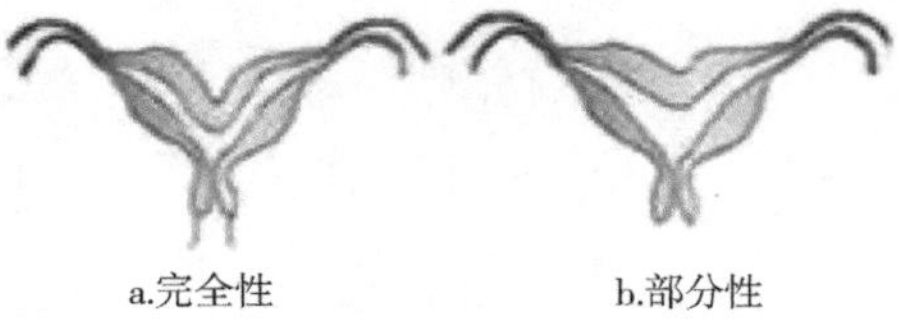 a.完全性　b.部分性

续表

类型	描述	解剖图示
V	纵隔子宫	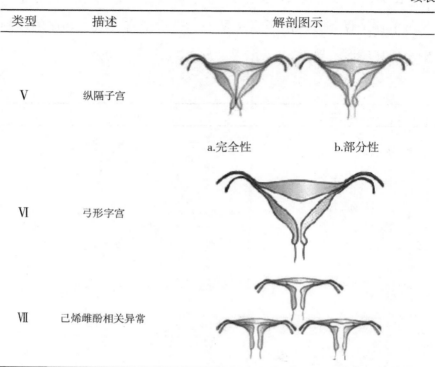 a.完全性　　　　　b.部分性
VI	弓形字宫	
VII	己烯雌酚相关异常	

1998 年，AFS 进一步完善了外生殖器、阴道、子宫颈畸形的分类（表 9-2）。

表 9-2　外生殖器、阴道、子宫颈畸形的分类

畸形总称	分类	亚类
子宫颈畸形	子宫颈未发育	
	子宫颈完全闭锁	
	子宫颈管狭窄	
	子宫颈角度异常	
	先天性子宫颈延长症	
	伴子宫颈管狭窄	
	双子宫颈等子宫颈	
	发育异常	
阴道畸形	副中肾管发育不良（MRKH 综合征）	阴道闭锁 II 型
	泌尿生殖窦发育不良	阴道闭锁 I 型

畸形总称	分类	亚类
	副中肾管垂直融合异常	完全性阴道横隔
		不完全性阴道横隔
	副中肾管侧面融合异常	完全性阴道纵隔
		部分性阴道纵隔
	副中肾管垂直 – 侧面融合异常	阴道斜隔
外生殖器畸形	处女膜闭锁（无孔处女膜）	
	外生殖器男性化	

　　欧洲人类生殖与胚胎学会（ESHRE）及欧洲妇科内镜学会（ESGE）于 2016 年 6 月发布了新的女性生殖器官畸形分类共识，以解剖学为基础，将最常见也最重要的子宫畸形分为 7 个主型，各主型根据临床意义又分为不同亚型，并按严重程度从轻到重进行排序，见表 9-3。子宫颈及阴道的畸形单独根据临床意义分为不同亚型，见表 9-4。

表 9-3　欧洲人类生殖与胚胎学会（ESHRE）及欧洲妇科
内镜学会（ESGE）子宫畸形分类

典型	描述	亚类	解部图示
U0	正常子宫		
U1	子宫形态异常	a.T 形子宫	
		b. 幼稚子宫	
		c. 其他子宫发育不良	
U2	纵隔子宫	a. 部分纵隔子宫（宫底内陷＜宫壁厚度的 50% 且宫腔内隔厚度＞宫壁厚度的 50%）	

续表

典型	描述	亚类	解部图示
		b.完全纵隔子宫（宫底内陷＜宫壁厚度的50%）	
U3	双角子宫	a.部分双角子宫（宫底内陷＞宫壁厚度的50%）	
		b.完全双角子宫	
		c.双角纵隔子宫（宫底内陷＞宫壁厚度的50%且宫壁内隔厚度＞宫壁厚度的150%）	
U4	单角子宫	a.对侧伴有宫腔的残角子宫（与单角子宫相通或不相通）	
		b.对侧为无宫腔残角子宫或缺如	
U5	发育不良	a.有宫腔始基子宫（双侧或单侧）	
		b.无宫腔始基子宫（双侧或一侧子宫残基，或无子宫）	
U6	未分类畸形		

表 9-4　欧洲人类生殖与胚胎学会（ESHRE）及欧洲妇科内镜学会（ESGE）子宫颈及阴道畸形分类

类型	描述
C0	正常子宫颈
C1	纵隔子宫颈
C2	双（正常）子宫颈
C3	一侧子宫颈发育不良
C4	（单个）子宫颈发育不良
	子宫颈未发育
	子宫颈完全闭锁

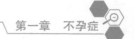

续表

类型	描述
	子宫颈外口闭塞
	条索状子宫颈
	子宫颈残迹
V 0	正常阴道
V 1	非梗阻性阴道纵隔
V 2	梗阻性阴道纵隔
V 3	阴道横隔和（或）处女膜闭锁
V 4	阴道闭锁

2. 子宫纵隔 – 双宫颈 – 阴道纵隔与不孕的关联

在有正常生育结局的可生育的女性中，子宫畸形的发生率为2% ~ 4%。在一项设计比较好的研究中，679 例有正常生育结局的女性在输卵管结扎术前，经腹腔镜或剖腹手术评估了子宫的情况，然后在绝育术后 5 个月时通过子宫输卵管造影进行了随访检查。在这项研究中，先天性子宫畸形的发病率为 3.2%。畸形的类型及其发生的频率是纵隔子宫 90%、双角子宫 5%、双子宫 5%。

在生育结局不良的女性中，子宫畸形的患病率更高。另一项研究显示，在反复发生妊娠早期流产或妊娠早期末 – 中期妊娠流产 / 早产的女性中，苗勒管异常的发病率分别是 5% ~ 10% 和 > 25%。提示苗勒管发育异常患者流产的风险较高。

子宫畸形通常不会妨碍受孕和着床。原发性不孕的女性和有正常生育结局的女性先天性子宫畸形患病率几乎相同。子宫畸形的女性与子宫正常的女性在进行体外受精时，临床妊娠率亦相似。但在子宫畸形的女性中，更常发生产科并发症，如流产、早产、胎儿宫内生长受限。

子宫纵隔是女性生殖道畸形中最常见的畸形，在普遍人群中发病率约为 2.3%，在子宫发育异常中约占 33.6%，在不孕、反复流产及反复流产合并不孕的患者中发生率分别为 3.0%、5.3% 和 15.4%。因此，没有不良孕史的患者可以试孕，但对有自然流产的患者，在排除其他导致自然流产的病因后，对有子宫畸形且能手术者（如子宫纵隔），建议积极手术，可以显著减少流产风险，治疗后再试孕。

阴道纵隔有时检查不仔细时可能会漏掉，通常阴道纵隔不影响受孕，完全型阴道纵隔通常有相对宽大侧，如不影响性生活或分娩可以不处理。如果阴道纵隔妨碍性生活或分娩者应予切除，对完全阴道纵隔、双宫颈与完全子宫纵隔患者切除阴道纵隔后可以增加妊娠机会，建议切除阴道纵隔。阴道纵隔通常合并子宫畸形（子宫纵隔或双子宫），双宫颈常与双子宫伴发，而本例患者为子宫纵隔 – 双宫颈 – 阴道纵隔，较为少见。因同时存在阴道纵隔、双宫颈、完全性子宫纵隔及输卵管因素不孕，多种因素共同作用导致不孕。

病例点评

这是一例完全纵隔子宫合并双宫颈、阴道纵隔的病例。并非所有的子宫纵隔均合并不孕，本例特殊之处是在生殖道畸形同时合并输卵管的堵塞，患者由于不孕，展开相关检查，经过妇科检查、超声、子宫输卵管造影初步诊断，盆腔 MRI 不同层面清晰地展示子宫外部形态和宫腔形态，最终由宫腹腔镜检查＋治疗明确诊断，完成治疗。子宫畸形并不一定影响生育，尤其是子宫纵隔这类子宫畸形，完全可以有正常的足月分娩结局。所以仍应当按照不孕的诊治思路和流程，先除外和处理其他不孕因素，必要时才做子宫畸形的处理。完全性子宫纵隔 – 双宫颈 – 阴道完全纵隔这类畸形，可能是由于宫腔分割、容积明显变小，加上单侧受精通道（类似于单角子宫）都减少了受孕概率，也增加了受孕困难，通过手术可以达到宫腔扩容，而且双侧宫颈均有授精可能的效果，理论上将增加受孕概率。而本例患者还有输卵管因素和排卵因素，前者通过手术同期改善，后者则需要术后密切监测，综合管理。不孕是复杂的，合并生殖道畸形的病例则更多了几份复杂性，但人体也是奇妙的，怀孕过程更是神奇的，有很多是医学尚不能解释的。

参考文献

1. 中华医学会妇产科学分会 . 女性生殖器官畸形诊治的中国专家共识 . 中华妇产科杂志，2015，50（10）：729-733.

2. 邓姗，陈蓉，孙爱军，等 . 子宫纵隔 – 双宫颈 – 阴道纵隔 10 例分析 . 中国实用妇科与产科杂志，2015，31（6）：563-565.

（张 翔 王 涛 整理）

病例 10. 原发不孕合并甲亢及宫颈病变

📋 病历摘要

患者女性，32 岁，G0P0，未避孕未孕 2 年入院。平素月经规律，5 天 /26 天，量中，痛经（–）。近 2 年性生活 2 ~ 3 次 / 周，男方精液正常（精子密度 47.33 百万 /ml，a 级 27.05%，b 级 26.03%）；性激素六项（月经第 3 天）：FSH 5.89 IU/L，E2 31.83pg/ml，T 0.44ng/ml，

LH 5.59IU/L，PRL 8.44ng/ml，抗苗勒管激素（AMH）2.65ng/ml，监测基础体温 6 个周期均为双相，子宫输卵管造影（2016 年 11 月）：左侧输卵管积水，右侧输卵管显影正常，造影剂弥散不良。子宫双附件超声（2016 年 6 月）：左侧输卵管似呈迂曲管样，范围约 2.7cm×1.1cm，内似见不全分隔，管壁增厚，考虑输卵管积水（图 10-1）。以"原发不孕，输卵管积水可能性大"，拟行宫腹腔镜检查+治疗入院。

既往：甲亢病史 10 年，平日无胸闷、心悸等症状，易紧张，2014 年开始口服赛治 1 片 qd，后因"药物性甲减"改为 1/2 片 qd。2016 年 6 月甲功正常后遵医嘱停药，2017 年 4 月当地复查甲功异常：促甲状腺激素（TSH）0.010μIU/ml（正常值 0.38 ~ 4.34μIU/ml），FT_3 4.95pg/ml（正常值 1.8 ~ 4.1pg/ml），甲状腺过氧化物酶抗体 166IU/ml（正常值 < 34μIU/ml），目前口服赛治 1 片 qd；2015 年 3 月行开腹子宫肌瘤剔除术，剔除 8 个肌瘤，术后病理为子宫平滑肌瘤；2015 年 12 月于本院行 TCT 检测：低度鳞状上皮内病变（LSIL），HPV58 型阳性，阴道镜活检病理提示：慢性宫颈炎，后未再复查 TCT 及 HPV。

入院后查体：心率 120 次 / 分；呼吸 20 次 / 分；血压 119/66mmHg；基础代谢率 62%；心电图提示窦性心动过速。内科会诊意见：甲功不正常为相对手术禁忌，建议控制甲状腺激素在正常范围内再考虑手术。

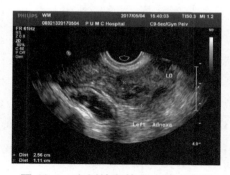

图 10-1　左侧输卵管积水超声声像

注：左侧输卵管似呈迂曲管样，范围约 2.7cm×1.1cm，内似见不全分隔，管壁增厚，考虑输卵管积水。

临床讨论

1. 不孕人群中甲状腺功能异常的发病情况

甲状腺分泌的甲状腺素与女性的性激素分泌及效应关系密切，而后者直接影响到女性的生殖功能。临床上出现甲状腺功能亢进、减退或自身免疫性甲状腺炎，均可干扰人类的生殖生理，引起月经紊乱，减少受孕的机会，且对妊娠的结局造成不利影响，值得重视。Grassi 等对 129 例不育症患者进行了分析，将不育病因分为排卵障碍、男性因素和不明原因，其中 30 例存在甲状腺功能的异常。Poppe 等发现在不孕患者中 TPO–Ab 阳性者比例高于正常对照组（18% *vs.* 8%）。另有报道分析了 299 例不育妇女的甲状腺功能，发现 4%TSH 水平异常升高（ ≥ 5.5mU/L ）。

2. 甲减和甲亢对月经及生殖的影响

（1）甲减对月经及生殖的影响

育龄期甲状腺功能减退症女性患者与正常对照组相比，月经稀发或闭经（16% *vs.* 7%）、月经过多（7% *vs.* 1%）的比例增高，月经周期正常的比例仍占多数（77% *vs.* 92%）。

甲状腺功能减退主要从以下几个方面影响下丘脑 – 垂体 – 卵巢轴：①甲状腺素释放激素合成的紊乱可引起促性腺激素释放激素非脉冲启动，促性腺激素非脉冲分泌，从而导致黄体功能不足。②甲状腺功能减退状态下性激素结合球蛋白（sex hormone–binding globulin, SHBG）合成减少，促进雄烯二酮向睾酮及雌二醇转化，进而雌激素外周代谢出现改变。因此，甲状腺功能减退患者常伴有黄体功能不足、不排卵、子宫内膜持续增殖状态等生殖功能的异常；有排卵患者的受孕率下降，流产率较高。③甲状腺功能严重不足可出现闭经、不排卵、性欲低下等，并发生继发性垂体增大。④甲状腺功能减退症患者常合并高泌乳素血症，继而导致 LH 排卵峰的延迟和黄体功能不足致不孕。⑤甲状腺功能减退还使体内凝血因子 VII、IX 等合成减少，从而引起月经过多与不孕。

（2）甲亢对月经及生殖的影响

在甲亢女性中，血清 SHBG 浓度升高，导致血清雌二醇浓度升高，而血清游离（未结合）雌二醇浓度在正常低值，血清促黄体生成素（LH）浓度升高而 LH 分泌周期的峰值降低，月经稀发和无排卵性不孕。重度甲状腺功能亢进症女性可发生闭经。目前广泛认为重度甲状腺功能亢进可导致不孕，但尚不能肯定轻、中度甲状腺功能亢进是否会导致不孕。

甲状腺功能亢进通过以下几个方面影响下丘脑 – 垂体 – 卵巢轴的调节：①甲状腺激素分泌增加导致患者 SHBG 及雌二醇升高，在整个月经周期中甲亢患者的雌二醇值可为健康女性的 2 ~ 3 倍。②甲状腺功能亢进患者睾酮和雄烯二酮的合成增加可间接导致雌二醇和雌酮增加。③甲状腺激素分泌增加还可导致患者卵泡期和黄体期的 LH 水平明显高于正常妇女。甲状腺功能亢进引起的不育病因可能与紧张、惊恐和焦虑等精神因素，下丘脑 – 垂体肿瘤或免疫功能障碍等有关。

3. 甲状腺功能异常的围手术期评估要点和处理原则

（1）甲亢患者围手术期处理

甲状腺功能亢进患者的心输出量增加、心率加快、脉压增宽，以及外周血管阻力降低。约 8% 的甲状腺功能亢进患者可发生心房颤动，并且在较年长患者中更常见；多种原因可导致呼吸困难，包括氧耗增加和二氧化碳产生增多、呼吸肌无力及肺容积下降；体重减轻可导致患者营养不良。

对于甲状腺功能亢进未予治疗或控制差的患者，急性事件如手术可促发甲状腺危象，可能威胁生命。因而，对于新发现的显性甲状腺功能亢进患者，应推迟所有择期手术，直到甲状腺病情得到充分控制（通常需 3 ~ 8 周）。手术时机：①临床症状基本消失，情绪稳定，睡眠良好；②体重增加；③心率 < 90 次 / 分，基础代谢率 < +20%〔基础代谢率 =（脉率 + 脉压）–111，正常值 ±10%，20% ~ 30% 轻度甲亢，30% ~ 60% 中度甲亢，60% 以上为重度甲亢（安静、空腹）〕，血中甲状腺激素水平降至正常。

根据经验，亚临床甲状腺功能亢进（TSH 低而游离 T_4 和 T_3 正常）患者通常可以进行择期手术。除非存在禁忌证，否则通常会在术前对较年长患者（> 50 岁）或存在心血管疾病的较年轻患者使用 β 受体阻滞剂，并在患者恢复后逐渐减量。择期手术者，应该控制甲亢稳定后再手术。

①紧急手术的术前准备。在某些情况下，显性甲状腺功能亢进患者需要尽快手术或急诊手术。应该对患者做简单的甲亢功能判断，如通过颈部体征、眼征、心电图、血压、体温、患者体质等，再给予相应处理，并加强生命体征监测，同时及时抽血查甲功、肝功、血糖、血常规、凝血功能、电解质等，并给予治疗，注意甲亢危象发生可能。

这些患者需要术前准备，通常采用 β 受体阻滞剂和硫脲类药物。如果甲状腺功能亢进很严重且急需手术，在给予硫脲类药物 1 小时后加用碘化钾溶液（SSKI）1 ~ 5 滴，一日 3 次。在缺乏硫脲类药物阻滞有机化作用时，碘可能加剧甲状腺功能亢进，因此，在给予已知或疑诊毒性结节性甲状腺肿患者 SSKI 前需格外谨慎。对于不能耐受或不能使用硫脲类药物的毒性结节性甲状腺肿患者，应

单独用 β 受体阻滞剂进行预处理，而对硫脲类药物过敏或不能耐受的 Graves 甲状腺功能亢进患者可联用 β 受体阻滞剂和碘治疗。对抗甲状腺药物过敏或不能耐受的患者，在非甲状腺手术前可能很少需要行紧急甲状腺切除术。

②术中和术后注意事项。特别注意患者的心功能状态，并监测可能发生的心律失常、心肌缺血和充血性心力衰竭。

（2）甲减患者围手术期的潜在风险

甲状腺功能减退影响身体多个系统，从而可能影响围手术期结局。与甲状腺功能减退相关的全身性代谢减低导致心输出量减少；呼吸肌无力及肺对缺氧和高碳酸血症的应答降低导致通气不足；肠道动力减弱导致便秘；导致多种代谢异常，包括低钠血症、可逆性血清肌酐增加及对部分药物的清除减少（如抗癫痫药、抗凝药、催眠药和阿片类药物）；甲减患者的红细胞数量减少，为正细胞正色素性贫血。因此，围手术期需密切关注患者的液体和电解质状态，尤其是血钠水平。另外，需要高度警惕患者发生肠梗阻、神经精神症状，以及无发热的感染性病变的可能。

病例点评

甲状腺功能亢进是一种多系统的综合征，一方面从多个角度影响下丘脑－垂体－卵巢轴，增加雌二醇、雌酮和 LH 的分泌，进而与月经失调和无排卵性不孕密切相关；另一方面影响患者心肺功能及相应激素的释放，在围手术期应充分重视，以免诱发甲状腺危象，甚至威胁生命。该患者手术的主要指征为原发不孕、输卵管积水，属择期手术，而术前根据基础代谢率反映出该患者属基础病不稳定，进一步内科调整控制后再手术为宜。

参考文献

1. Grassi G，Balsamo A，Ansaldi C，et al.Thyroid autoimmunity and infertility. Gynecol Endocrinol，2001，15（5）：389-396.

2. Poppe K，Glinoer D，Van S A，et al.Thyroid dysfunction and autoimmunity in infertile women.Thyroid，2002，12：997-1001.

3. 吴洁.再论甲状腺功能与女性生殖.生殖医学杂志，2014，23（5）：345-350.

（王　遥　史精华　整理）

病例 11. 原发不孕垂体 GH 瘤术后

病历摘要

患者女性，26 岁，G0P0，月经规律，量中，无痛经。2014 年结婚，婚后不避孕至今未孕，2014 年 8 月至外院就诊，监测基础体温有双相型表现，B 超监测时有排卵，曾氯米芬治疗促排卵 6 个周期，其中 3 个周期优势卵泡未排出。性激素检查未见明显异常。2015 年 11 月 HSG 提示一侧通畅一侧不通，男方精液常规正常。2016 年 9 月因甲状腺功能异常（未提供化验单）于内分泌科会诊，复查甲状腺功能正常，检查生长激素（GH）19.2ng/ml，胰岛素样生长因子 1（IGF1）714ng/ml，垂体左侧

59

可见卵圆形占位，进一步检查发现垂体微腺瘤，范围 5mm×7mm×6mm，增强扫描后呈低强化区，未见垂体柄、视交叉受压。左侧 Knosp 0 ~ 1 级（Knosp 分级是垂体瘤侵袭性分级，采用测量海绵窦冠状位 MRI 上垂体腺瘤与颈内动脉海绵窦段及床突上段血管管径的连线，来判断垂体腺瘤与海绵窦的关系），右侧海绵窦未见明显异常。2016 年 12 月在本院神经外科行"经单鼻孔蝶窦入路垂体腺瘤切除术"，病理证实为垂体腺瘤，免疫组化结果：ACTH（−），FSH（+），GH（+），LH（+），PRL（−），TSH（−），P53（−）。术后第四天检测 GH[0] 1.6ng/ml，IGF1.409ng/ml，OGTT+GH 各时点 GH 水平分别为 GH[0]1.6ng/ml，GH[30]2.78ng/ml，GH[60]2.21ng/ml，GH[120]0.579ng/ml，GH[180]3.32ng/ml。术后三个月垂体平扫＋增强 MRI：垂体术后改变，左翼下部可见条形残腔，余未见明显异常。GH[0] 6.0ng/ml。2017 年 2 月 28 日血总皮质醇、甲功、性激素六项均正常；术后积极试孕半年未果，为行宫腹腔镜手术入院。病程中，常感乏力、耳鸣、脱发，无头痛、心慌，大小便正常，食欲睡眠可，月经规则，量中等。查体：身高 1.78m，体重 75kg，BMI 指数 23.67kg/m^2，四肢指（趾）端粗壮、肥大，妇科检查无特殊阳性体征。

入院后在全麻下行宫腹腔镜检查，术中见子宫直肠陷凹及宫骶韧带表面及膀胱腹膜反折散在的紫蓝色腹膜型内异灶（0.5cm），余未见特殊。双侧输卵管通畅。宫腔亦正常，术后指导积极试孕，必要时辅助生殖。

笔记

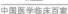

临床讨论

1. 垂体生长激素腺瘤的临床特点和治疗原则

（1）临床特点

垂体生长激素（GH）腺瘤为良性肿瘤，是分泌生长激素的功能性肿瘤。生长激素瘤分泌过量GH，可导致成年人发生肢端肥大症；在儿童，长骨对生长激素有反应，过量GH引起身高加速生长，导致巨人症。

肢端肥大症患者的特征性改变主要累及面部、手部及脚部。骨骼增生和软组织肿胀导致面部丑陋、鼻翼增宽、嘴唇肥厚。手脚骨质及软组织生长导致手脚增大，患者可能描述戒指变紧、鞋码增大。喉部软组织及鼻旁窦增大导致声音洪亮、低沉。随着病程延长，患者可有头形变长、眉弓突出、前额斜长、下颚前突、有齿疏和反咬合、枕骨粗隆增大后突、前额和头皮多皱褶、桶状胸和驼背等。由于软骨和滑膜增生，约75%患者可有关节炎，可累及肩、肘、髋、膝、踝及腰骶关节等，此外，还可以出现皮肤增厚、多汗和皮脂腺分泌过多等。GH和IGF1分泌过多可导致多系统受累：①糖代谢改变：可导致胰岛素抵抗、糖耐量受损、糖尿病及其急性或慢性并发症。②心脑血管系统受累：高血压、心肌肥厚、心脏扩大、心律不齐、心功能减退、动脉粥样硬化、冠心病脑梗死和脑出血等。③呼吸系统受累：舌肥大、语音低沉、通气障碍、喘鸣、打鼾和睡眠呼吸暂停、呼吸道感染。④骨关节受累：滑膜组织和关节软骨增生、肥大性骨关节病、髋和膝关节功能受损。⑤女性闭经、泌乳、不孕；男性性功能障碍。⑥结肠息肉、结肠癌、甲状腺癌、肺癌等疾病发生率可能增加。⑦肢端肥大症还可能影响神经肌肉系统，导致对称性周围神经病变和近端肌病，患者可出现肢端感觉异常，近端肌肉乏力，易疲劳。

GH瘤较大时可出现肿瘤压迫症状：头痛、视物模糊、视野缺损、眼外肌麻痹、复视、腺垂体功能减退，伴PRL升高较多见，肿瘤增大影响下丘脑，可表现为下丘脑综合征。

（2）治疗原则

①首选经颅垂体瘤摘除术或经蝶窦垂体瘤切除术。大多数微腺瘤可治愈，大腺瘤体积缩小，术后GH水平明显下降，症状改善。

②药物治疗：适用于不能或不愿手术者，或手术前缩小瘤体、手术或放疗效果不佳、手术后残余肿瘤者。药物包括生长抑素类似物（奥曲肽）、GH受体拮抗剂（培维索孟）、多巴胺受体激动剂（溴隐亭、卡麦角林）。其中，生长抑素类似物是首选。

③放疗：药物治疗无效、术后残留、复发者。

2. 垂体生长激素腺瘤与不孕的关系

许多患肢端肥大的女性患者有月经失调，伴或不伴溢乳，一些患者由于雌激素缺乏，出现潮热及阴道萎缩，约60%的患者出现闭经，40%伴有高催乳素血症。其原因：（1）大腺瘤压迫促性腺激素细胞，导致LH和FSH分泌减少。（2）垂体柄受压引起的高催乳素血症。（3）分泌生长激素 - 催乳素腺瘤引起的高催乳素血症。

故而可以认为，垂体生长激素腺瘤于育龄期女性可导致不孕。但垂体生长激素腺瘤经过治疗后，GH和IGF1水平得到控制且看不到任何残余腺瘤肿块时，肢端肥大症的女性可以妊娠。

3. 垂体生长激素腺瘤与妊娠的关系

（1）妊娠对肢端肥大症及其肿瘤大小的影响：目前文献报道，在妊娠期有2例GH腺瘤患者肿瘤增大，因此应该对症状性的肿瘤增大进行监测。妊娠可能导致肢端肥大症加重，但这不足以终止妊娠。

（2）肢端肥大症对妊娠的影响：肢端肥大症的某些并发症可能对孕妇和胎儿有害。50% 的肢端肥大症患者糖耐量降低，10% ~ 20% 为显性糖尿病患者。胰岛素耐受继而导致 GH 水平升高可能增加妊娠期糖尿病的风险。肢端肥大症增加钠潴留，25% ~ 35% 患者出现高血压，因此潜在增加妊娠期高血压的风险。约 1/3 的患者伴有心脏病。肢端肥大症可能与某种类型心肌病有关，也可能增加冠状动脉疾病的风险。因此，肢端肥大症患者妊娠可能导致发生糖尿病、高血压和心脏病的风险增加。

我们建议：肢端肥大症女性应推迟妊娠，目标是 GH 和 IGF1 水平得到控制且看不到任何残余腺瘤肿块。对于已知有肢端肥大症的女性，应在妊娠发生前尽可能严格地控制血清 GH 和 IGF1 的浓度，以最大程度降低妊娠糖尿病和妊娠高血压的发生风险。当确认妊娠后，应停用 GH 抑制药物，因为大多数小垂体腺瘤在妊娠期间不会长大，而继续使用生长抑素类似物治疗可能导致小于胎龄儿的风险增加。

病例点评

本例原发不孕患者的特点是合并分泌生长激素的垂体微腺瘤。患者自 2014 年起做不孕检查，起初检查基础体温双相，丈夫精液未见明显异常，HSG 提示输卵管一侧不通，外院经过促排卵治疗仍未妊娠。在就诊过程中，因甲状腺功能异常就诊于内分泌科，继而发现垂体微腺瘤并行手术治疗。术后半年仍未妊娠，故而于本科住院治疗行宫腹腔镜检查。术中发现盆腔子宫内膜异位症并予以处理。

垂体瘤引起不孕的机制主要是肿瘤压迫影响性腺轴激素水平的结果。本例患者因甲状腺功能异常发现生长激素瘤，而无论甲状腺功能还是生长激素水平经治疗降至正常后仍然不孕，考虑不孕还有其他因素，所以行宫腹腔镜检查的指征是明确的，而手术所见也证实了子宫内膜异位症的存在。术后应在妇科、内分泌科和神经外科多科共同随诊下，积极试孕，必要时人工辅助生育。从本病例看出，某些时候，不孕并非单一的妇产科问题，而需关注患者其他方面的表现，与相关科室共同处理。

参考文献

1. 王辰，王建安．内科学．3 版．北京：人民卫生出版社，2015.

2. 中华医学会神经外科学分会，中国垂体腺瘤协作组．中国肢端肥大症诊治指南（2013）．中华神经外科杂志，2013，29（10）：975–979.

3. 初明，魏兰兰，胡志强．垂体腺瘤与妊娠．中华神经外科疾病研究杂志，2005，4（5）：474–476.

（王晓洁　滕莉荣　整理）

病例 12. 中期引产后宫腔粘连

📋 病历摘要

　　患者女性，33 岁，G2P0。因"中期引产后月经不规律伴经量减少 4 年"入院。既往月经稀发，10 岁 5 ～ 7 天 /45 天，量中，痛经（+）。2013 年 7 月怀孕 6 个月时因"羊水过少"行引产术，并因"组织物残留"于同年 8 月行清宫术。术后闭经 7 个月，无周期性下腹痛，无潮热、出汗、关节痛等症状。曾于 2014 年 2 月服用黄体酮胶囊（200mg/d×14d）后，有撤退性出血，但量少，停药后又无自主月经。多次超声提示子宫内膜厚 0.3 ~ 0.5cm，月经第 3 天性激素六项：LH 1.25IU/L，FSH 5.5IU/L，E2 31.3pg/ml，RPL 10.25ng/ml，T 32.9ng/ml，P 0.38ng/ml。2014 年 7 月至 2015 年 8 月间断口服补佳乐（1mg/d×21d）及地屈孕酮（10mg/d×10d）周期序贯治疗，服药期间月经规律，量少，每天仅需使用护垫 1 片，经期为 3 ~ 5 天，予补佳乐加量至 2mg/d 后月经量无明显增多，期间多次超声监测子宫内膜厚度介于 0.45 ~ 0.7cm。2015 年 9 月起自行停药，停药后再无自主月经。因平素一直无避孕，2016 年 5 月停经 8 个月时查尿 hCG 阳性，2016 年 6 月孕 6 周时因"胚胎停育"行清宫术。清宫术后间断有自主月经，周期为 55 ~ 57 天，经期为 6 ~ 7 天，但经量少。2017 年 3 月 1 日（月经周期第 37 天）阴道超声：子宫 5.2cm×4.6cm×4.1cm，内膜厚 0.6cm，双侧附件区未见明显异常。入院后查体、化验评估（含性激素六项）无特殊。宫腔镜检查探宫腔深 7cm，宫腔呈桶状狭小，双侧输卵管开口周围有纤维状粘连（图 12-1），两侧壁粘连面积约是正常宫腔的 1/3。行宫腔粘连电切术后，留置 Cook 宫形球囊一枚。术后予口服补佳乐 6mg/d×21d+ 地屈孕酮 10mg/d×10d 周期序贯治疗，1 个月后取出球囊支架并复查宫腔镜，确认宫腔恢复大致正常形态。

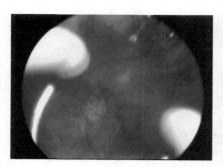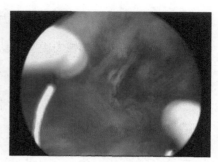

图 12-1　宫腔镜探查术中所见：宫腔呈桶状狭小，
双侧输卵管开口周围有纤维状粘连

临床讨论

宫腔粘连（intrauterine adhesion，IUA）是子宫内膜基底层损失，子宫肌壁互相粘连，致使子宫颈管、子宫腔部分或全部闭塞，出现月经量减少、闭经、痛经，严重破坏生育功能，引起不孕、流产及死胎。从全世界范围来看，我国的 IUA 发病率较高，并且随着宫腔手术的增加呈逐渐增加趋势。

1. 宫腔粘连的临床诊断思路

结合诱因和月经量少或继发闭经的症状，考虑到宫腔粘连的可能，激素测定和基础体温测定等排除内分泌因素，药物治疗看经量的变化用以判断有反应性内膜的储备，进而推测子宫内膜受损的程度。对于人工周期后仍无月经来潮或月经极少的患者，则行宫腔镜探查，需行宫腔粘连分解术的可能性大。

2015 年宫腔粘连临床诊疗中国专家共识中指出，IUA 的诊断：①宫腔镜检查能全面观察宫腔形态特征，了解粘连的性质、部位、程度和范围并进行粘连评分，是诊断 IUA 的准确方法，有条件应作为首选方法（推荐等级 A）。②子宫输卵管造影和宫腔声学造影检查，可在无宫腔镜条件时选择（推荐等级 B）。③超声及 MRI 检查的益处尚不明显（推荐等级 B）。

2. IUA 的治疗选择

目前推荐：①无临床症状且无生育要求的 IUA 患者不需要手术治疗（推荐等级 C）。②虽有月经过少，但无生育要求，且无痛经或宫腔积血表现的患者，也不需要手术治疗（推荐等级 C）。③对于不孕、反复流产、月经过少且有生育要求的患者，宫腔粘连分离术可作为首选手段（推荐等级 C）。

IUA 的治疗目的是恢复宫腔解剖学形态及宫腔容积，治疗相关症状（不孕、疼痛等），预防再粘连形成，促进子宫内膜再生修复，恢复生育能力。目前 IUA 分离术后宫腔再粘连的预防措施较多，包括宫内节育器、支撑球囊、生物材料等，但多为单中心、小样本量的报道，缺乏大样本、随机对照研究的结果。其中，宫腔粘连分离术后宫腔放置 Cook 球囊在重建宫腔形态、预防术后再粘连、改善月经模式方面有较明显的成效。

3. 宫腔粘连分离术后促进子宫内膜再生修复的措施

措施有雌激素、羊膜、干细胞的应用和其他中医中药、物理方法等，目前尚无标准化的方案。临床上较多的是术后使用雌激素来促进子宫内膜的再生修复。具体使用方案：①雌孕激素周期疗法：雌激素连续用药，后半周期加用孕激素。②单用雌激素疗法：小剂量雌激素连续用药，不加用孕激素。雌激素对 IUA 的治疗作用必须建立在宫腔粘连患者具有足够残留子宫内膜的基础上。若子宫内膜破坏严重、宫腔内几乎无正常内膜残存，即便使用大剂量的雌激素治疗，治疗效果也不明显。对于雌激素的具体用量目前国内外尚无统一的规范。目前临床上常用的是戊酸雌二醇 4 ～ 8mg/d 或等效的雌激素治疗；而 AAGL 指南推荐，IUA 手术后使用结合雌激素 2.5mg/d（相当于戊酸雌二醇 8mg/d）2 ～ 3 个周期用于预防再粘连形成（推荐等级 B）。

该患者术中所见宫腔容积呈桶状缩小，双侧输卵管开口被纤维状粘连组织遮挡，子宫内膜厚度 4 ～ 6mm，经量减少超过 1/2，既往有自然流产史 1 次，中孕期清宫 1 次，根据中国宫腔粘连诊断评分标准，评分为 16 分，属中度粘连。对于有反复流产、月经过少且有生育要求的 IUA 患者，宫腔粘连分离术是首选的治疗方法。而对于中、重度 IUA 患者，行宫腔粘连分离术后应采取措施防治再次粘连的发生及重视术后的促子宫内膜生长修复的治疗，以促进妊娠及减少不良妊娠结局的发生。因此，本病例术中放置 Cook 球囊及术后给予雌孕激素周期疗法的综合措施来最大限度地减少再次粘连发生及增进子宫内膜的生长修复。而术后应加强对患者的追踪管理，做好随访工作，适时进行二次评估，并给予妊娠指导。同时需与患者充分沟通，对于中、重度 IUA 患者宫腔粘连分离术后，虽然子宫内膜状态较前有不同程度的改善，但仍易出现反复种植失败或胎盘血供异常引起的妊娠期相关并发症。因此，加强孕期监护，动态观察胚胎的生长及发育，及时处理相应的产科并发症也尤其重要。

病例点评

患者有引产术后闭经症状，予孕激素后有撤血，使用雌孕激素序贯治疗后可规律行经，但月经量较前明显减少，且监测内膜薄，加大雌激素用量后月经量仍无明显增多，监测子宫内膜仍 <7mm，且有孕早期胚胎停育史，综合考虑宫腔粘连可能性大，有进行宫腔镜检查的

指征。

宫腔粘连分解术前的人工周期药物治疗，不仅能够帮助判断内膜受损的程度，也是宫腔重建的重要准备之一，其意义在于使未受损的内膜充分增生，在术中容易识别而尽量避免电器械损伤，随后可能也更容易向周围组织铺覆延伸。因此，这一过程既是诊断所必需的，也是治疗所需要的。而另一方面，既要避免无限制地增加药物治疗剂量和延长药物治疗周期，也要避免盲目探查。手术与药物是相辅相成的，缺一不可。

重度宫腔粘连的治疗预后不理想，在内膜再生缺乏切实可行办法的前提下，预防宫腔粘连的理念显得更加重要。反思本例患者发生宫腔粘连的原因，与中期引产后组织物残留再次清宫密切相关。无论是宫腔操作本身对内膜的损伤还是后续可能伴有的宫腔感染，都是诱发宫腔粘连的重要因素。因而，引产后常规检查宫腔有无残留及轻柔清宫的规范操作都具有重要的意义。

参考文献

1. 中华医学会妇产科学分会．宫腔粘连临床诊疗中国专家共识．中华妇产科杂志，2015，50（12）：881-887.

2. Lin X，Wei M，Li T C，et al.A comparison of intrauterine balloon，intrauterine contraceptive device and hyaluronic acid gel in the prevention of adhesion reformation following hysteroscopic surgery for Asherman syndrome a cohort study.Eur J Obstet Gynecol Reprod Binl，2013，170（2）：512-516.

（褟坚艳　王　涛　整理）

病例 13. 反复流产继发宫腔粘连

病历摘要

患者女性，41 岁，G6P0，因"孕史不良 5 次，无痛人流术后经量减少 2 年"收入院。

2007 年孕 6 个月因主观因素于当地医院行中期引产术。2013 年 1 月、2013 年 9 月分别于孕 3 个月时因胚胎停育行清宫术，术后月经无改变。2014 年 7 月孕 6 周自然流产，未行清宫术，2015 年 1 月孕 6 周时再次胚胎停育，行无痛人工流产术，此后月经量明显减少，经期用卫生巾由 12 片减少为 4～5 片，经期及周期无改变。2016 年 6 月孕 10 周时再次胚胎停育，自然流产，未清宫。自 2014 年至今一直口服阿司匹林 25mg，每日一次（期间曾因妊娠停药）。妇科盆腔检查无特殊。2017 年 1 月 22 日阴道 B 超提示：子宫 5.3cm×5.4cm×4.1cm，子宫内膜薄 0.2～0.3cm，肌层回声不均，可见多个小低回声，较大者位于左侧壁，1.2cm×1.2cm，左侧附件区小囊肿 1.2cm×0.9cm。2017 年 3 月 16 日于本院行超声造影，提示宫腔内壁不光整，可见充盈缺损，局部似呈毛刺状，双侧宫角显影不满意，双侧输卵管未显影，卵巢周围未见造影剂包绕，宫腔粘连可能性大。

入院后于静脉麻醉下行宫腔镜检查，术中证实为宫腔左侧壁肌性粘连，粘连面积约占宫腔的 1/3，双侧输卵管开口清晰可见，可见的内膜不薄，分离粘连后留置 Cook 宫腔支架。术后口服补佳乐 3mg，bid，21 天，后 7 天加服地屈孕酮片 10mg，bid，4 周后行宫腔镜检查 +Cook 球囊取出术。月经量较术前约增加一倍。

笔记

临床讨论

1. 复发性自然流产的常见病因

复发性自然流产（Recurrent Spontaneous Abortion，RSA）病因十分复杂，主要包括遗传因素、解剖因素、内分泌因素、感染因素、免疫功能异常、血栓前状态、孕妇的全身性疾病及环境因素等。妊娠不同时期的 RSA，其病因有所不同，妊娠 12 周以前的早期流产多由遗传因素、内分泌异常、生殖免疫功能紊乱及血栓前状态等所致；妊娠 12 ~ 28 周的晚期流产且出现胚胎停止发育者，多见于血栓前状态，感染，妊娠附属物异常（包括羊水、胎盘异常等），严重的先天性异常（如巴氏水肿胎、致死性畸形等）；晚期流产但胚胎组织新鲜，甚至娩出胎儿仍有生机者，多数是由于子宫解剖结构异常所致，根据具体情况又可分为两种：一是宫口开大之前或胎膜破裂之前没有明显宫缩，其病因主要为子宫颈机能不全；二是先有宫缩，其后出现宫口开大或胎膜破裂，其病因多为生殖道感染、胎盘后血肿或胎盘剥离等。

（1）流行病学因素：RSA 的复发风险随着流产次数的增加而上升，研究表明，既往自然流产史是导致后续妊娠失败的独立危险因素，曾有 3 次以上连续自然流产史的患者再次妊娠后胚胎丢失率接近 40%。此外，孕妇的年龄及肥胖也是导致自然流产的高危因素。

（2）解剖结构因素：子宫解剖结构异常包括各种子宫先天性畸形、子宫颈机能不全、宫腔粘连、子宫肌瘤、子宫腺肌病等。

（3）患者的血栓前状态：临床上的血栓前状态包括先天性和获得性两种类型。

①先天性血栓前状态是由于与凝血和纤溶有关的基因突变所造成，如Ⅴ因子和Ⅱ因子（凝血素）基因突变、蛋白S缺乏等。Meta分析显示，晚期自然流产与Ⅴ因子和Ⅱ因子（凝血素）基因突变、蛋白S缺乏所致的先天性血栓形成密切相关。但Ⅴ因子和Ⅱ因子（凝血素）基因突变在汉族人群中罕见。②获得性血栓前状态主要包括抗磷脂综合征（antiphospholipid syndrome，APS）、获得性高半胱氨酸血症及其他各种引起血液高凝状态的疾病。目前，血栓前状态引起自然流产的具体机制尚未完全明确，普遍认为，妊娠期高凝状态使子宫胎盘部位血流状态改变，易形成局部微血栓甚至引起胎盘梗死，使胎盘组织的血液供应下降，胚胎或胎儿缺血缺氧，最终导致胚胎或胎儿的发育不良而流产。

（4）遗传因素：①夫妇染色体异常：有2%～5%的RSA夫妇中至少一方存在染色体结构异常，包括染色体易位、嵌合体、缺失或倒位等，其中以染色体平衡易位和罗氏易位最为常见。②胚胎染色体异常：胚胎染色体异常是RSA最常见的原因，妊娠早期流产的病例中，大约有一半胚胎染色体异常。但随着流产次数的增加，胚胎染色体异常的可能性则随之降低。此外，有报道显示，流产发生越早，胚胎染色体异常的发生率越高。

（5）内分泌因素：RCOG指南认为，多囊卵巢综合征（PCOS）可增加自然流产的发生率，此类患者出现RSA可能与胰岛素抵抗、高胰岛素血症及高雄激素血症有关；然而，美国生殖医学学会则认为，PCOS是否导致RSA发生仍有争议。美国生殖医学学会认为，高催乳素血症与RSA有关，通过影响卵母细胞的发育，引起黄体功能不全从而导致RSA的发生。此外，孕妇的内分泌疾病如未控制的糖尿病、甲状腺疾病等均与RSA的发生有关。

（6）感染因素：任何能够造成菌血症或病毒血症的严重感染

均可以导致偶发性流产，然而，生殖道各种病原体感染及 TORCH 感染与 RSA 的发生虽有一定相关性，但不一定存在因果关系。细菌性阴道病是晚期流产及早产的高危因素，但与早期流产的关系仍不明确。

（7）免疫因素：RSA 的病因约半数以上存在免疫功能紊乱因素，可将免疫性流产分为自身免疫型 RSA 及同种免疫型 RSA 两种。①自身免疫型 RSA 包括：a.组织非特异性自身抗体产生，如抗磷脂抗体、抗核抗体、抗 DNA 抗体等。b.组织特异性自身抗体产生，如抗精子抗体、抗甲状腺抗体等。②同种免疫型 RSA 包括：a.固有免疫紊乱，如自然杀伤（NK）细胞数量及活性升高、巨噬细胞功能异常、树突状细胞功能异常、补体系统异常等。b.获得性免疫紊乱，如封闭抗体缺乏，T、B 淋巴细胞异常、辅助性 T 淋巴细胞 Th1/Th2 细胞因子异常等。APS 是一种非炎症性自身免疫性疾病，是唯一将妊娠流失作为此疾病诊断标准之一的免疫性疾病。5% ～ 15% 的复发性流产患者可能存在 APS。该病症以体内产生大量的抗磷脂抗体，包括 ACA、LA 及抗 β_2–GP1 抗体为主要特征，临床表现包括动静脉血栓形成、病理妊娠、血小板计数减少等，是 RSA 最为重要且可以治疗的病因之一。临床上有 5% ～ 20% 的 RSA 患者可检出抗磷脂抗体，其中未经治疗者再次妊娠的活产率将降低至 10%。此外，临床上还有一种继发于系统性红斑狼疮（SLE）或类风湿关节炎（RA）等的自身免疫性疾病，称为继发型 APS。关于甲状腺自身抗体阳性与流产的关系，目前已有大量循证医学证据证明两者有显著相关性，有研究发现，RSA 患者的甲状腺自身抗体阳性率显著增高，其他研究也发现，甲状腺自身抗体阳性妇女的 RSA 发生率增高。目前认为，封闭抗体缺乏、NK 细胞数量及活性异常与原因不明的复发性流产密切相关。

（8）其他不良因素：RSA 还与许多其他不良因素相关，包括不良环境因素，如有害化学物质的过多接触、放射线的过量暴露等；过重的体力劳动、吸烟、酗酒、饮用过量咖啡、滥用药；不良心理因素，如妇女精神紧张、情绪消极抑郁及恐惧、悲伤等，各种不良的心理刺激都可以影响神经内分泌系统，使得机体内环境改变，从而影响胚胎的正常发育。

2. 针对反复流产，何时选择微创诊断和治疗

对于反复流产的患者，应详细询问夫妇双方的病史，包括年龄、月经、婚育史、既往史、家族史，并依照时间顺序描述既往流产情况，包括发生流产时的孕周、有无诱因及特殊伴随症状、流产胚胎有无畸形及是否进行过染色体核型分析、流产后月经有无改变等，并计算其体重指数。

同时应常规检查生殖激素水平，包括月经第 2 ~ 4 天检测 PRL、FSH、LH、雌激素、雄激素，排卵后第 7 ~ 12 天检测孕激素水平。此外，还应检测甲状腺功能及空腹血糖，必要时行糖耐量试验，排除内分泌因素所致的流产。

对所有反复流产者进行盆腔超声检查，明确子宫发育有无异常、有无子宫肌瘤、子宫内膜息肉或子宫腺肌病、是否存在盆腔病变等。对怀疑存在子宫解剖结构异常者需通过 HSG、宫腔镜、腹腔镜或三维超声等进一步检查以明确诊断。HSG、宫腔镜、腹腔镜或三维超声等检查均应在月经干净后 3 ~ 7 天内进行，同时术前禁止性生活 7 天。其中，宫腔镜检查是诊断和治疗妇科疾病的有效工具。多数在无麻醉情况下可安全进行，发现反复流产的原因。

先天性子宫异常见于 10% ~ 15% 的 RPL 妇女中，而在所有女性中为 7%，子宫异常是复发性流产病因中常见的因素，子宫解剖结构异常，包括各种子宫先天性畸形（双子宫、单角子宫、子宫纵隔），

宫腔粘连，子宫肌瘤，子宫内膜息肉，子宫腺肌病等。而宫腔镜检查是诊断其中某些疾病的金标准，对于双子宫、单角子宫，如果子宫大小正常，一般不影响受孕及胚胎发育，无须治疗，如果子宫体积略小，给予人工周期治疗，可以观察疗效。纵隔子宫、宫腔粘连引起的反复流产者，应行子宫整形术：宫腔镜子宫纵隔切除术或宫腔粘连分离术，子宫黏膜下肌瘤、子宫内膜息肉，均应行宫腔镜手术切除术，术后明显改善妊娠率。而对于宫腔粘连者，术后复发率为 3.1% ~ 23.5%，其中 20.0% ~ 62.5% 为重度粘连。

内膜基底层损伤是宫腔粘连（IUA）形成基础，即使手术恢复宫腔正常形态，术后再粘连现象常无法避免。故预防复发是治疗成功的关键。①放置宫内节育器；②放置球囊支架（Foley 球囊或 Cook 宫型支架）：重度宫腔粘连宫腔镜电切分离术后充水球囊联合放环能更有效预防宫腔再粘连，更好地改善月经，但不能提高术后妊娠率。术后药物促内膜生长：雌孕激素周期疗法，通常雌孕激素周期治疗 3 个月，但大部分主张雌孕激素序贯治疗，最后 5 ~ 10 天加用孕激素。目前报道，戊酸雌二醇每日 4 ~ 9mg 不等或连续 3 个月后加孕激素效果好。

反复流产病因多样，治疗也要针对病因，采取相应的有效的治疗方式，应该早诊断、早治疗，以便获得较好妊娠结局。

病例点评

复发性自然流产的病因非常复杂，包括遗传、解剖、内分泌、感染、免疫功能异常、血栓前状态、孕妇的全身性疾病及环境因素等，单个患者的具体病因确诊非常困难，是目前临床常见而困难的疾病类型。对此种疾病，既要努力寻找或排除相关的可能病因，又需要

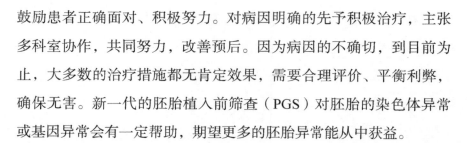

鼓励患者正确面对、积极努力。对病因明确的先予积极治疗，主张多科室协作，共同努力，改善预后。因为病因的不确切，到目前为止，大多数的治疗措施都无肯定效果，需要合理评价、平衡利弊，确保无害。新一代的胚胎植入前筛查（PGS）对胚胎的染色体异常或基因异常会有一定帮助，期望更多的胚胎异常能从中获益。

宫腔粘连的根本原因在于子宫内膜基底层的损伤，多来源于刮宫或黏膜下子宫肌瘤剔除术、子宫内膜结核等宫腔感染。轻微的宫腔粘连可以没有任何临床表现，但重度的宫腔粘连往往表现为不孕、月经过少或闭经、盆腔疼痛等。

宫腔粘连和反复流产的因果关系很难判定，不得已的反复清宫很可能造成或加重宫腔粘连，而宫腔粘连导致的不良宫腔环境可能也是造成复发性流产的病因之一，形成难解的恶性循环，正如本例患者的经历。随着年龄的增长，卵巢功能下降，输卵管、免疫和感染等问题不断出现、叠加，使其生殖预后愈发不乐观。医生能做的仅限于发现可处理的因素，如解剖因素、部分免疫因素等，或者借助辅助生育技术募集卵细胞，通过移植前遗传筛查筛选核型正常的胚胎等，但后者成本较高，不是所有的患者都能承受，于是更多的还要靠患者锲而不舍地不断尝试，甚至更重要的是概率的碰撞。

参考文献

1. 中华医学会妇产科学分会产科学组.复发性流产诊治的专家共识.中华妇产科杂志，2016，51（1）：3-9.

2. 谢幸，苟文丽.妇产科学.8版.北京：人民卫生出版社，2013.

3. Acién P，Acién M，Sánchez-Ferrer M.Complex malformations of the female genital tract.New types and revision of classification.Hum Reprod，2004，19（10）：2377.

4. Bailey A P，Jaslow C R，Kutteh W H.Minimally invasive surgical options for congenital and acquired uterine factors associated with recurrent pregnancy loss.

Womens Health（Lond），2015，11（2）：161-167.

5. 陈绍正.人工流产后宫腔粘连的诊治进展.河北联合大学学报（医学版），2013，15（6）：777-779.

（王晓洁　滕莉荣　田秦杰　整理）

病例 14. 剖宫产后 Asherman 综合征

病历摘要

患者，27岁，因"产后闭经两年余"入院。患者自15岁初潮始月经稀发，4天/50～60天，量中，痛经（-）。2014年6月14日因"孕36^{+5}周、胎盘早剥（Ⅲ度）、死胎"行剖宫取胎，术中见胎盘后1 000ml凝血，子宫体遍布斑片状紫蓝色淤斑，以左侧子宫角为甚，行B-Lynch缝合＋左侧子宫动脉结扎，术中累计出血3000ml（含胎盘积血）。术后因仍有阴道及盆腔出血转院行双侧子宫动脉栓塞。产后恢复平顺，于2014年11月（产后5个月）来潮一次，量中，后未再来潮。产后历次盆腔超声提示子宫逐渐缩小（表14-1）。产后7个月于当地医院检查除抗甲状腺过氧化物酶抗体（TPOAb）升高外，血皮质醇、甲状腺功能、TSH、hCG均处于正常范围。产后17个月及产后28个月复查FSH、LH、E2、PRL、

T、P、甲状腺功能、TSH 均未见低下，垂体增强 MRI 未提示异常。给予人工周期（芬吗通 1 片 qd×28d）治疗无撤退性出血。患者自患病来否认疲乏、多尿、淡漠及明显体重变化。

表 14-1　病程中子宫大小及内膜厚度变化

时间	子宫大小（cm³）	内膜厚度（cm）
产后 42 天	12.5×9.1×6.7	不详
产后 5 个月	8.2×6.4×5.7	不详
产后 7 个月	4.6×4.2×3.6	0.6
产后 11 个月	3.4×3.4×2.0	0.2
产后 21 个月	4.3×2.7×1.9	0.2
产后 2 年	4.3×2.4×2.3	0.2

2017 年 3 月 4 日于本院行宫腹腔镜检查。术中见子宫后位，缩小，约 4cm×2.5cm×2cm，宫底正中偏左明显内陷（图 14-1A）；左输卵管及左卵巢表面广泛膜状粘连，右输卵管与右卵巢之间致密粘连，输卵管扭曲缠绕右卵巢，右卵巢与右圆韧带之间致密粘连（图 14-1B）。分离乙状结肠、左、右附件周围的粘连，基本恢复双侧输卵管生理走行，切除双卵巢表面的膜状粘连。腹腔镜监视下行宫腔镜检查，探宫腔深 5cm，镜下见宫腔缩窄呈桶状，宫颈内口上方基本不可见（图 14-1C）。遂转治疗镜，单极点针于宫腔 3、6 点方向纵行切开宫腔，逐步扩大宫腔后，可见宫底中间有一纵行瘢痕缩窄环，将其表面切开。松解粘连后右侧宫角稍深，可见部分粉红色内膜（图 14-1D），左侧宫角浅，几乎无明显内膜组织，但似可见左侧输卵管开口。腹腔镜下通液，起初双侧输卵管均无亚甲蓝溶液流出，加压通液后，可见左侧输卵管伞端流出少量亚甲蓝溶液，右侧输卵管根部不通，因子宫已蓝染停止通液。术后宫腔内放置 Cook 球囊一枚，给予补佳乐 3mg 口服，bid，共 4 周，最后 1 周加用地屈孕酮 10 mg bid。停药后月经来潮，量似既往月经，术后 1 个月复查宫腔镜，

宫腔内无明显复发粘连，但宫腔小，内膜不均（图 14-2）。留置宫形 IUD，继续高剂量雌激素治疗，拟两个月后再复查宫腔镜，以观察子宫体积能否有所增大。

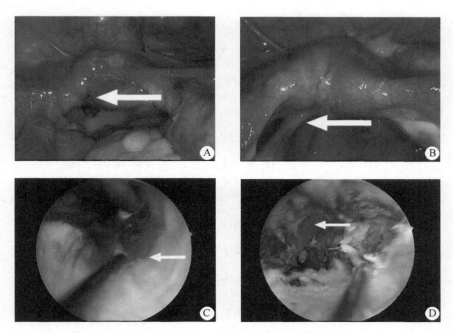

图 14-1 第一次宫腹腔镜术中情况

注：A：宫底正中偏左明显凹陷；B：子宫后方致密粘连带；C：宫腔缩窄呈桶状，宫颈内口上方基本不可见；D：纵行切开宫腔后可见右侧宫角粉红色内膜。箭头示特征表现。

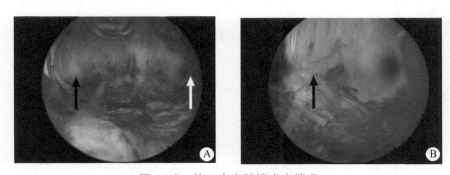

图 14-2 第二次宫腔镜术中情况

注：A：左侧输卵管开口（白色箭头），右侧宫角圆钝，未见输卵管开口（黑色箭头）；B：宫底部纤维化的粘连条索稍凸向宫腔（黑色箭头）。

临床讨论

1. 闭经的鉴别诊断

根据既往有无月经来潮，分为原发性闭经（年龄超过 14 岁无第二性征发育或 16 岁虽有第二性征发育但无月经来潮）和继发性闭经（正常月经建立后月经停止 6 个月或按自身原有月经周期计算停止 3 个周期以上者）；按引起闭经的病变解剖部位不同，分为子宫性闭经（5%）、卵巢性闭经（40%）、垂体性闭经（19%）、下丘脑性闭经（35%）；WHO 则根据激素水平的特点，将闭经分为Ⅰ型（无内源性雌激素产生，FSH 水平正常或低下，PRL 正常），Ⅱ型（有内源性雌激素产生，FSH 及 PRL 水平正常）和Ⅲ型（FSH 水平升高提示卵巢功能衰竭）；按使用性激素后是否能来月经分类，可将闭经分为Ⅰ度闭经（卵巢有分泌雌激素功能，体内有一定雌激素水平，给予孕激素后有撤退性月经）和Ⅱ度闭经（卵巢分泌雌激素功能缺陷或停止，体内雌激素水平低落，给予孕激素后不出现撤退性月经）。

本文中患者既往已建立月经周期，为产后闭经，激素水平基本正常，给予孕激素及人工周期后均无撤退性出血，基于以上表现诊断为继发性闭经（子宫性）。继发性闭经诊断流程见图 14-3。

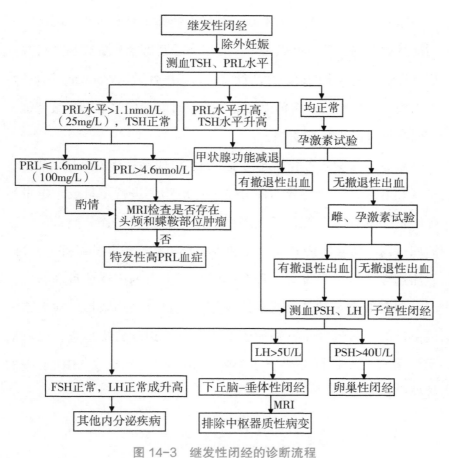

图 14-3 继发性闭经的诊断流程

2. 子宫性闭经

Asherman 综合征是引起子宫性闭经的最常见原因。该综合征的原因是子宫内膜基底层因宫腔操作（通常继发于人工流产、产后出血或子宫内膜感染后的过度清宫）受损，瘢痕化和粘连，致使宫腔、宫颈内口、宫颈管或上述多种部位部分或全部闭塞，从而引起经量减少、闭经、痛经，严重破坏生育功能。约 90% 的严重宫腔粘连都与刮宫术治疗妊娠并发症（如稽留流产、不全流产、产后出血或者胎盘残留）有关。病理妊娠状态的刮宫比非妊娠期刮宫更容易发生宫腔粘连。

宫腔粘连主要表现为不孕，月经不规律（月经过少、闭经），周期性盆腔痛，反复妊娠丢失。对于有子宫感染病史或因产科并发症行诊断性刮宫史的继发性闭经女性，高度怀疑Asherman综合征。人工周期的药物治疗后仍无月经来潮或月经量增多是其显著特征，进而有行宫腔镜检查的指征。

宫腔镜是诊断宫腔粘连的金标准，可明确粘连的性质、部位、程度和范围，结合特异的评分系统可对病例进行定量或半定量评分。常用的评分系统包括美国生殖医学会宫腔粘连分类系统、欧洲妇科内镜协会宫腔粘连分类和中国宫腔粘连诊断分级评分标准。然而迄今为止，尚没有一种分类能得到大家的广泛认可和接受，因为现有的每一种分类或多或少都有其自身的局限性。在无宫腔镜条件时，可选择子宫输卵管造影和宫腔声学造影检查，二者对于诊断宫腔粘连同等敏感（75%～81%）；超声及MRI检查的益处尚不明显。

3. 不同宫腔操作对宫腔内膜的危害程度

人工流产术相关的子宫损伤，通常与吸宫时负压过高，吸刮时间过长，吸管进出宫颈时速度过快，以及带负压的吸管反复进出宫颈等因素有关。另外，宫颈内口为子宫最狭窄部位且该处黏膜较薄，易损伤深层，修复时宫颈粘连甚至瘢痕化。因此，对于宫腔粘连的预防意识更重要。

剖宫产术相关宫腔粘连并不多见，通常存在一些合并危险因素，如前置胎盘剖宫产后出现闭经，应考虑到子宫下段及宫颈粘连可能更大。子宫加压缝合术是一种可有效减少因宫缩乏力所致子宫出血的治疗方法，过度的子宫压缩可能会给子宫带来损伤，包括子宫坏死、糜烂和积脓，但均罕见。Poujade等报道26.7%（4/15）的患者行子宫加压缝合术后经宫腔镜和（或）子宫输卵管造影发现存在宫腔粘连，其中由于部分患者术后失访，实际中宫腔粘连的发生率也许更高。因此，对于子宫加压缝合术后的患者应强调长期随访，有助于了解其对患者生育力的影响。

子宫动脉栓塞术是一种用于治疗子宫肌瘤、子宫腺肌症、宫颈妊娠、前置胎盘、产后出血及剖宫产后瘢痕妊娠的有效手段，以成功率高、创伤小、并发症低而广泛应用于临床。然而随着该技术的应用，发现其存在一些并发症，如宫腔粘连便为其中之一。子宫动脉栓塞术后宫腔粘连患者的生殖预后差，宋冬梅等报道了 26 例子宫动脉栓塞术后的宫腔粘连经宫腔粘连分离术及术后大剂量雌激素治疗后，38.5%（10/26）的患者术后月经较前有改善，仅有 2 例自然妊娠（1 例妊娠早期胚胎停育，1 例先兆流产）。因此，临床实践中在应用子宫动脉栓塞术时，不仅要考虑到治疗效果，对于年轻及有生育要求的患者，应综合考虑并发症及生育方面的需求，掌握好应用指征，合理利用这门技术，对于子宫动脉栓塞术后出现经量减少或闭经的患者要考虑到宫腔粘连存在的可能，早期诊断与治疗避免耽误手术时机。

病例点评

Asherman 综合征是引起子宫性闭经的最常见原因，严重影响日后的生育结局。由于前置胎盘或胎盘早剥等并发症行剖宫产的患者，子宫缝合和（或）子宫动脉栓塞等止血治疗增加术后宫腔粘连的风险，而此类宫腔粘连往往比普通人工流产术后的 Asherman 综合征预后更差。

宫腔粘连的治疗目的是恢复宫腔解剖学形态及宫腔容积，治疗相关症状（不孕、疼痛等），预防再粘连形成，促进子宫内膜再生修复，恢复生育能力。治疗可归纳为以下 4 个主要步骤：①手术恢复宫腔形态；②预防粘连复发（各种宫腔支架材料）；③恢复内膜功能（激素治疗、干细胞等）；④术后评估和随诊（再次手术、诊断性宫腔镜、超声）。

　　宫腔粘连的治疗预后取决于初始粘连的程度和诱因。在有经验术者的手术治疗后，往往可以重建宫腔，然而术后预防宫腔再次粘连及内膜重建相对困难，生殖预后并不理想。Yu 等报道 74.2% 的患者术后月经可得到改善，轻、中、重度宫腔粘连患者的术后复发率分别为 0、16.7%、41.9%，有 45.9% 的患者术后获得妊娠，然而妊娠后自然流产、胎盘粘连及胎盘植入等并发症发生率较高。而不少重度粘连的患者在接受手术及激素治疗后效果不佳，仍需要以其他的方式完成生育。

参考文献

1. 沈铿，马丁.妇产科学.3 版.北京：人民卫生出版社，2015.

2. Practice Committee of the American Society for Reproductive Medicine.Current evaluation of amenorrhea.Fertil Steril，2004，82（S1）：S33–S39.

3. Zupi E，Centini G，Lazzeri L.Asherman syndrome：an unsolved clinical definition and management.Fertil Steril，2015，104（6）：1380–1381.

4. Yu D，Wong Y M，Cheong Y，et al.Asherman syndrome–one century later.Fertil Steril，2008，89（4）：759–779.

5. Deans R，Abbott J.Review of intrauterine adhesions.J Minim Invasive Gynecol，2010，17：555–569.

6. Al–Inany H.Intrauterine adhesions.An update.Acta Obstet Gynecol Scand，2001，80（11）：986–993.

7. 中华医学会妇产科学分会.宫腔粘连临床诊疗中国专家共识.中华妇产科杂志，

2015，50（12）：881-887.

8.　王明凯，王蔼明.宫腔粘连的诊断及分类.生殖医学杂志，2014，23（4）：334-338.

9.　Soares S R，Barbosa dos Reis M M，Camargos AF.Diagnostic accuracy of sonohysterography，transvaginal sonography，and hysterosalpingography in patients with uterine cavity diseases.Fertil Steril，2000，73（2）：406-411.

10.　夏玉娟，任玲，姜智慧.高危人工流产术后应用芬吗通预防宫腔粘连的临床观察.生殖医学杂志，2015，24（3）：191-194.

11.　Poujade O，Grossetti A，Mougel L，et al.Risk of synechiae following uterine compression sutures in the management of major postpartum haemorrhage.BJOG，2011，118（4）：433-439.

12.　Lupattelli T，Clerissi J，Basile A，et al.Treatment of uterine fibromyoma with bilateral uterine artery embolization：state of the art.Minerva Ginecol，2007，59（4）：427-439.

13.　McLucas B，Voorhees W D，Elliott S.Fertility after uterine artery embolization：a review.Minim Invasive Ther Allied Technol，2016，25（1）：1-7.

14.　Wozniakowska E，Milart P，Paszkowski T，et al.Uterine artery embolization-clinical problems.Ginekol Pol，2013，84（12）：1051-1054.

15.　宋冬梅，夏恩兰，Li T C，等.子宫动脉栓塞后宫腔粘连生殖预后分析—附26例报告.国际妇产科学杂志，2014，（5）：513-517.

16.　Yu D，Li T C，Xia E，et al.Factors affecting reproductive outcome of hysteroseopie adhesiolysis for Asherman's syndrome.Fertil Steril，2008，89（3）：715-722.

（王　遥　邓　姗　整理）

第二章　异常子宫出血

病例 15．青春期异常子宫出血

📋 病历摘要

　　患者女性，10 岁，因 "初潮半年，月经量多，不规律 3 个月" 入院。患者 2016 年 11 月 25 日初潮，经期约为 7 天，周期 28 天，量中等，前 3 个月周期规律。2017 年 2 月至 3 月，月经周期缩短至 15 ~ 20 天，经量增多，色黑，伴有异味，就诊于当地医院，口服中药一周后经量减少（具体不详）。至 2017 年 4 月，月经周期仍为 15 天左右，血量较前增多。2017 年 5 月 28 日出现阴道出血，量多，最多时每 15 分钟更换 1 片卫生巾，呈轻微贫血貌，就诊于本院急诊，患儿偶有头晕、恶心、呕吐，无发热、腹痛，小便正常。否认慢性病、传染病病史。查体生命体征平稳，一般情况可，身高 153cm，体重 42kg，双侧乳房对称、发育Ⅳ级，阴毛稀少，肛诊未及异常。辅助检查：超声提示盆腔内探及两个宫体样回声，宫颈内膜分为两团，至外口处似融合，左侧子宫前位，5.5cm×2.2cm×3.1cm，内膜 1.57cm，右侧子宫中位，5.2cm×2.4cm×2.8cm，内膜 1.13cm，左侧卵巢似可见，3.1cm×2.3cm×1.7cm；10 日后复查超声提示：左侧子宫内膜回声不均，9.2mm，右侧 8.3mm；其他检查：Hb 96g/L；FSH 4.33 IU/L，E2 46pg/ml，P 0.28ng/ml，T < 0.1ng/ml，LH 1.4 IU/L，PRL 6.69ng/ml。

患儿入院后予妈富隆 1 片 q12h 口服，1 天后止血，血止 3 天后减量至每日 1 片，经补铁剂治疗血红蛋白恢复正常后停药。患儿骨龄结果回报为 11 ～ 13 岁。

临床讨论

1. 青春期启动的规律

女孩青春期开始的平均年龄约为 10.5 岁，正常范围为 8 ～ 12 岁。青春期最明显的变化是身高增长及第二性征发育。大多数女孩最早出现的第二性征为乳腺或者乳晕发育，称为乳房萌发，其次为阴毛发育及月经初潮的出现。然而，一小部分女孩以长出阴毛为青春期的最初表现。虽然每个个体间存在差异，但是大多数儿童的青春期发育都有规律可循。此女性患儿，10 岁，身高达 153cm（超过同年龄的 95%），体重为 42kg，双侧乳房对称、发育Ⅳ级，外阴可见少量阴毛。其身高、年龄及第二性征基本符合该年龄段青春期女孩的发育规律，略超前，结合骨龄结果，也可不诊断为性早熟。

青春期异常子宫出血是青春期女孩的常见疾病，是下丘脑 – 垂体 – 卵巢轴发育不成熟的表现。在排除器质性及全身性疾病后，无排卵最为常见。在初潮后的 1 年中无排卵性月经周期约为 85%。表现为子宫不规则出血、出血时间不等、出血量不一，并伴有不同程度的贫血。该患儿初潮后半年，月经周期由正常逐渐不规律，并伴有血量、出血时间的异常。完善其他辅助检查排除其他原因后，可明确其青春期异常子宫出血的诊断。

2. 青春期异常子宫出血的处理原则

青春期异常子宫出血的治疗目的是止血、纠正贫血及调整月经周期，恢复患儿内分泌功能以建立正常的月经周期。其方法包括药物、手术治疗。其中，药物治疗又包括复方口服避孕药、孕激素、雌激素和其他非激素类药物的治疗。该患儿在入院后予妈富隆口服止血治疗，同时服用铁剂纠正贫血，并在血红蛋白恢复正常后停用妈富隆，撤血治疗，并于后续予调整月经周期治疗。

3. 关于青春期使用短效口服避孕药止血调经的认知

复方口服避孕药（COCs）是以孕激素为主的雌孕激素复合制剂，是青春期异常子宫出血（AUB）止血的常用药物之一，其治疗选择不依赖于患者的血红蛋白水平，国外文献推荐，应持续、规律服用 COCs 至少 3 ~ 6 个月。研究表明，COCs 对患者未来的生育和骨密度无明显影响。除 AUB 治疗外，COCs 还可明确抑制痤疮、缓解痛经症状及子宫内膜异位症，降低女性盆腔炎性疾病的发生率。

瑞士一项关于 COCs 治疗青春期 AUB 的统计表明，起始治疗的半年内约有 12% 患者自行停药，治疗依从性下降与较低的受教育水平、经济困难、担心不良反应及潜在的健康隐患相关。口服 COCs 常见的不良反应包括头痛、乳房胀痛、恶心呕吐、水肿，目前无证据提示该治疗可致体重增加。长期用药可能增加患静脉血栓、乳腺癌及宫颈癌风险，但随访统计表明，青春期女性静脉血栓形成的遗传易感性较低，停药 10 年及以后患以上疾病的风险与未服药女性相比差异无统计学意义，即使对于 COCs 相关性乳腺癌，其预后及病理分型也较为乐观。有该治疗史的青春期女性可以通过成年后常规查体、防癌筛查及注射疫苗获得进一步疾病预防。

连续使用 COCs 3 个月以上，对于减少青春期女性月经出血的频率和严重程度是一种较安全、有效的方法。6 个随机对照试验表明，连续使用 COCs（服用 49 ～ 365 天）与周期性使用（每 28 天停药）相比，患者的满意度、依从性、妊娠率和安全性无明显差异，而连续使用 COCs 对患者的经期相关症状如头痛、疲劳、痛经等的改善效果更好。但该治疗方案时常会出现子宫内膜突破性出血的不良反应，可以通过减少服用时间和使用氨甲环酸来改善。

另外，值得注意的是，国外青春期患者往往合并较高的吸烟率，吸烟的同时口服 COCs，其心血管及血栓风险明显升高。对于此类患者，应积极进行健康教育，使其戒烟；或结合患者情况，选择单纯孕激素疗法，对于吸烟患者，该疗法不增加患者心血管及血栓风险。尽管这种情况似乎在国内并不常见，但也许是不了解真实情况的判断罢了，所以还需要针对个体全面评估药物方案的安全性问题。

笔记

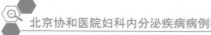 病例点评

  10 岁女童异常子宫出血，最常见的原因是排卵障碍。急性、大量子宫出血往往需要急诊处理。对于女童而言，过去首选大剂量雌激素内膜修复法，且需要住院观察调整药物剂量，近年来由于雌激素制剂有限而复方口服避孕药物在各年龄段的应用经验渐成熟，目前以采用短效口服避孕药止血为主。根据 2014 年我国异常子宫出血诊断与治疗指南，青春期及生育年龄患者在止血后宜选用天然或接近天然的孕激素进行调整周期治疗，而短效口服避孕药主要适合于有避孕要求或抑制高雄激素血症或症状的女性。中国家长通常对少女服用短效口服避孕药有一定顾虑，更多的担心药物的不良反应，而国外的经验表明，短效口服避孕药长期在青春期使用，并无明显的不良反应，重点是需要对有血栓倾向的患者慎重筛查和用药。

参考文献

1. Sørensen K，Aksglaede L，Petersen JH，et al.Recent changes in pubertal timing in healthy Danish boys: associations with body mass index.J Clin Endocrinol Metab，2010，95（1）：263-270.

2. Monteilh C，Kieszak S，Flanders W D，et al.Timing of maturation and predictors of Tanner stage transitions in boys enrolled in a contemporary British cohort.Paediatr Perinat Epidemiol，2011，25（1）：75.

3. Susman E J，Houts R M，Steinberg L，et al.Longitudinal development of secondary sexual characteristics in girls and boys between ages 91/2 and 151/2 years.Arch Pediatr Adolesc Med，2010，164（2）：166-173.

4. 严旭婷，宋阳，曲凡，等 . 青春期功血的诊治进展 . 实用妇科内分泌电子杂志，2016，3（4）：11-13.

笔记

5. Deligeoroglou E，Tsimaris P，Deliveliotou A，et al.Menstrual disorders during adolescence.Pediatr Endocrinol Rev，2006，3（S1）：150-159.

6. Faculty of Family Planning and Reproductive Health Care Clinical Effectiveness Unit. FFPRHC Guidance（October，2004）contraceptive choices for young people.J Fam Plann Reprod Health Care，2004，30（4）：237-250；quiz 251.

7. Gallo M F，Lopez L M，Grimes D A，et al.Combination contraceptives：effects on weight. Cochrane Database Syst Rev，2011，1（9）：CD003987.

8. Bitzer J.Oral contraceptives in adolescent women.Best Pract Res Clin Best Prout Res Clin Endocrind Metab Endocrinol Metab，2013，27（1）：77-89.

9. Archer D F.Menstrual-cycle-related symptoms: a review of the rationale for continuous use of oral contraceptives.Contraception，2006，74（5）：359-366.

（刘双环　滕莉荣　整理）

病例 16. 异常子宫出血（AUB-O，C）

病历摘要

　　患者女性，28 岁，已婚，G0P0。因不规则阴道流血 7 个月，拟行诊刮来院。患者既往月经不规律，13 岁初潮，5 天 /1 ~ 6 个月，量较少，痛经（-）。患者于 14 岁开始反复出现"功能性子宫出血"，平均 1 次 / 年，Hb 最低至 56g/L，曾行输血治疗。近 7 个月出现月经淋漓不尽，口服妈富隆治疗情况好转，停药后可再次出现持续阴道流血。门诊查血常规：Hb 76g/L，PLT 35×10^9/L；凝血常规：PT 13s，APTT 34.8s；尿常规：尿蛋白 $\geqslant$ 3g/L；肝功（－）；肾功电解质：Cr 457μmol/L，尿素 23mmol/L，K^+ 5.4mmol/L。妇科超声：子宫 5.7cm×4.9cm×4.6cm，内膜约 0.8cm，肌层回声均；左附件区无回声，3.3cm×2.9cm，壁薄，光滑，透声好，未见血流信号。患者患糖尿病 12 年，目前使用胰岛素＋欧糖宁治疗，近半年血糖控制可；糖尿病肾病 2 年，未系统治疗；血小板减少 12 年，曾行 2 次骨髓穿刺未示特殊异常。患者目前身高 1.64m，体重 92kg，BMI 34kg/m^2。入院后给予血小板 2 个单位输注后行诊刮术，手术过程较顺利，刮出少许内膜样组织送病理。术后出血亦不多，次日出院。术后病理：（宫腔刮出物）凝血、少许子宫内膜组织，腺体大部退缩，极少许退缩不全，间质高度蜕膜样变，符合用药后改变。

临床讨论

1. 异常子宫出血（AUB）的分类——PALM-COEIN

（1）子宫内膜息肉（polyp）所致 AUB（简称 AUB-P）。

（2）子宫腺肌病（adenomyosis）所致 AUB（简称 AUB-A）。

（3）子宫平滑肌瘤（leiomyoma）所致 AUB（简称 AUB-L）。

AUB-L 的肌瘤包括黏膜下（SM）和其他部位（O）。

（4）子宫内膜恶变和不典型增生（malignancy and hyperplasia）所致 AUB（简称 AUB-M）。

笔记

（5）全身凝血相关疾病（coagulopathy）所致 AUB（简称 AUB-C）。

（6）排卵障碍（ovulatory dysfunction）相关的 AUB（简称 AUB-O）。

（7）子宫内膜局部异常（endometrial）所致 AUB（简称 AUB-E）。

（8）医源性（iatrogenic）AUB（简称 AUB-I）。

（9）未分类（not yet classified）的 AUB（简称 AUB-N）。

AUB 强调做到病因诊断，然后针对病因做相关的治疗。在本病例中，AUB-O 和 C 是明确的，M 经诊刮病理排除。

2.AUB 病因诊断流程

（1）确定 AUB 的出血模式（图 16-1）。

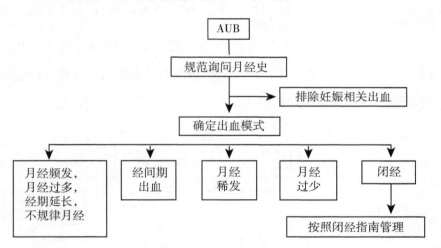

图 16-1　确定 AUB 的出血模式

（2）月经频发、月经过多、经期延长、不规律月经的诊断（图 16-2）。

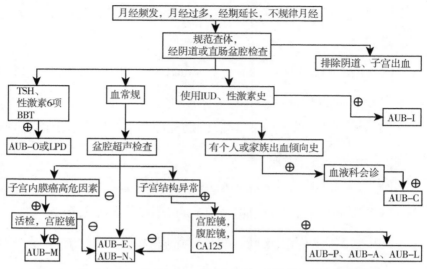

图 16-2　月经频发、月经过多、经期延长、不规律月经的诊断流程图

注：性激素 6 项包括 FSH、LH、催乳素（PRL）、雌二醇（E2）、睾酮（T）、孕酮（P）；子宫内膜癌高危因素包括年龄 ≥ 45 岁、持续无排卵、肥胖；TSH：促甲状腺素；BBT：基础体温测定；IUD：宫内节育器；AUB：异常子宫出血；AUB-O：排卵障碍相关的 AUB；LPD：黄体功能不足；AUB-I：医源性 AUB；AUB-C：全身凝血相关疾病所致AUB；AUB-M：子宫内膜恶变和不典型增生所致 AUB；AUB-E：子宫内膜局部异常所致AUB；AUB-N：未分类的 AUB；AUB-P：子宫内膜息肉所致 AUB；AUB-A：子宫腺肌病所致 AUB；AUB-L：子宫平滑肌瘤所致 AUB。

（3）月经过少：是 AUB 的一种出血模式，在临床上常见。其病因可由于卵巢雌激素分泌不足、无排卵或因手术创伤、炎症、粘连等因素导致子宫内膜对正常量的激素不反应（诊断流程，图 16-3）。

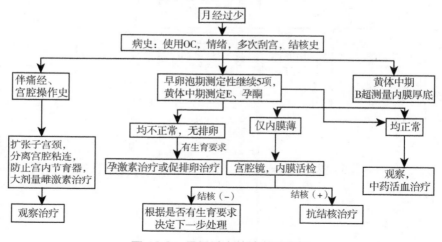

图 16-3　月经过少的诊断流程图

注：性激素 5 项包括 FSH，LH，催乳素（PRL），雌二醇（E2）；OC：口服避孕药。

（4）月经稀发的诊断（图 16-4）。

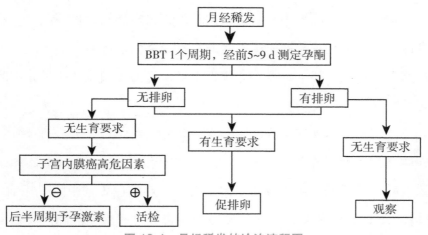

图 16-4　月经稀发的诊治流程图

注：BBT：基础体温测定。

（5）IMB：指有规律、在可预期的月经之间发生的出血，包括随机出现和每个周期固定时间出现的出血。按出血时间可分为卵泡期出血、围排卵期出血、黄体期出血（诊断流程，图 16-5）。

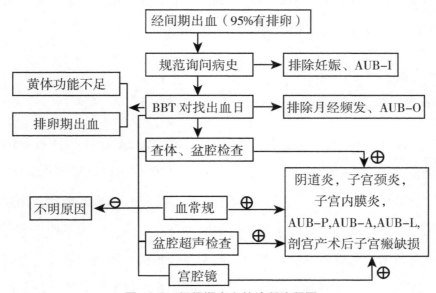

图 16-5　经间期出血的诊断流程图

注：BBT：基础体温测定；AUB-I：医源性 AUB；AUB-O：排卵障碍相关的 AUB；AUB-P：子宫内膜息肉所致 AUB；AUB-A：子宫腺肌病所致 AUB；AUB-L：子宫平滑肌瘤所致 AUB。

3. 糖尿病与排卵功能障碍

女性糖尿病患者不孕不育及内分泌相关疾病问题日益凸显。逐渐深入的研究显示，糖尿病引起的代谢异常会通过多种不同的分子机制来调控下丘脑–垂体–卵巢性腺轴，进而影响雌性卵巢卵泡的正常发育。

（1）糖尿病影响下丘脑–垂体–卵巢性腺轴导致卵泡发育障碍。在胰岛素不足的情况下，中枢神经系统会降低 GnRH 对垂体的刺激效应，同时糖尿病患者瘦素水平异常，影响性腺轴中的下丘脑–垂体 Gn 的正常分泌，进而导致卵泡发育异常卵巢功能障碍。糖尿病患者的高血糖引发 GnRH 分泌细胞凋亡增加，必然降低卵巢功能，造成排卵障碍。

（2）糖尿病直接影响卵巢细胞导致卵泡发育障碍。糖尿病患者的高血糖环境除了导致下丘脑–垂体–卵巢轴激素分泌紊乱，也可以直接作用于卵巢细胞进而影响卵巢发育。这其中包含着多种影响卵泡正常发育的分子信号通路和作用机制。

病例点评

AUB 的诊治关键在于明确原因，针对 PALM-COEIN 不同病因进行针对性治疗。该患者内科并发症多，造成 AUB 的原因以 O 为主，因合并有 C 的因素，可能加重无排卵性异常子宫出血的症状，而且给手术诊断和治疗也带来挑战。诊断性刮宫以除外内膜恶性病变为主要目的，病理所见可能与前期的激素药物治疗相关。后续治疗应以控制和治疗原发病、减轻体重、控制血糖、保护肾功能、改善血小板减少为长期不变的原则，并选择长效方法保护子宫内膜。患者年轻，不愿切除子宫，可考虑长期保护子宫内膜、减少出血量多的方法，如放置 LNG–IUS。

参考文献

1. Fraser I S, Critchley H O, Broder M, et al.The FIGO recommendations on terminologies and definitions for nomal and abnormal uterine bleeding.Semin Reprod Med，2011，29（5）：383–390.

2. 中华医学会妇产科学分会妇科内分泌学组 . 异常子宫出血诊断与治疗指南 . 中华妇产科杂志，2014，49（11）：74–79.

3. 包日强，王静，张春平 . 糖尿病对卵巢卵泡发育的影响 . 生殖与避孕，2016，36（11）：923–929.

（李文慧　史精华　整理）

病例 17. 青春期 AUB–M

病历摘要

患者，19 岁，未婚，否认性生活。初潮起即不规则阴道出血 6 年，多次阴道大量出血，继发重度贫血。13 岁（2010 年）月经初潮，从无规律月经，考虑青春期"功能性子宫出血"间断口服妈富隆或优思明。2014 年 10 月因阴道大量出血，血红蛋白最低 78g/L，以优思明 2 片 / 日止血，后改用补佳乐 + 地屈孕酮或克龄蒙人工周期治疗，用药期间出血量少，但未完全止血。2015 年 2 月口服克龄蒙期间阴道出血再次增多，血红蛋白最低 60g/L，予妥塞敏止血并输血，同时增加雌激素剂量至补佳乐 9mg/d，服药期间持续阴道出血，停药后撤退性出血更多，后续以妈富隆 3 片 / 日，每一周减量一次，仅能达到减少出血量的效果，阴道出血仍未停止。血液科会诊除外凝血系统异常。撤退性出血第 3 天性激素六项：FSH 1.84IU/L，LH 0.94IU/L，E2 59.49pg/ml，T 0.27ng/ml，P 0.23ng/ml，PRL 29.53ng/ml。2015 年 4 月 B 超：子宫 5.0cm × 5.6cm × 3.8cm，宫腔线分离，厚约 0.2cm，单层内膜厚度 0.2cm，宫腔内见中高强回声团，2.4cm × 1.7cm，其内未见明确血流信号，不除外积血块；宫腔内另可见液性暗区，1.8cm × 1.1cm。予黄体酮撤退一次，阴道出血仍多，后复查超声宫腔内混合回声持续存在，于 2015 年 5 月 18 日行宫腔镜 + 吸宫术；术中见宫腔深 8cm，可见少许暗红色、略污秽纤维束和内膜夹杂的组织，主要位于后壁和右侧宫腔表面；负压吸宫后检查宫腔形态大致正常，前壁局部可见轻微内凸，局部无出血（图 17-1）。病理报（宫腔）月经期子宫内膜。术后阴道出血曾停止一个月，2015 年 7 月再次阴道大量出血，超声提示内膜厚 1.4cm，回声不均，予起始量 3 ~ 4 片 / 日的妈富隆止血，后逐渐减量至停药，连续 3 个周期，服药期间仍有少量出血，停药后撤退性出血较多。2015 年 10 月停用西药，中药调理，2015 年 11 月，阴道出血量多，血红蛋白最低 27g/L，外院再次诊刮，病理提示分泌期子宫内膜伴息肉样增生。后期一直需要每日 2 ~ 3 片的短效口服避孕药可控制出血量少。2016 年 1 月 8 日停药撤退出血期间晕厥，达英 -35 4 片 / 日 + 戊酸雌二醇 4mg/d 勉强控制出血，2016 年 1 月 31 日第三次诊刮，病理未见特殊。维持达

英 –35 用药期间无法减量，出血时多时少，2016 年 2 月 22 日改用妇康片 8 片 / 日。复查超声：子宫 8.1cm×6.5cm×6cm，宫腔线分离，单层内膜厚 0.5cm，宫内可见强回声团，5.8cm×3.9cm×3.5cm，周边可见少许低无回声区，CDFI：其内未见明确血流信号。2016 年 2 月 29 日停用妇康片后再次出现失血性休克，予输血等治疗，再次启用达英 –35 3 片 / 日止血，用药期间出血再次增多。2016 年 3 月 11 日予亮丙瑞林 1 支皮下注射，联合对症止血、输血、丙酸睾酮（25mg/d）肌内注射治疗，出血仍时多时少，复查超声：子宫大小 6.7cm×5.4cm×5.4cm，单层内膜厚 0.4cm，宫内中等回声 5.6cm×4.8cm×3.6cm，其右侧中等回声与肌层交界处血流丰富，宫腔内另见无回声 1.7cm×0.8cm。2016 年 3 月 24 日行子宫动脉栓塞，术中见双侧子宫动脉略增粗，子宫区异常多血供染色，内膜种植不除外，伴轻微动静脉瘘表现（图 17–2）。栓塞术后出血停止，但 3 周后再次阴道大量出血。2016 年 4 月 29 日因 "保守治疗无效，多次 B 超提示宫腔占位" 行 Hys 检查 + 负压吸宫术 + 占位切除术。宫腔深度术前 11cm，术后 9cm；宫腔形状欠清晰，可见大量污秽、破碎的内膜组织和血块；400mmHg 负压吸宫 2 周，可见破碎、色泽污秽的实质块状组织，总计约 32g；刮宫后再次置入宫腔镜，可见宫腔右后壁内突的黏膜下肌瘤样结节，以电环切除，至宫壁凹陷，重约 18g；宫腔其他部位内膜丰厚。术后病理争议较大，初诊（宫腔刮出物）：较多退变坏死物及少量平滑肌组织，大量出血及坏死和少许破碎的子宫内膜组织，小灶（约 1.5mm）梭形细胞 P53 阳性及 Ki–67 指数升高，细胞轻度异型性，未见凝固性坏死，核分裂 20 个 / 3HPF，病变暂时考虑恶性潜能未定的平滑肌肿瘤；免疫组化结果：ER（15%，弱阳），PR（–）.ki–67（index30%），AEI/AE3（–），CD10（–），Desmin（–），HMB45（–），P16（+），P53（+），

SMA 部分（＋）。

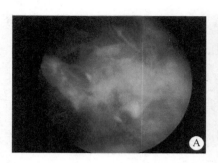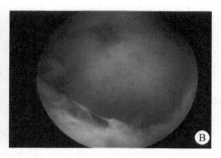

图 17-1　宫腔镜下所见

注：A：腔内可见少许暗红色、略污秽纤维束和内膜夹杂的组织；B：负压吸宫后检查宫腔形态大致正常，前壁局部可见轻微内凸，局部无出血。

会诊 1

肿瘤组织大片出血坏死，周围可见少量梭形细胞肿瘤成分，细胞轻 – 中度异性，其间可见裂隙状及乳头状结构，可见少量红细胞，结合本院补充免疫组化染色结果及临床表现，考虑为梭形细胞血管肿瘤，可能具有低度恶性生物学行为。（诊断说明：此类以梭形细胞为主血管肿瘤可发生在青少年，被命名为 Kaposi 样血管内皮细胞瘤，原发子宫血管未见报告，文献有个例报道子宫血管肿瘤，鉴于本例患者年轻，涉及是否保留子宫，肿瘤中出血坏死严重，建议进一步请软组织肿瘤病理专家会诊听取诊断意见，以决定后续治疗。）

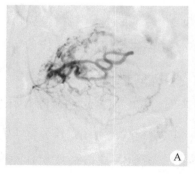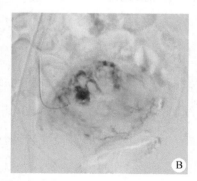

图 17-2　子宫动脉栓塞术中所见

注：双侧子宫动脉略增粗，子宫区异常多血供染色，内膜种植不除外，伴轻微动静脉瘘表现。

会诊 2

大量出血退变坏死组织中见少量宫内膜组织及增生的梭形细胞病变，结合免疫组化，不能除外平滑肌源性肿瘤（因送检组织少，现有切片不能明确诊断）。

会诊 3

（子宫）凝血、坏死的肿瘤组织，周边少许残留的肉瘤组织，符合间质肉瘤（组织少且退变，免疫组化表达不理想，不能明确分级），请结合临床及影像学。

此次术后进一步全面评估，2016 年 5 月 4 日子宫双附件超声检查（经腹）：子宫 5.1cm×5.2cm×4.0cm，肌层回声均，内膜正常结构消失，宫腔内呈不均质中低回声，范围约 4.0cm×3.2cm×2.5cm，内部回声不均，与肌层分界不清，内见条状血流信号自前壁进入其中。提示宫腔内不均质中低回声，不除外占位性病变。2016 年 5 月 15 日盆腔常规 + 增强 MRI：子宫呈前倾后屈位，后壁部分肌层变薄，前壁及宫底肌层内见多发团块状混杂信号影，以稍短 T1 长 T2 信号为主，DWI 信号增高，增强扫描可见不均匀强化，病变中心可见无明显强化区，右侧宫底病变累及深肌层，内膜长 T2 信号显示欠佳，宫腔增宽，内见混杂信号影，以稍短 T1 短 T2 信号为主，增强扫描未见明显强化（图 17-3）。宫颈及阴道结构未见异常信号。双侧附件区未见明显异常信号。双侧股动脉周围及双侧腹股沟区可见多发淋巴结影，增强后可见明显均匀强化。影像：子宫前壁及宫底肌层多发异常信号，考虑恶变可能，请结合临床；子宫后壁部分肌层变薄；宫腔增宽伴异常信号，积血可能，请结合临床；双侧腹股沟区多发淋巴结。2016 年 5 月 30 日 PET/CT 躯干显像：①子宫显示欠清，子宫后壁局部代谢增高，术后改变可能，请结合临床；宫腔内低密度影，未见代谢增高，宫腔积液或积血可能；余未见明显异常代谢增高灶。②双肺多发小结节，代谢未见增高，不除外其中有恶性病变可能，建议密切随访。③肝右叶钙化灶可能。颈、胸、腹部和盆部其余部位未见明确代谢异常增高病灶。2016 年 5 月 31 日血 CA125 14.8U/ml，AFP 2.8ng/ml，CA19-9 < 0.600U/ml，CEA 3.49ng/ml。

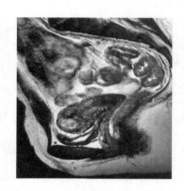

图 17-3　MRI 影像（矢状面）

注：子宫呈前倾后屈位，后壁部分肌层变薄，前壁及宫底肌层内见多发团块状混杂信号影。

2016 年 6 月 3 日患者家长要求行全子宫切除术，同时切除双侧输卵管，术中探查见子宫肌层病灶深达右宫角浆膜（图 17-4），病理：高级别子宫内膜间质肉瘤（广泛出血、变性和坏死，未见正常内膜及其下肌层），肿瘤浸润局部血管和肌壁深达浆膜下肌层（< 1mm）；双卵巢表面浆液性囊腺纤维瘤（< 1cm）。CD10（+），Cyclin D1（+），Ki-67（index 40%），ER（部分弱阳），PR（+）。术后转入妇科肿瘤组予 PE 化疗。

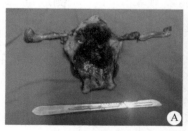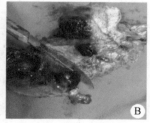

图 17-4　切除的子宫及其宫腔内病灶

注：A：子宫大体外观及宫腔内病灶；B：子宫肌层病灶深达右宫角浆膜。

笔记

临床讨论

1. 青春期"功血"与 PAILM-COEIN 分类

2011 年国际妇产科联盟（FIGO）提出的育龄期非妊娠女性异常子宫出血（AUB）的 PALM-COEIN 分类系统，也被美国妇产科学会（ACOG）所采用，用以表述 AUB 的病因分类，其中排卵功能障碍性（AUB-O）和子宫内膜局部异常（AUB-E）建议取代以往的"功能失调性子宫出血"这一术语。

AUB-O 除了见于育龄期女性外，更多见于青春期和围绝经期，病因包括高雄激素血症（如多囊卵巢综合征、先天性肾上腺皮质增生或分泌雄激素的肿瘤），下丘脑功能障碍（如继发于神经性厌食），高泌乳素血症，甲状腺疾病，原发性垂体疾病，卵巢早衰，医源性病变（如继发于放疗或化疗）及药物性原因等。共同的病理生理特点为无排卵，进而无黄体和孕激素产生，子宫内膜在无孕激素拮抗的雌激素作用下持续增生，临床表现为不规则或非预期的阴道出血，出血量亦不恒定，可为点滴出血淋漓不尽，也可大量出血，短期内导致贫血甚至休克。

青春期易发 AUB-O 是由于下丘脑 - 垂体 - 卵巢轴尚未成熟，缺乏必要的激素反馈，从而未能建立稳定的排卵月经周期。一般到初潮后 3 年，无论初潮年龄大小，60% ~ 80% 的少女可以建立 21 ~ 34 天 的月经周期，其间控制理想体重是非常重要的辅助措施。长期无法建立正常周期的少女，发展为多囊卵巢综合征的可能性增加。20 岁前发生内膜增生癌变的可能性极低，约 0.2/100 000，通常具有异常出血时间超过 2 ~ 3 年，且肥胖的特点。如果在全面评估，鉴别诊断基础上，内分泌药物治疗反应不好，仍需要行内膜活检评估。

2. 子宫内膜间质肉瘤与异常子宫出血

根据《2016NCCN 子宫肿瘤临床实践指南》，子宫内膜间质肉瘤（endometrial stromal sarcoma，ESS）被重新分为低级别子宫内膜间质肉瘤、高级别子宫内膜间质肉瘤（根据细胞核分裂数及核异型性）、未分化子宫肉瘤（UUS）和子宫平滑肌肉瘤（uLMS），其他罕见的子宫间叶来源肉瘤亚型包括腺肉瘤、血管周上皮样细胞肿瘤和横纹肌肉瘤。ESS 可来源于原位子宫内膜及相邻肌瘤或腺肌瘤，也可由分布于子宫外的异位子宫内膜间质细胞发生恶变而形成，大多数 ESS 发生在宫腔内，极少数可发生在肌壁内或宫腔外，对激素敏感，具有局部浸润、脉管内瘤栓和易复发的特点。瘤体质软，一般为淡黄色，发生出血、坏死后常变为灰红色。病变与肌层分界尚清，肿瘤内血管丰富。

子宫肉瘤总体而言多见于围绝经期，而较少见于年轻女性，临床表现为宫体增大或异常出血，缺乏特异性。超声图像亦缺乏特异性，增加了术前准确诊断的难度。MRI 通常表现为较大实性、囊实性或囊性肿块，最大径多超过5cm，有时可见壁结节或肌层内小结节形成，肿块边缘多模糊，部分不规则，联合带和子宫肌层受宫腔内肿块压迫变薄，有时可中断。肿块信号多不均匀呈混杂性，常表现为 T1WI 等信号，T2WI 高信号，DWI 呈明显高信号，肿块可伴有出血、坏死。增强扫描肿块肌层，伴有出血或坏死时强化不均匀。CD10 可能是 ESS 最特异性抗体。ESS 的预后与年龄、肿瘤的级别、有丝分裂的数量、瘤体的大小、宫外的侵犯程度、激素受体的表达有关。高级别 ESS 的预后明显比低级别 ESS 差。

3. 治疗年轻女性子宫内膜间质肉瘤的热点问题

总体而言，ESS 的治疗以手术为主，辅以化疗、放疗和生物治疗（如激素、芳香化酶抑制剂等）。鉴于子宫内膜间质肉瘤是激素

依赖性肿瘤,保留卵巢者复发率很高(可达100%),不论年龄大小,均推荐全子宫加双附件切除。个体化处理原则的热点包括:

(1)绝经前女性的卵巢保留问题。《2016NCCN子宫肿瘤临床实践指南》推荐年轻、早期的子宫平滑肌肉瘤患者可以考虑保留卵巢,其卵巢转移率为3.9%,隐匿性卵巢转移并不多见,切除卵巢与否对生存率无明显影响,而子宫内膜间质肉瘤不建议保留卵巢。

(2)有生育要求患者的处理。对于年轻有强烈生育要求的妇女报道较少。有学者认为<35岁的年轻女性,肿块<2~3cm时,可选择靶向激素治疗。也有认为,在充分知情的情况下可行包块剔除术,待妊娠分娩后手术治疗。Delaney等报道一例16岁女孩,因子宫的17cm肿块,行子宫局部切除加子宫重建术,病理显示为低度恶性子宫内膜间质肉瘤,术后每日大剂量醋酸甲地孕酮治疗,无病8年后实现自然妊娠,行剖宫产产下一活婴,术后没有证据表明疾病复发。无锡妇女儿童医院报道一例以子宫肌瘤为表现的低级别ESS,子宫病灶剔除术后化疗6疗程,后自然妊娠并足月分娩,产后34个月,子宫肿瘤复发伴盆腹腔种植和淋巴结转移,行全子宫切除和淋巴结清扫后接续辅助化疗。由此可见,保留生育是可行的,但术后患者妊娠概率及复发需进一步研究。

(3)淋巴结的处理。对于子宫内膜间质肉瘤多不推荐常规行淋巴结切除术,低级别ESS预后好,淋巴结转移率不高。高级别和未分化ESS预后较差,切除淋巴结也不能延长生存期。

(4)辅助治疗的选择。低级别(ESS)Ⅰ期可选择观察或激素治疗(激素治疗的证据等级为2B级);Ⅱ、Ⅲ和Ⅳa期行激素治疗±肿瘤靶向放疗(放疗的证据等级为2B级);Ⅳb期行激素治疗±姑息性放疗。高级别ESS和未分化子宫肉瘤或子宫平滑肌肉瘤,Ⅰ期可选择观察或考虑化疗(化疗为2B级证据);Ⅱ和

Ⅲ 期可考虑化疗和（或）考虑肿瘤靶向放疗；Ⅳ a 期行化疗和（或）放疗；Ⅳ b 期行化疗 ± 姑息性放疗。针对全身化疗和激素治疗，2016NCCN 指南强烈推荐子宫肉瘤患者入组参与临床试验。化疗药物可单用或联合，推荐联合化疗方案包括吉西他滨 / 多烯紫杉醇（子宫平滑肌肉瘤首选），多柔比星 / 异环磷酰胺，多柔比星 / 达卡巴嗪，吉西他滨 / 达卡巴嗪，吉西他滨 / 长春瑞滨。激素治疗仅适用于低级别子宫内膜间质肉瘤或激素受体（ER/PR）阳性的子宫平滑肌肉瘤，包括醋酸甲羟孕酮 [对于激素受体（ER/PR）阳性的子宫平滑肌肉瘤，证据等级为 2B 级]，醋酸甲地孕酮 [对于激素受体（ER/PR）阳性的子宫平滑肌肉瘤，证据等级为 2B 级]，芳香化酶抑制剂，GnRH 类似物 [对于低级别子宫内膜间质肉瘤及激素受体（ER/PR）阳性的子宫平滑肌肉瘤，证据等级为 2B 级]。

🏥 病例点评

本例患者自初潮起，异常子宫出血的病史长达 6 年，几乎一直在使用激素治疗，药物用量逐渐加大，但效果始终不满意，凝血指标的轻微异常考虑为反复出血的继发改变，而且经血液科多次会诊，排除了凝血异常疾病的可能。自 2015 年 4 月起发现宫腔内占位，也试图做过宫腔镜检查和内膜活检，但均未取到恶性病变的病理证据。后期 GnRH-a 和子宫动脉栓塞治疗仍不能有效止血，宫腔占位持续存在，行第二次宫腔镜检查，切除大量的组织，因组织自身坏死的问题，病理诊断仍难以确定。最终结合核磁影像学特点，诊断为"子宫内膜间质肉瘤"，全子宫切除病理予以确认。

本例以异常子宫出血和宫腔占位为主症，超声起初多次提示宫腔内的中等回声不除外凝血块，后检看 2016 年 3 月栓塞前超声图像，已具备多个 ESS 的特点。而 MRI 对诊断的帮助至关重要，体现了它用于子宫病变乃至恶性病变的鉴别诊断价值。而更重要的是，无论发病年龄是否典型，对于所谓"功能性"的异常子宫出血患者，在内分泌药物治疗效果不满意的情况下，一定要保有除外器质性病变，尤其是恶性病变的警惕性，及时完善必要的辅助检查和组织病理取材，有助于患者最佳治疗方案的选择。

本例为高级别子宫内膜间质肉瘤 I b 期（肿瘤局限于子宫，最大直径 >5cm），全子宫切除术中探查淋巴结无增大，术后顺铂联合表柔比星化疗 2 个疗程，尚随诊中。未行卵巢切除是因为术前并无高级别 ESS 的证据，而患者只有 19 岁，所以选择保留卵巢的内分泌功能。

参考文献

1. 中华医学会妇产科学分会妇科内分泌学组. 异常子宫出血诊断与治疗指南. 中华妇产科杂志，2014，49（11）：74-79.

2. Committee on Practice Bulletins—Gynecology.Practice bulletin no.136：management of abnormal uterine bleeding associated with ovulatory dysfunction.Obstet Gynecol，2013，122（1）：176-185.

3. 林仲秋，谢玲玲，林荣春.《2016 NCCN 子宫肿瘤临床实践指南》解读. 中国实用妇科与产科杂志，2016，32（2）：117-122.

4. 刘静静，王劲，何炳均，等. 子宫内膜间质肉瘤的 MRI 表现（附 2 例报告及文献回顾）. 罕少疾病杂志，2010，17（2）：31-35.

5. 张国楠，王登凤. 子宫肉瘤的诊治现状与问题思考. 妇产与遗传（电子版），2015，5（1）：11-14.

6. Delaney A A，Gubbels A L，Remmenga S，et al.Successful pregnancy after fertility-sparing local resection and uterine reconstruction for low-grade endometrial stromal sarcoma.Obstet Gynecol，2012，120（2 Pt 2）：486-489.

（邓　姗　田秦杰　整理）

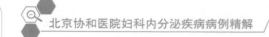
病例 18. EIN 经 GnRH-a 治疗效果欠佳

病历摘要

患者女性，29 岁，G0P0，平素月经不规律，4 ~ 10 天 /20 ~ 70 天，量中，痛经（－），2015 年 7 月因月经不规律诊断 PCOS，间断应用"达英 –35"及"优思明"。2017 年 1 月 8 日月经后超声子宫内膜 12 ~ 14mm，行诊刮术，病理回报：子宫内膜重度不典型增生，局灶癌变（高分化子宫内膜样癌）。因重度脂肪肝，转氨酶高（ALT 112.9U/L；AST 64.5 U/L）及体重指数 27.8kg/m^2，予"达菲林"肌内注射，2017 年 1 月 25 日曾放置"曼月乐"一次，2017 年 2 月 8 日环脱落，后注射"达菲林"6 针，末次注射 2017 年 6 月 13 日。2017 年 7 月 3 日宫腔镜检查＋诊刮术，术中见子宫前位，探宫腔深 7cm，检查镜下可见子宫侧壁略内聚，双侧输卵管开口可见。行诊刮术，刮出内膜组织少量。术后病理：子宫内膜中－重度不典型增生。此间内科排查肝功能不全原因，除脂肪肝外未发现特异原因，目前 ALT 61U/L，余正常。

临床讨论

1. 子宫内膜上皮内瘤变（EIN）及早期癌变保留生育功能治疗的适应证和禁忌证

子宫内膜不典型增生属于癌前病变，标准治疗是全子宫切除术，但对于有生育要求和极少数存在手术禁忌的患者可选用药物治疗。经典的药物治疗方案是口服高效孕激素，近年来以英国为代表的相关指南也把左炔诺孕酮宫内缓释系统（LNG-IUS）推荐为一线方案。保守治疗存在病变复发或进展的风险，一旦完成或放弃生育应行子宫切除。

　　子宫内膜不典型增生希望保留生育功能的适应证：无药物治疗禁忌，排除浸润性子宫内膜癌或共存的卵巢癌，告知潜在恶性肿瘤和后续发展为子宫内膜癌的风险。早期子宫内膜癌保留生育功能的指征和方法：只适用于子宫内膜样腺癌、子宫内膜浆液性癌、透明细胞癌、癌肉瘤和子宫肉瘤不适合保留生育功能。

　　（1）符合下列所有条件者可保留生育功能：

　　①分段诊刮标本经病理专家核实，病理类型为子宫内膜样腺癌，G1级。

　　②磁共振检查（首选）或经阴道超声检查发现病灶局限于子宫内膜。

　　③影像学检查未发现可疑的转移病灶。

　　④无药物治疗或妊娠的禁忌证。

　　⑤经充分咨询了解保留生育功能并非子宫内膜癌的标准治疗方式。患者在治疗前需咨询生育专家。

　　⑥对合适的患者进行遗传咨询或基因检测。

　　⑦可选择甲地孕酮、醋酸甲羟孕酮和左炔诺孕酮宫内缓释系统。

　　⑧治疗期间每3～6个月分段诊刮或取子宫内膜活检，若子宫内膜癌持续存在6～9个月，则行全子宫＋双附件切除＋手术分期；若6个月后病变完全缓解，鼓励患者受孕，孕前持续每3～6个月进行内膜取样检查，若患者暂无生育计划，予孕激素维持治疗及定

期监测。

⑨完成生育后或内膜取样发现疾病进展，即行全子宫＋双附件切除＋手术分期。

（2）禁忌证主要为孕激素治疗的禁忌情况：

①对药物制剂成分过敏者。

②不明原因的阴道流血。

③严重肝功能障碍者，如肝脏肿瘤（现病史或既往史）、Dubin Johson 综合征、Rotor 综合征、黄疸患者。

④妊娠期或应用性激素时发生或加重疾病（或症状）者，如严重瘙痒症、阻塞性黄疸、妊娠期疱疹、卟啉病和耳硬化症患者。

⑤孕激素相关的脑膜瘤患者。

⑥血栓性疾病病史者。

2.GnRH-a 用于 EIN 治疗的临床证据

关于 GnRH-a 用于 EIN 治疗的临床证据结论不一。

GnRH-a 可竞争垂体上的 GnRH 受体，导致 GnRH 无法发挥刺激作用，形成低性腺功能状态，雌激素减低似乎对子宫内膜细胞有直接的抗增殖作用，使子宫内膜萎缩和闭经。当患者不能接受其他药物治疗或手术治疗时可考虑采用 GnRH-a。该药每月注射一次，避免了孕激素需要每天口服的缺点，可以提高患者的依从性，且肝肾功能损伤概率小，但是价格相对较高。主要不良反应为雌孕激素水平降低出现的更年期症状。

有研究认为，短期应用 GnRH-a 治疗子宫内膜不典型增生 6 个月的临床缓解率优于孕激素，但 1 年内的临床缓解率低于孕激素治疗组，并且 1 年内的复发率也较孕激素治疗组高。对于 GnRH-a 治疗 6 个月的效果而言，对轻、中度不典型增生的治疗效果与孕激素相当，但对重度不典型增生的治疗效果不如口服孕激素。一项子宫内膜增生伴或不伴不典型性用 GnRH-a 治疗 6 个月的研究，25% 的患者在治疗结束后的 16 个月内出现过增生复发。因此，需要进一步的研究来确定 GnRH 类似物的有效性，然后才能推荐用于非典型性增生患者的临床应用。

一项针对子宫内膜不典型增生或早期子宫内膜癌希望保留生育能力，采用 GnRH-a 联合放置曼月乐环方法的研究，涉及 13 例子宫内膜不典型增生的患者，给予 6 个疗程促性腺激素释放激素激动剂（GnRH-a）– 醋酸亮丙瑞林治疗。第 3 次醋酸亮丙瑞林后，置入曼月乐，至少 6 个月。对于 11 例 IA 期子宫内膜腺癌的患者，予以 9 次 GnRH-a 肌注。第三次注入 GnRH-a 之后，也置入曼月乐至少 12 个月。试验中对所有患有代谢综合征的患者，同时予 1500mg/d 的二甲双胍治疗。3 次 GnRH-a 及激素治疗结束时，重复行宫腔镜子宫内膜活检，所有病例均发现子宫内膜萎缩。激素治疗后观察 2 ~ 6 年 [不典型增生组平均观察（48.37±4.08）个月，癌组平均观察（44.39±6.47）个月]，所有患者在观察期内均处于无病状态。3 名子宫内膜癌患者自然受孕（27.3%），其中 2 例足月分娩，1 例正在孕期。从这组小样本的病例观察中，似乎 GnRH-a 联合曼月乐具有很好的效果。

病例点评

子宫内膜不典型增生是临床常见的癌前病变。2014 年 WHO 将子宫内膜增生按组织学特点和致癌潜能分为子宫内膜增生不伴非典型性（aptypical hyperplasia，AH）和非典型增生或子宫内膜样上皮内瘤变（endometrial intraepithelial neoplasia，EIN）。由于 EIN 可能伴有潜在的、未发现的恶性病变，以及持续存在的 EIN 发展为子宫内膜癌的风险累积增加，因此，全子宫切除手术是 EIN 的首选治疗。但是，年轻且有生育要求的 EIN 及早期子宫内膜样腺癌的患者需要保守治疗。高效孕激素逆转内膜的概率为 87%，日后的妊娠结局与患者病变程度及既往有无不孕病史均有关系，即便是借助辅助生殖技术，发生妊娠期并发症或助孕期间内膜病变复发进展的也屡见不鲜，不可过于乐观。保守治疗前应充分告知患者 EIN 病变有潜在恶性可能及治疗过程中进展为子宫内膜癌，以及早期子宫内膜癌可能进展的风险，并且强调治疗前的充分评估和治疗过程中的定期监测。EIN 保守治疗的一线方案是孕激素，至于 GnRH-a 和芳香化酶抑制剂等都属于新兴方法，有待于积累更多证据。

本例患者 PCOS，稀发排卵导致子宫内膜长期受雌激素作用没有孕激素拮抗，虽经口服避孕药治疗，但疾病仍然进展为 EIN，局灶癌变。患者年轻，有生育要求，具有 EIN 和早期子宫内膜癌保守治疗的指征和条件，没有保守治疗禁忌证，但由于患者肝功能明显不正常，存在口服孕激素的禁忌证，因此首选 LNG-IUS 和 GnRH-a。遗憾的是，LNG-IUS 放置后很快脱落，而延长使用 GnRH-a 治疗的效果似乎欠佳，拟再放一次曼月乐环，必要时也需口服高效孕激素，未来的病变发展情况仍需长期密切随访监测。

参考文献

1. 郁琦，罗颂平．异常子宫出血的诊治．北京：人民卫生出版社，2017.

2. 林仲秋，谢玲玲，林荣春．《2016 NCCN 子宫肿瘤临床实践指南》解读．中国实用妇科与产科杂志，2016，32（2）：117-122.

3. 孙爱军．实用生殖内分泌疾病诊治精要．北京：中国医药科技出版社，2013.

4. 宋宁，程迪，马晓欣，等．GnRH-a 对子宫内膜非典型增生的治疗价值．现代肿瘤医学，2015，23（5）：687.

5. Chandra V，Kim J J，Benbrook D M，et al.Therapeutic options for management of

endometrial hyperplasia.J Gynecol Oncol，2016，27（1）：e8.

6. Pashov A I，Tskhay V B，Ionouchene S V.The combined GnRH-agonist and intrauterine levonorgestrel-releasing system treatment of complicated atypical hyperplasia and endometrial cancer：a pilot study.Gynecol Endocrinol，2012，28（7）：559-561.

（任 冉 邓 姗 整理）

病例 19. 子宫内膜不典型增生切除子宫

病历摘要

　　患者女性，46 岁，G5P0，多年不孕后领养一女孩。既往月经规律，初潮 16 岁，行经天数 6 天，月经周期 30 天，2013 年出现月经稀发，周期延长至 45 天至 3 个月，经期及经量无明显改变。2014 年 2 月因"功能性子宫出血"1 次，在外院行诊刮，病理提示分泌期子宫内膜，局灶复杂性增生。2014 年 4 月至 2016 年 3 月间，规律采用后半周期黄体酮撤退方案（地屈孕酮 20mg/d×15d）调经，停药后又出现月经稀发。2016 年 10 月 B 超提示子宫内膜厚 1.2cm，内回声不均，可见多个细小无回声。 2016 年 11 月和 2017 年 2 月两次因"宫腔占位"在本院行宫腔镜检查＋诊刮。术中见宫腔形态可，子宫内膜弥漫增厚（图 19-1），局部可见异常血管（图 19-2）。诊刮病理示子宫内膜复合增生伴中 – 重度不典型增生 /EIN。鉴于患者无生育要求，决定行腹腔镜辅助的阴道子宫切除术（LAVH）。术中见子宫增大如孕 8 周，球形，双侧输卵管及卵巢未见明显异常，行全子宫切除。切开子宫见右侧宫角稍粗糙，余内膜未见明显异常，子宫肌层增厚（图 19-3）。术后病理回报：（全宫双输卵管）增殖期子宫内膜，局灶伴中度不典型增生；慢性宫颈炎及宫颈内膜炎；左输卵管可见小灶浆液性腺纤维瘤，右输卵管组织未见特殊；（腹腔冲洗液）未见瘤细胞。术后建议定期门诊随诊。

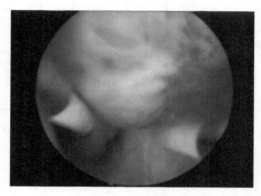

图 19-1　宫腔镜下见内膜增厚

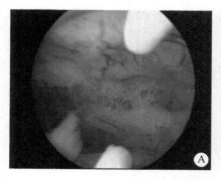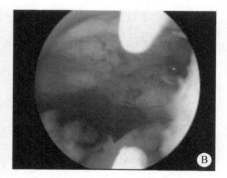

图 19-2　宫腔镜下见子宫内膜的异常血管

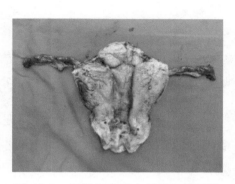

图 19-3　剖视子宫见右侧宫角稍粗糙

临床讨论

1. 子宫内膜不典型增生的危险因素

子宫内膜增生症（endometrial hyperplasia，EH）几乎都是由无孕激素拮抗的单一雌激素长期作用所致，属于癌前病变，可能进展为或共存子宫内膜癌。2014 年 WHO 将子宫内膜增生性病变分为子宫内膜增生不伴非典型性、子宫内膜非典型增生或子宫内膜上皮内瘤变（AH/EIN）。AH/EIN 的癌变率约为 27.5%，而重度 AH 的癌变率在 20% ~ 50%。若不加以干预，很有可能发展为子宫内膜癌（Endometrial carcinoma，EC）。

EH 的危险因素与子宫内膜癌的危险因素相同。

（1）过量雌激素暴露：外源性雌激素暴露，包括绝经后雌激素治疗和他莫昔芬治疗。内源性雌激素暴露可能由肥胖、不排卵月经周期或分泌雌激素的肿瘤引起，月经初潮早或绝经晚这两个因素可引起雌激素刺激延长，而在育龄期间最常见于多囊卵巢综合征等排卵障碍的女性。

（2）年龄：绝经后子宫内膜不典型增生患者癌变率明显高于绝

经前。

（3）家族史：约 5% 的子宫内膜癌有家族遗传性，而 Lynch 综合征（遗传性非息肉病性结直肠癌）女性发生 EH 的风险显著增加。

（4）饮食因素：没有具体的食品或饮料能增加风险。研究已发现高血糖负荷饮食与子宫内膜癌的发生相关，但此相关性极大程度上取决于肥胖。

（5）另外一些相关因素包括未经产和不孕，糖尿病和高血压，乳腺癌等。

2. 子宫内膜不典型增生的宫腔镜下表现

从病灶形态、血管特征及组织性状等 3 个方面综合评估，阳性病灶的镜下诊断标准包括以下 3 个基本特征：①内膜增厚突起高于周边内膜，或形成明显肿物；②异型血管相；③组织质地糟脆、坏死脱落致表面毛糙不规则。其中异型血管相是镜下诊断阳性病灶的必备条件。异型血管相在镜下可表现为下列一个或多个特点：①血管分布不均，走行紊乱，或呈裸露状；②血管直径粗细不均，伴有狭窄、中断、扩张或怒张等；③特殊形状的血管团，如海葵状、蛙卵状、静脉瘤样等。

3. 子宫内膜不典型增生的治疗原则

AH 存在潜在恶性及进展为癌的可能，因此标准治疗是手术切除子宫，但内分泌药物治疗效果好，对于年轻患者仍可保留生育功能。在进行药物治疗之前，应充分告知风险，并进行全面评估，以除外子宫内膜浸润癌和可能合并存在的卵巢癌，结合评估制定管理和随访方案。药物治疗原则为规范用药、长期检查、定期检测、及时助孕。RCOG/BSGE2016 指南中 AH/EIN 的治疗首选 LNG-IUS，其次是口服孕激素，根据增生轻、中、重度不同选择用药剂量，且指出一旦放弃生育应切除子宫。与开腹手术相比，腹腔镜手术住院时间短、术后疼痛轻、康复快，因此推荐应用。术中内膜冰冻病理和常规淋巴结切除不能获得明确受益。绝经后女性应在切除子宫的同时切除双侧输卵管和卵巢。绝经前女性是否切除卵巢可进行个体化选择，然而为了降低未来发生卵巢恶性肿瘤的风险，应对双侧输卵管进行预防性的切除。同时，不推荐应用子宫内膜消融术。

常规的监测随访内容主要是进行子宫内膜活检，时间计划可以依据具体情况进行个体化的制定。每隔 3 个月随访一次，直至获得连续 2 次阴性组织学结果。对于无症状的、组织学证实缓解的病例，如果已经获得连续 2 次阴性结果，可以将随访间隔延长至 6 ~ 12 个月，直到可以手术切除子宫为止。

病例点评

子宫内膜不典型增生常常伴有异常子宫出血，在不孕、围绝经期、长期单一雌激素治疗等高危妇女中更为常见。本例患者具有明确的高危因素，反复出现子宫内膜增厚，通过宫腔镜检查可见典型的子宫内膜弥漫增厚，异生血管，质地糟脆，诊断性刮宫病理亦证实子宫内膜中重度不典型增生。对于无生育要求的患者，都应首选全子宫切除，只有不能耐受手术者，可选择孕激素维持治疗或宫腔内置入含左炔诺孕酮的宫内节育器等，但仍要密切随访。20% ~ 30% 的子宫内膜不典型增生可能合并内膜癌的存在，术前应充分评估是否有可疑的肌层受累，并告知患者前后病理可能不一致及再次手术和辅助治疗的可能。本例进行了腹腔镜子宫 + 双侧输卵管的切除，同时合并子宫腺肌症，子宫体积稍大，经阴道取出标本时，一定要注意无瘤原则，保护标本的完整性，避免劈开子宫。如术前评估难以经阴道取出标本者，应考虑开腹手术。

参考文献

张颖，段华，孔亮，等．窄带成像宫腔镜在诊断子宫内膜癌及内膜非典型增生中的价值．中国微创外科杂志，2012，12（6）：481-484．

（张　翔　王　涛　整理）

病例 20. 异常子宫出血合并系统性红斑狼疮

病历摘要

患者女性，40 岁，G2P0，因"月经不规律伴子宫内膜增厚 6 年"入院。既往月经规律，6 ~ 7 天 /29 ~ 30 天，量中，痛经（-）。2011 年起出现经量增多，约为既往经量 3 倍，经期延长为 10 ~ 20 天，月经周期长短不一，就诊于当地医院行诊刮术，病理：简单型子宫内膜增生过长，术后未规律用药，月经恢复正常。2014 年 8 月再次出现经期延长，淋漓不尽，持续近 4 个月，当时盆腔 MRI 提示子宫内膜增厚 1.5cm，自行口服中药治疗（具体不详），治疗效果不佳。

2016 年 4 月 6 日曾于山西医科大学第二医院行宫腔镜检查＋诊刮术，术中见子宫内膜弥漫性增厚，呈息肉样突起，表面可见异性血管及纤体开口，诊刮病理经本院会诊为子宫内膜复杂性增生伴不典型增生，因内科并发症问题未予系统用药。诊刮术后一直有阴道不规则出血，淋漓不尽，偶有血块，口服云南白药止血治疗，病程中伴贫血（血红蛋白最低 72g/L），否认输血治疗史。2017 年 4 月 21 日子宫双附件超声：子宫 7.4cm×6.5cm×5.2cm，内膜厚约 1.8cm，边缘清晰。彩色多普勒：内见较丰富血流。左卵巢囊肿，生理性？肿瘤标记物：CA125 56.7U/ml，余均正常。激素六项（月经周期第 23 天）：FSH 7.54IU/L，E2 36.97pg/ml，P 0.15ng/ml，T＜0.1ng/ml，LH 1.66IU/L，PRL 20.54ng/ml。此患者同时患有系统性红斑狼疮十余年，1999 年因"孕 28 周胎死宫内"早产后持续头痛于当地医院诊断为脑静脉窦血栓及双下肢静脉血栓，给予溶栓治疗后好转，现活动后仍有双下肢水肿。2000 年发现血小板减少（具体不详），2004 年于本院诊断为系统性红斑狼疮 - 抗磷脂抗体综合征，予口服泼尼松 22.5mg/d，羟氯喹 0.2 克每日两次，环磷酰胺 100mg 隔日一次。2016 年 4 月发生第 2 次脑梗死（表现为左侧面部及肢体麻木无力），血管造影：右侧颈内动脉完全闭塞，左侧颈内动脉起始处斑块形成，后遗症为行动缓慢，左侧肢体肌力欠佳，现加用口服阿司匹林 100mg/d，利伐沙班 20mg/d，辛伐他汀 20mg/d 治疗。神经科查体：右上下肢肌力 5 级，左上下肢肌力 4 级，左手略呈休息位，不能伸展，左侧巴宾斯基征（＋），左下肢呈痉挛步态。鉴于患者上述病情，已放弃生育，择期拟行子宫切除手术，此次入院为行术前的内膜评估。

临床讨论

1. 本例异常子宫出血的分类及诊断依据：$P_0A_0L_0M_1C_0O_1E_0I_0N_0$

既往中国将异常子宫出血（abnormal uterine bleeding，AUB）病因分为器质性疾病、功能失调和医源性病因三大类。FIGO 将常见的 AUB 病因分为两大类 9 个亚型，按英语首字母缩写为 PALM-COEIN（见表 20-1）。PALM 部分为通过 B 超、MRI 等影像学检查，甚至诊刮组织病理学诊断能明确存在的结构性改变；而 COEIN 部分则是通过这些方法不能确认的子宫结构性改变及非子宫的全身其他原因导致的 AUB。但该系统并未包括所有的 AUB 原因，如甲状腺功能减低、肝病、红斑狼疮、肾透析等全身性疾病。

表 20-1　FIGO 的 AUB 病因新分类系统：PALM-COEIN 系统

PALM	COEIN
息肉（polyp）	全身凝血相关疾病（coagulopathy）
子宫腺肌病（adenomyosis）	排卵障碍（ovulatory dysfunction）
子宫肌瘤（uterine leiomyoma）	子宫内膜局部异常（endometrial）
黏膜下（SM）	医源性（iatrogenic）
其他部位（O）	未分类（not yet classified）
恶变和不典型增生（malignancy and hyperplasia）	

本例异常子宫出血原因：

（1）AUB-M（恶变和不典型增生）：子宫内膜不典型增生和恶变是 AUB 少见而重要的原因。子宫内膜不典型增生是癌前病变，随访 13.4 年癌变率为 8% ~ 29%。常见于多囊卵巢综合征、肥胖、使用他莫昔芬的患者，偶见于有排卵而黄体功能不足者，临床主要表现为不规则子宫出血，可与月经稀发交替发生。少数为 IMB，患者常有不孕。确诊需行子宫内膜活检病理检查。对于年龄 ≥ 45 岁，长期不规则子宫出血，有子宫内膜癌高危因素（如高血压、肥胖、糖尿病等），B 超提示子宫内膜过度增厚回声不均匀，药物治疗效果不显著者，应行诊刮并行病理检查，有条件者首选宫腔镜直视下活检。该患者异常子宫出血 6 年，未行系统治疗，末次诊刮提示子宫内膜复杂性增生伴不典型增生，超声提示内膜厚 1.8cm，血流稍丰富，CA125 升高，内膜病变是 AUB 的致病因素之一。

（2）AUB–C（全身凝血相关疾病）：包括再生障碍性贫血、各类型白血病、各种凝血因子异常、各种原因造成的血小板减少等全身性凝血机制异常。有报道，月经过多的妇女中约 13% 有全身性凝血异常。凝血功能异常除表现为月经过多外，也可有经间出血和经期延长等。有些育龄期妇女由于血栓性疾病、肾透析或放置心脏支架后必须终生抗凝治疗，因而也可能导致月经过多。尽管这种 AUB 可归为医源性范畴，但将其归入 AUB–C 更合适。该患者既往脑静脉窦及下肢静脉血栓史、多次脑梗死史，同时合并系统性红斑狼疮及抗磷脂抗体综合征，长期口服抗凝药治疗，多种因素影响全身凝血功能。

（3）AUB–O（排卵障碍）：排卵障碍包括稀发排卵、无排卵及黄体功能不足，主要由于下丘脑 – 垂体 – 卵巢轴功能异常引起，常见于青春期、绝经过渡期，生育期也可因 PCOS、肥胖、高催乳素血症、甲状腺疾病等引起。常表现为不规律的月经，经量、经期长度、周期频率、规律性均可异常，有时会引起大出血和重度贫血。诊断无排卵最常用的手段是基础体温测定（BBT）、下次月经前 5 ~ 9 天（相当于黄体中期）血孕酮水平测定。同时应在早卵泡期测定血 LH、FSH、PRL、雌二醇、睾酮、促甲状腺素水平，以了解无排卵的病因。该患者异常子宫出血，月经经量、经期长度及周期频率均表现异常，完全失去规律及既往激素检查（月经前 5 天）均提示无排卵性异常子宫出血可能。

2. 本例所属系统性红斑狼疮是否适合生育

因为系统性红斑狼疮（systemic lupus erythematosus，SLE）好发于育龄期女性，其生育计划便成为一个重要的临床问题。SLE 患者若在疾病高度活动期（尤其肾炎）或存在严重 SLE 相关损害（如肺高压或心血管病）的情况下妊娠，母体并发症发生率和死亡率较高，且胎儿结局不良。此外，很多用于治疗 SLE 及抗磷脂综合征的药物，如吗替麦考酚酯、环磷酰胺、氨甲蝶呤（MTX）和华法林，都是妊娠期间禁用的药物。

SLE 女性的孕前评估内容应该包括疾病活动性、主要器官受累情况、任何静脉血栓形成史或合并的内科疾病。应回顾既往的产科结局，特别注意小于胎龄儿、子痫前期、死产、自然流产和早产史。对于有活动性 SLE（尤其是狼疮性肾炎）证据的患者，应建议其推迟妊娠直至充分控制疾病持续至少 6 个月。近期脑卒中、心脏受累、肺高压、严重间质性肺疾病及进展期肾功能不全对于母亲和胎儿都很危险。对于存在上述或其他令人担忧的并发症的女性，应就她们的个体风险情况详细咨询母胎医学专家，并就妊娠相关的母胎并发症和死亡风险进行明确的讨论，可提出如领养等替代方法。另外应评估母体的抗体情况，抗磷脂抗体可能会增加血栓性风险，而存在抗 Ro/La 抗体易发生新生儿狼疮。

关于 SLE 活动性评估，是结合临床病史、体格检查、器官特异性功能试验及血清学检查的方法来评估的。例如，活动性 SLE（尤其是狼疮性肾炎）常有 IgG 抗双链脱氧核糖核酸抗体（dsDNA）滴度的升高，补体水平的下降（特别是 CH50、C3 和 C4），以及补体

笔记

裂解产物和激活产物的升高。常见有红细胞沉降率（ESR）和血清C反应蛋白浓度的升高。

该患者近1年来有反复短暂性脑缺血发作（TIA），目前使用大剂量糖皮质激素及免疫抑制剂治疗，考虑该患者仍处于狼疮活动期，由于妊娠后自然流产和SLE加重的风险较高，所以应避免妊娠。

3.SLE患者在不同级别围手术期处理的关注要点及处理原则

系统性红斑狼疮是由遗传、环境、感染和药物等多种因素引起的淋巴细胞功能异常，产生自身抗体，造成机体损伤，几乎可累及全身各处系统或组织。典型的病程是慢性复发性，可伴急性加重。手术应激是病情加重的危险因素，故术前和术后需密切观察、随访。

（1）循环系统改变：主要包括心包炎，心肌炎继发的心功能减低、心律失常、心瓣膜炎、雷诺现象等。根据瓣膜病变程度和手术部位，必要时给予预防感染性心内膜炎药物。SLE患者动脉粥样硬化发生率显著增加，围手术期应加强心电监护。

（2）呼吸系统改变：0.3%~30%患者有喉部受累，如环杓关节炎、声带麻痹、会厌炎、会厌下狭窄、喉水肿，甚至有术前气管插管顺利，拔管后发生严重会厌下狭窄的报道，见于急性期活动性狼疮患者。应加强围手术期气道及脉氧监护。

（3）神经肌肉改变：神经系统改变包括头痛、精神症状、周围神经或颅神经损害、脑血管疾病或脊髓损伤、癫痫发作。自主神经功能紊乱者，可出现血压显著波动。运动系统最常见的症状是非侵蚀性关节炎。长期激素治疗患者骨质疏松、骨折的发生率显著增高，搬运患者或腰椎穿刺时需注意。

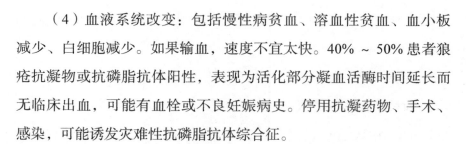

（4）血液系统改变：包括慢性病贫血、溶血性贫血、血小板减少、白细胞减少。如果输血，速度不宜太快。40%～50%患者狼疮抗凝物或抗磷脂抗体阳性，表现为活化部分凝血活酶时间延长而无临床出血，可能有血栓或不良妊娠病史。停用抗凝药物、手术、感染，可能诱发灾难性抗磷脂抗体综合征。

1）围手术期抗凝药应用：

①评估血栓栓塞风险：血栓栓塞形成风险越高，越应注意缩短抗凝药停药间期。

②评估出血风险：高出血风险意味着更需要围手术期止血，因而需要较长的抗凝药物停药时间。

③决定停药时间：抗凝药物的停药时间取决于患者服用的具体药物。

④决定是否应用桥接抗凝药物：对于大多数患者，不需要在停药期间应用桥接抗凝药物，因为这样做不但不降低血栓栓塞的发生率，还会升高出血风险。但是，对于正在使用华法林的血栓栓塞风险尤其高的患者（如有机械心脏瓣膜、近期脑卒中），使用肝素或低分子量（low molecular weight，LMW）肝素桥接可能有益。

2）围手术期激素应用：

长期糖皮质激素治疗可能会抑制下丘脑 - 垂体 - 肾上腺轴（HPA轴），并且出现肾上腺危象。肾上腺危象是指由各种原因导致肾上腺皮质激素分泌不足或缺如而引起的一系列临床症状，可累及多个系统。主要表现为肾上腺皮质激素缺乏所致的症状，如脱水、血压下降、体位性低血压、虚脱、厌食、呕吐、精神不振、嗜睡乃至昏迷。患者有时会被误诊为急腹症而行手术治疗或延误诊断，最终进展全昏迷，甚至死亡。

以下情况，无须在围手术期使用额外的糖皮质激素（HPA 轴没有受抑制）：①使用任何剂量的糖皮质激素不足 3 周；②早上使用剂量低于 5mg/d 的泼尼松或等效剂量的其他药物的患者，不论使用了多久；③每 2 日使用剂量 < 10mg 的泼尼松或等效剂量的其他药物的患者。

而 HPA 轴受抑制的患者，围手术期需要有药物调整：①目前正在使用 > 20mg/d 泼尼松或等效剂量的其他药物（如甲泼尼龙 16mg/d，地塞米松 2mg/d 或氢化可的松 80mg/d）并且持续超过 3 周的任何患者；②使用糖皮质激素且存在临床库欣综合征的任何患者；③建议这类患者在围手术期根据应激的程度来补充糖皮质激素。

3）长期使用激素者围手术期注意：

①影响伤口愈合；②皮肤、浅表血管及其他组织的脆性增加（如轻压即可引起血肿或皮肤溃疡，去除胶带时可能会撕裂皮肤，以及缝线可能撕裂胃肠壁）；③骨折、感染、胃肠道出血或溃疡的风险增加；④高血糖；⑤高血压；⑥液体潴留；⑦感染风险增加。

病例点评

本例患者以异常子宫出血为主要表现，结合月经紊乱、长期肥胖的病史，考虑排卵功能障碍可能性大，而继发"子宫不典型增生"也是高发或必然的结局。该患者的突出问题为系统性红斑狼疮－抗磷脂抗体综合征的并发症，使其未能系统规范地使用内膜保护性的激素治疗，与其病程迁延终成癌前病变不无关联。因其合并 SLE 和颅内静脉血栓，绝大多数雌孕激素均存在使用禁忌。另外，免疫疾病本身与各种癌前病变及恶性肿瘤也有一定的关联。结合本例，患者近 1 年 TIA 反复发作，仍处于狼疮活动期，为妊娠禁忌，且结合既往不良孕史，40 岁高龄，综合考虑患者放弃进一步生育计划不失为明智的选择。然而手术的范围取决于内膜病变的程度，患者近1年未评价内膜，有必要先明确内膜病变有无复发或进展，进而为下一步的治疗方案提供依据。围手术期存在出凝血异常，围手术期呼吸系统、循环系统、神经肌肉系统等改变及风险。一方面需要充分评价免疫疾病的活动程度及全身状况以选择合适的手术时机；另一方面做好抗凝药物和激素药物的交替，尽可能平稳过渡手术的应激状态。

参考文献

1. 田秦杰，黄禾. 异常子宫出血的定义、命名、分类与诊断. 实用妇产科杂志，2016，32（12）：881-883.

2. 中华医学会妇产科学分会妇科内分泌学组. 异常子宫出血诊断与治疗指南. 中华妇产科杂志，2014，49（11）：74-79.

（王　遥　史精华　整理）

病例 21. 剖宫产后瘢痕缺损

📋 病历摘要

患者女性，35 岁，G5P3，既往月经规律，14 岁初潮，7 天 /30 天，量中，痛经（-）。患者于 2003 年、2008 年及 2010 年行剖宫产（末次剖宫产后同时行绝育术）。末次剖宫产术后半年出现经期延长，延长至 15 ~ 20 天。2015 年因"经期延长"于当地行宫腔镜子宫内膜息肉切除，术后经期延长并无改善。近 2 年出现痛经并呈进行性加重，VAS 评分 4 分，主要表现为腰骶部疼痛，于当地医院口服中药及避孕药（具体不详）治疗效果不佳，遂就诊于本院门诊。MRI：宫底分叉，宫内膜高 T2 信号连续，结合带完整，子宫内膜下见类圆形长 T1 长 T2 信号，最大直径约 7mm，边界清（图21-1）。子宫双附件超声：子宫 4.4cm×5.1cm×3.9cm，内膜厚约 0.6cm，肌层回声不均，前壁下段剖宫产切口处见无回声区，范围约 1.2cm×0.9cm×0.6cm，与宫腔相通，内透声欠佳，该处肌层最薄处约 0.36cm。双侧附件区未见明确囊实性包块。盆腔未见明显游离液性暗区。患者本次为行手术入院。

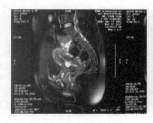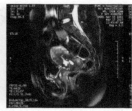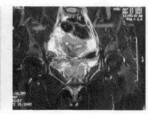

图 21-1　盆腔 MRI

注：宫底分叉，宫内膜高 T2 信号连续，结合带完整，子宫内膜下见类圆形长 T1 长 T2 信号，最大直径约 7mm，边界清。

患者入院后行宫腔镜检查（图21-2），术中见宫颈内口上方 0.5cm 处可见纵隔样结构，优势宫腔位于右侧，深约 8cm，内膜稍不均，子宫前壁下段紧邻宫颈内口憩室凹陷宽约 2cm，高 1cm，深 1.5cm，内可见少许巧克力色液体，切除部分憩室下缘使憩室穹顶平滑延伸至宫颈管。刮宫一周后内膜送病理。放置百菲米于宫颈管内预防粘连。术后诊断：剖宫产瘢痕憩室（中度），双角子宫，三次剖宫产史，绝育术史。

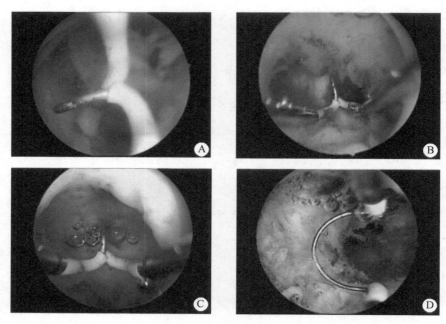

图 21-2　术中情况

注：A：子宫内膜有颗粒样凸起；B：宫颈内口上方可见纵隔样结构；C：宫颈内口上方剖宫产瘢痕憩室；D：切除憩室下缘至憩室穹顶平滑延伸至宫颈管。

临床讨论

1. 剖宫产瘢痕缺损的诊断要点

剖宫产子宫瘢痕憩室又称剖宫产术后子宫瘢痕缺损（previous cesarean scar defect，PCSD），是指子宫下段剖宫产术后的子宫切口处形成一个与宫腔相通的憩室，由于憩室下端瘢痕的活瓣作用阻碍了经血的引流，从而出现一系列临床相关症状。

（1）临床表现

PCSD 患者的临床表现为剖宫产术前月经正常，术后月经周期正常，但出现经期延长、经间期阴道流血、性交后流血（妇科检查无接触性出血），且这些症状不能由常见的出血原因如排卵障碍性异常子宫出血（AUB-O）、子宫内膜息肉、宫颈炎症等解释。

（2）辅助检查

剖宫产子宫瘢痕憩室由于临床表现缺乏特异性，甚至无明显临床表现，所以诊断主要依赖辅助检查。

①超声检查可采用经阴道超声和宫腔注入生理盐水超声两种。

阴道超声检查子宫矢状面是显示子宫切口憩室的最佳切面，为子宫下段切口处黏膜层欠平整，肌层回声部分或全部缺损，该处见不规则的液性暗区与宫腔相连，可分辨距黏膜层最近距离2mm 的憩室。

宫腔注入生理盐水超声主要是通过向子宫腔内注射生理盐水观察。宫腔注入生理盐水超声发现憩室的敏感性高，特异性好，相对阴道超声，宫腔注入生理盐水超声能够更好地描绘憩室的轮廓。憩室形状超声下分类：三角形、半圆形、长方形、圆形、液滴及包容性囊肿。

②宫腔镜目前被认为是诊断 PCSD 的最佳方法。镜下见子宫峡部前壁切口瘢痕处凹陷形成憩室结构，内可见暗褐色黏液或积血滞留；局部子宫内膜表面可见较多毛细血管分布，憩室内有时可见明显的内膜组织生长。但有些憩室如圆形、液滴形开口于宫底及包容性憩室，宫腔镜下有盲区。

③ MRI 检查可见憩室部位子宫内膜及肌层不连续，肌层部分或全部缺损，但不作为常规检查。

（3）类型及分级

类型：类三角形、漏斗型、囊肿型及其他。

分级：最新的 PCSD 的分级研究结合临床症状和憩室大小等将其分为3级：2 ~ 3分为轻度，4 ~ 6分为中度，7 ~ 9分为重度（表21-1）。

表 21-1　PCSD 的分级标准

类别	分数（分）
残存子宫肌层厚度（mm）	
SIS > 2.2	1
SIS ≤ 2.2	3
TVUS > 2.5	1
TVUS ≤ 2.5	3
残存子宫肌层百分比（%）	与周围正常子宫肌层厚度相比
> 50	1
20 ～ 50	2
< 20	3
子宫其他瘢痕个数（个）	
1	0
> 1	1
剖宫产次数（次）	
1	0
> 1	1
月经	
正常	0
异常	1

注：SIS：注入生理盐水 B 超；TVUS：经阴道 B 超。

2.PCSD 的处理原则

剖宫产子宫瘢痕憩室引起的淋漓不尽的异常阴道出血可严重影响妇女的生活质量，明确诊断后选择如何治疗是一难题。由于目前对该疾病的处理尚缺乏统一标准，文献报道中的常用治疗方法如下：

（1）药物治疗：短效避孕药可使部分患者症状改善，有报道诊刮后服用口服避孕药连续治疗3个月经周期以上可使月经周期缩短，但停药后症状反复。口服避孕药的作用可能在于其抑制子宫内膜生长，减少经量，从而可能减少剖宫产憩室处的经血潴留，使服药期间的经期有所缩短。但该法不能从根本上消除憩室的存在，对日后可能发生的子宫憩室妊娠无预防作用。目前对口服避孕药治疗剖宫产后子宫瘢痕憩室的疗效评价仍缺乏足够的证据。

（2）手术治疗：在手术指征方面，尚无统一标准，临床大多数情况下对明确诊断为 PCSD，有要求手术修复者，特别是有生育要求的患者，给予手术治疗。手术方式有宫腔镜、腹腔镜、阴式手术、开腹病灶切或子宫切除等，这些术式各有利弊，各种术式治愈率比较的随机对照研究尚无文献报道，在临床决策中建议根据临床症状及需求选择个体化治疗为宜。

①宫腔镜手术：通过切除或烧灼局部凹陷的憩室内膜及囊壁，毁损具有分泌功能的内膜腺体；同时切除并修整凹陷下缘组织，除去微管道，使经血无法积蓄，达到治愈目的。宫腔镜术后阴道异常流血的情况多可缓解，治愈率在 80% 以上；但宫腔镜存在一定局限性，有些憩室局部最薄处可为 2mm，手术中易发生子宫穿孔甚至膀胱损伤；若憩室靠近子宫侧壁，术中易损伤子宫血管致大出血。

②腹腔镜手术：视野清晰，可减少膀胱等损伤的风险，手术时间较短，术中出血少，患者经期延长的症状显著改善，近期疗效满意。术中通过举宫棒的指引及腹腔镜下直视手术，可明确瘢痕薄弱的位置及范围，以彻底切除瘢痕；缝合过程中举宫棒置入宫腔作指引，避免缝合宫颈的前后壁并保证宫颈通畅；因缝合部位紧邻膀胱、输尿管、子宫动脉，而且子宫瘢痕部位瘢痕形成，粘连致密，容易出现周围脏器损伤，手术中切除瘢痕组织后，剩余组织坚硬，空间小，要求术者有熟练的腹腔镜操作技术及熟悉盆腔解剖结构。

③阴式手术：阴式手术的难点同腹腔镜手术，甚至手术视野的暴露更为困难，尤其对一些剖宫产术后子宫粘连于前腹壁、子宫上

提的患者。一项对 32 例子宫瘢痕憩室患者进行阴式手术治疗的研究显示，术后 22 例月经恢复正常，症状消失，超声检查憩室消失，治愈率 69%。

④开腹病灶切除手术：彻底性较好但创伤大，不易被患者接受。对于约 50% 的明确诊断而无临床症状的剖宫产子宫瘢痕憩室患者，若无生育要求者，可以在严密避孕条件下观察随访；对于有生育需求明确诊断为 PCSD 的患者，是否需要手术修复及需要手术修复憩室的最小直径标准尚无文献报道，需要进一步研究。

3. 纵隔子宫和双角子宫的鉴别要点

（1）纵隔子宫

纵隔子宫有正常的外轮廓但有两个子宫内膜腔，是由于两侧苗勒管中线融合缺陷或吸收缺陷形成的。分隔的程度不尽相同，可为小的中线纵隔，也可是完全未被吸收的纵隔，从而导致形成伴有阴道纵隔的纵隔子宫。纵隔子宫分为部分子宫纵隔（宫底内陷＜宫壁厚度的 50% 且宫腔内隔厚度＞宫壁厚度的 50%，图 21-3A），完全子宫纵隔（宫底内陷＜宫壁厚度的 50%，图 21-3B）与完全子宫纵隔合并阴道纵隔（图 21-3C）。

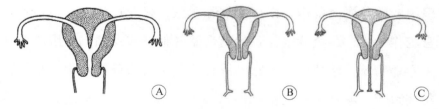

图 21-3　纵隔子宫分型

注：A：部分子宫纵隔；B：完全子宫纵隔；C：完全子宫纵隔合并阴道纵隔。

弓形子宫有一个轻微的中线隔膜，宫底部宫腔的向内凹陷极小、通常较宽（图 21-4）。弓形子宫被分类为纵隔子宫、双角子宫或子宫的正常变异。

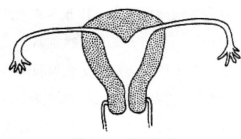

图 21-4　弓形子宫

（2）双角子宫

宫底向内凹陷的子宫，阴道通常正常。这种异常通常是由苗勒管仅部分融合导致的。子宫角不同程度的分离，可以是完全性的、部分性的或微小的（即弓形子宫仅仅在宫底中央有个压迹）。临床上分为 3 型（图 21-5）。

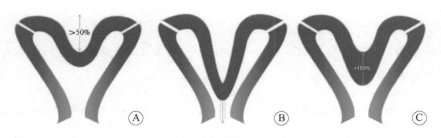

图 21-5　双角子宫

注：A：部分双角子宫（宫底内陷＞宫壁厚度的 50%）；B：完全双角子宫；C：双角纵隔子宫（宫底内陷＞宫壁厚度的 50% 且宫腔内隔厚度＞宫壁厚度的 150%）。

🏥 病例点评

该例患者的剖宫产瘢痕憩室的诊断明确，主要基于以下 3 点：经期延长，临床症状典型；既往 3 次剖宫产史，临床症状出现于末次剖宫产后半年，病史明确；影像学检查超声及核磁均可见子宫前壁下段异常回声区，与宫腔相通，肌层明显变薄。曾经口服中药及口服避孕药，但药物治疗效果欠佳，手术指征明确。但在选择手术方式上，有宫腔镜憩室流出道切开术和阴式、腹腔镜和开腹修补几种方式。针对该患者，既往3次剖宫产史，绝育术后，无进一步生育要求，手术以改善症状为主要目的，无须进一步肌层加固，因而宫腔镜是首选的治疗方案。该患者同时有子宫畸形，但已完成生育，故无须进一步处理以免增加不必要的手术风险及损伤。

参考文献

1. Tower A M，Frishman G N.Cesarean scar defects：an underrecognized cause of abnormal uterine bleeding and other gynecologic complications．J Minim Invasive Gynecol，2014，21（3）：498-499.

2. 张世妹，周丹，彭萍.剖宫产子宫瘢痕憩室诊断和治疗进展.中国实用妇科与产科杂志，2015，31（2）：174-176.

3. 牛刚，罗璐，何科，等.剖宫产子宫瘢痕憩室经阴道切除34例临床分析.中国实用妇科与产科杂志，2012，28（3）：209-211.

4. Grimbizis G F，Gordts S，Di Spiezio Sardo A，et al.The ESHRE/ESGE consensus on the classification of female genital tract congenital anomalies.Hum Reprod，2013，28（8）：2032-2044.

（王　遥　史精华　整理）

病例 22. 绝经后阴道出血

病历摘要

患者女性，65 岁，主因"自然绝经后 13 年，阴道出血 3 个月"入院，否认激素替代史。4 年前曾因绝经后出血诊刮一次，病理为子宫内膜息肉。3 个月前无诱因出现阴道少量出血，量少。TCT：AUS-CS。阴道镜＋颈管搔刮病理：宫颈炎，见挖空细胞。阴道超声：子宫内膜厚 0.6cm，CA199 190.4U/ml，SCC Ag 2ng/ml，性激素六项正常。既往：高血压、糖尿病、右肾功能不全、甲状腺右叶切除术后继发甲减、结肠黑变病。入院行宫腔镜检查，术中见宫底及左侧壁多发舌形息肉，质地软，表面可见丰富的树枝样血管，子宫内膜不平，局部质韧，双输卵管开口可见（图 22-1）。行宫腔镜下子宫内膜息肉电切术，病理：子宫内膜息肉伴高级别内膜癌，不能除外合并浆液性癌。

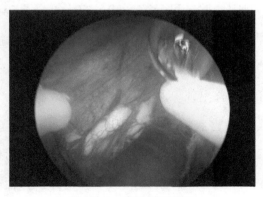

图 22-1 宫腔镜下所见

注：宫底及左侧壁多发舌形息肉，质地软，表面可见丰富的树枝样血管，子宫内膜不平，局部质韧。

临床讨论

1. 绝经后出血的常见原因

绝经后子宫出血（postmenopausal bleeding，PMB）是指绝经后妇女的任何子宫出血（除外接受绝经后激素序贯疗法后出现的可预见的周期性出血）。生殖道部位的异常出血通常归因于子宫内原因，但也可能由宫颈、阴道、外阴或输卵管引起，或者与卵巢病变相关。出血也可能来源于生殖器官以外的部位，如尿道、膀胱及直肠/肠道。绝经后出血的妇女组织病理学类型和发生率：萎缩（59%），息肉（12%），子宫内膜癌（10%），子宫内膜增生（9.8%），激素影响（7%），宫颈癌（<1%），其他（如子宫积液、子宫积脓、子宫积血，2%）。最常见的子宫内膜病变是萎缩和息肉。

2. 子宫内膜癌的宫腔镜下特征

子宫内膜癌的宫腔镜下所见：早期子宫内膜癌不呈现典型的肿瘤团块状结构，一般都是因为 AUB 而作宫腔镜检查。在内膜腺癌的初期，内膜不规则增厚，可呈多叶状，突出部分易碎，容易出血，常为坏死组织。新生血管不规则，呈螺旋状。内膜病灶的形态常见有乳头状隆起、结节状隆起及息肉状隆起 3 种，3 种病变可单独出现，也可以混合出现。

子宫内膜癌的宫腔镜诊断要点（有以下所见可能为子宫内膜癌）：①具有中心血管的半透明绒毛状突起群，很可能为高分化内膜腺癌；②有异形血管，特别是形状不规整的扩张血管；③结节状隆起或息肉隆起，质地脆弱；④有白点状或黄色斑状的坏死组织。

3. 术前评估重点

病史：包括内科病史、手术史、用药情况和过敏史；血栓栓塞的个人或家族史或危险因素；麻醉相关并发症的个人或家族史。

共存疾病包括：心脏风险评估、高血压围手术期管理、术前肺风险评估、成人糖尿病患者围手术期血糖管理、透析患者的内科处理、肝病患者手术风险评估、神经系统疾病外科患者的围手术期处理等。

绝经后异常子宫出血的评估：经阴道超声或子宫内膜活检均可用作评估子宫内膜的初始检测。子宫内膜活检敏感性高、并发症发生率低且成本低，建议作为初始检测手段。但目前临床还是以超声检查作为初步筛查，如有下列情况则进一步行子宫内膜活检：①子宫内膜线厚度＞5mm；②子宫内膜呈现弥漫性或局灶性回声增强（异质性）；③子宫内膜不可见；④有反复性子宫出血。有反复性子宫出血的患者即使超声检查显示子宫内膜厚度＜4～5mm，仍不能排除子宫内膜癌。绝经后妇女的子宫出血除外恶性肿瘤（或癌前病变）后通常不需要治疗。对于良性病变，在症状持续的情况下，可给予适当的治疗。

病例点评

本患者绝经后阴道出血，合并高血压、糖尿病的内膜癌相关高危因素，曾发现子宫内膜增厚，4年前曾做诊刮病理无恶性改变，但目前仍具有进一步手术评估的指征。评估方法包括子宫内膜活检、分段诊刮、宫腔镜下诊刮等。宫腔镜可以直接观察宫腔及宫颈管内有无癌灶，大小和部位，直视下取材，减少对早期内膜癌的漏诊，提高诊断的准确性。但对于宫腔内较大病灶可能因宫腔镜检查膨宫造成癌细胞扩散抑制存在顾虑和争议，日本曾作过大规模的队列研究证实宫腔镜检查与子宫内膜癌的 5 年生存率无明显负相关，但仍应该对此抱有警惕性，一是已经高度怀疑内膜癌的宫腔占位，选择直接诊刮或活检即可，不是都需要宫腔镜检查；二是对于可疑子宫内膜癌患者宫腔镜检查时间不宜过长，且尽量采用较低的膨宫压力（＜50mmHg）为宜。

参考文献

夏恩兰. 宫腔镜检查在诊断子宫内膜癌中的价值. 中国实用妇科与产科杂志，2002，18（4）：199-201.

（赵丽伟　王　涛　整理）

病例 23. 乳腺癌术后子宫内膜增厚

病历摘要

患者女性，44 岁，G2P1，因"右侧乳腺癌术后 2 年，发现子宫内膜增厚 1 年"入院。2015 年 3 月 25 日因右乳腺黏液腺癌行局部扩大切除＋前哨淋巴结活检术，前哨淋巴结病理阴性。术后口服托瑞米芬 60mg qd×2 年，月经尚规律，4 天 /28 ～ 38 天，量中。多次月经干净后阴道超声：子宫内膜厚 1.5 ～ 1.8cm，无异常阴道出血。

给予达芙通 10mg bid 10 天，经后复查超声，内膜仍厚约 1.6cm。2017 年 3 月 23 日入院行宫腔镜检查，术中见宫腔多发息肉状隆起，较大者位于宫底前壁，直径约 2cm，蒂粗，另见小息肉状隆起数枚，遂行宫腔镜子宫内膜息肉电切术。病理符合子宫内膜息肉。知情选择放置曼月乐预防息肉复发。

临床讨论

1. 常用选择性雌激素受体调节剂对比（表 23-1）

选择性雌激素受体调节剂（selective estrogen receptor modulator，SERM）是与雌激素受体（estrogen receptor，ER）结合的雌激素的竞争性抑制剂，这些药物以拮抗剂的作用为主，但也可以有激动剂作用，具体的作用取决于靶组织。他莫昔芬对乳腺组织具有抗雌激素活性，能够减少上皮细胞增殖，然而，对子宫具有雌激素样作用，长时间使用可增加子宫内膜增生症、子宫内膜息肉和子宫内膜癌的风险，尤其是绝经后女性，增加了子宫内膜腺癌风险。多数研究发现，服用他莫昔芬的女性发生子宫内膜癌的风险是相同年龄段人群的 2 ~ 3 倍，子宫内膜癌发生风险与服用剂量和时间有关。根据妇产科临床委员会提供的近期的现有证据综述，ACOG 建议：医生应告知服用他莫昔芬的女性有关子宫疾病的风险，如果出现异常阴道症状应立即告知医生；若患者出现任何异常阴道出血、阴道排液都应该进行分析探讨；在开始他莫昔芬治疗前，可行阴道超声，或宫腔镜检查以排除子宫内膜息肉。绝经前女性服用他莫昔芬，不增加子宫癌风险，除了常规检查之外，不需要额外进行监测，而绝经后女性应严密监测是否出现子宫内

笔记

膜增生或子宫内膜癌的症状。

托瑞米芬是继他莫昔芬后被美国 FDA 批准用于乳腺癌治疗的 ER 调节剂。在绝经前乳腺癌治疗方面，有研究对 452 例 ER 阳性的绝经前患者进行分析，其中托瑞米芬组 212 例，他莫昔芬组 240 例，中位和平均随访时间分别为 57.3 个月和 50.8 个月，结果显示，托瑞米芬和他莫昔芬具有同样的总生存价值，5 年生存率分别为 100% 和 98.4%。然而，对于无复发生存率，托瑞米芬组高于他莫昔芬组，该研究表明，对于绝经前期雌激素阳性的乳腺癌患者，托瑞米芬可能是一个替代他莫昔芬的安全而有效的药物。在绝经后乳腺癌治疗方面，Mate 分析表明，托瑞米芬和他莫昔芬在治疗绝经后晚期乳腺癌显示出同样的有效性和很好的耐受性。托瑞米芬（120 mg/d）治疗绝经后晚期乳腺癌不仅可以达到与他莫昔芬同样的疗效，而且还可能成为他莫昔芬治疗失败后解救治疗的一种新方案，对于已经接受他莫昔芬治疗而出现复发转移的患者，再次治疗时不会影响托瑞米芬的疗效。

托瑞米芬与他莫昔芬的不良反应相比较，虽然托瑞米芬像他莫昔芬一样，能够影响绝经后妇女的子宫内膜，但托瑞米芬其中一个乙基由一个氯离子代替氢离子，导致其毒性和诱变潜力远远低于他莫昔芬。托瑞米芬能有效地缓解中、重度周期性乳腺疼痛，同时对非周期乳腺疼痛也能产生积极的治疗效果，在治疗乳腺疼痛期间不会增加其他难以耐受的不良事件（如月经紊乱、恶心、头晕）。对于雌激素阳性的绝经前乳腺癌患者，托瑞米芬并不会对骨密度和血脂产生负面影响，并且可能会小幅度降低心血管意外的发生。

表 23-1　常用选择性雌激素受体调节剂对比

分类	代表药	乳腺癌		增加内膜癌风险	其他	
		优点	缺点		优点	缺点
三苯乙烯类	他莫昔芬	预防对侧乳腺癌	均有晚期耐药	√		肺栓塞、脑卒中，轻度增高胃肠道肿瘤发生率
	托瑞米芬艾多昔芬屈洛昔芬奥培米芬	与他莫昔芬有同样疗效，无交叉耐药		绝经后内膜癌 ×	缓解乳腺痛，不影响绝经前骨密度及血脂	QT间期延长、低血钾、低血镁者禁用
苯并噻吩类	雷洛昔芬阿唑昔芬		原位乳腺癌发生率高	×		增加血栓、脑卒中、面部潮红、腿痉挛、头痛风险
萘类	拉索昔芬			内膜癌内膜厚√	口服生物利用度高，降血脂	血栓及脑卒中风险稍低

2. 曼月乐可能用于乳腺癌患者内膜保护

局部使用释放左炔诺孕酮的宫内节育器（LNG-IUD）可能预防接受他莫昔芬的女性出现子宫内膜问题。一项系统评价纳入两项随机试验（LNG-IUD 组 n=123，对照组 n=128），评价他莫昔芬治疗的孕激素受体阳性乳腺癌患者，使用 LNG-IUD 后对子宫内膜的影响，结果表明 LNG-IUD 可降低其子宫内膜息肉（OR=0.14，95% CI：0.03 ~ 0.61）和子宫内膜增生症（OR=0.30，95% CI：0.01 ~ 7.44）的发生率。但缺乏大样本数据支持，暂未推荐为了保护子宫内膜而使用 LNG-IUD。

关于乳腺癌一项回顾性队列研究（LNG-IUD 使用组，n=79）和对照组（未使用 LNG-IUD 组，n=120）表明：局部使用 LNG-IUD 可使乳腺癌复发率略升高（病例组 22% $vs.$ 对照组 17%，OR

141

=1.86，95% *CI*：0.86 ~ 4.00），但差异无统计学意义；乳腺癌复发率与 LNG-IUD 的使用时间有关，在初始乳腺癌诊断时开始使用 LNG-IUD，并在治疗期间持续使用的女性，其乳腺癌复发风险显著升高（*OR*=3.4，95% *CI*：1.01 ~ 11.4），对于完成乳腺癌治疗后开始 LNG-IUD 治疗的女性，其复发风险仅有升高的趋势（*OR*=1.48，95% *CI*：0.62 ~ 3.49）。

Gardner 等将 122 位乳腺癌使用他莫昔芬辅助治疗的女性随机分为左炔诺孕酮宫内缓释系统（LNG-IUS）组和监测组（对照组），监测组平均随访时间为 26.25 个月，而 LNG-IUS 组为 24.2 个月。评估终点时 LNG-IUS 组女性子宫内膜蜕膜化，均未见子宫内膜息肉，而监测组 8 例出现子宫内膜息肉，未见子宫内膜增生及恶性病变。另一项研究评估了绝经前女性使用 LNG-IUS 的子宫内膜癌发生风险，纳入 93 843 例 30 ~ 49 岁因为月经过多置入 LNG-IUS 的女性，置入 LNG-IUS 持续一个治疗期的患者子宫内膜癌标准化发病比为 0.5，置入两个治疗期的患者发病比仅为 0.25。因此，LNG-IUS 可能对子宫内膜的良恶性病变有保护作用，可预防子宫内膜息肉、增生与癌变的发生。

此外，2015 年乳腺癌治疗的重大发现是孕激素在乳腺癌激素治疗中的重要作用，孕激素受体（PR）和雌激素受体 α（ERα）阳性的乳腺癌细胞中，PR 不仅是一个 ERα 诱导基因靶标，还是一个可调控其行为的 ERα 结合蛋白，发挥分子变阻器作用，控制了 ERα 染色质结合和转录活性，最终减慢肿瘤生长。因此，LNG-IUS 等孕激素治疗方法可使 PR+/ERα+ 乳腺癌患者获益，孕激素和他莫昔芬等雌激素受体调节剂的共同作用可抑制肿瘤生长，以获得良好预后。

笔记

病例点评

    雌孕激素受体阳性的乳腺癌患者占 75% 以上，此类乳腺癌术后常辅助内分泌治疗，绝经前患者多采用选择性雌激素受体调节剂（SERMs），而绝经后患者多采用芳香化酶抑制剂，大多需要 5 年以上。由于 SERMs 对于子宫内膜弱雌激素刺激作用，可造成月经不规则，长期应用，轻度增加子宫内膜癌风险，需要关注患者子宫内膜问题。本患者在服药期间，尽管有规律月经，但多次检查子宫内膜增厚，应考虑评估子宫内膜状况，排除癌变。宫腔镜评估后，病理为子宫内膜息肉，可继续使用 SERMs 治疗，定期监测子宫内膜情况。曼月乐作为局部释放左炔诺孕酮的宫内节育器，理论上可以作为预防子宫内膜增生的理想方法，但长期应用对于乳腺癌的影响尚不可知，故而目前不推荐常规放置预防子宫内膜病变。

参考文献

1. American College of Obstetricians and Gynecologists Committee on Gynecologic Practice.ACOG committee opinion.No.336：Tamoxifen and uterine cancer.Obstet Gynecol，2006，107（6）：1475-1478.

2. Gu R，Jia W，zeng Y，et al. A comparison of survival outcomes and side effects of toremifene or tamoxifen therapy in premenopausal estrogen and progesterone receptor positive breast cancer patients：a retrospective cohort study. BMC Cancer，2012，12（1）：1-10.

3. Yamamoto Y，Masuda N，Ohtake T，et al.Clinical usefulness of high-dose toremifene in patients relapsed on treatment with an aromatase inhibitor. Breast Cancer，2010，17（4）：254-260.

4. Gong C，Song E，Jia W，et al. A double-blind randomized controlled trial of

toremifene therapy for mastalgia. Arch Surg, 2006, 141（1）: 43-47.

5. Erkkola R, Mattila L, Powles T, et al. Bone mineral density and lipid changes during 5 years of follow-up in a study of prevention of breast cancer with toremifene in healthy, high-risk pre-and post-menopausal women. Breast Cancer Res Treat, 2005, 93（3）: 277-287.

6. Chin J, Konje J C, Hickey M.Levonorgestrel intrauterine system for endometrial protection in women with breast cancer on adjuvant tamoxifen.Cochrane Database Syst Rev, 2009,（4）: CD007245.

7. Xuan B T, Tjalma W A A, Makar A P, et al.Use of the levonorgestrel-releasing intrauterine system in breast cancer patients.Fertil Steril, 2008, 90（1）: 17-22.

8. Gardner F J, Konje J C, Bell S C.Prevention of tamoxifen induced endometrial polyps using a levonorgestrel releasing intrauterine system long-term follow-up of a randomised control trial.Gynecol oncol, 2009, 114（3）: 452-456.

9. Soini T, Hurskainen R, Grenman S, et al.Cancer risk in women using the levonorgestrel-releasing intrauterine system in Finland.Obstet Gynecol, 2014, 124（1）: 292-299.

10. Mohammed H, Russell I A, Stark R, et al.Progesterone receptor modulates ER α action in breast cancer.Nature, 2015, 523（7560）: 313-317.

（赵丽伟　禤坚艳　王　涛　整理）

第三章　性分化异常

病例 24. Turner 综合征伴外阴发育不良

病历摘要

患者，20岁，因"发现染色体异常8年，人工周期5年，外阴发育不良"入院。患者系其母第一胎剖宫产，母亲否认孕期特殊用药史，出生时无窒息。8年前外院查体女性外阴，智力一般，生长发育落后于同龄人。12岁时身高140cm，查染色体45，XO/46，XX[计数50个细胞，分析50个核型，细胞核型为mos 45，X[23]/46，X，add（X）（p22）[27]，盆腔超声：子宫样低回声结节，1.2cm×0.5cm×3.1cm，左卵巢 1.8cm×0.6cm，右卵巢 2.3cm×0.7cm。超声心动及垂体核磁未见异常。予生长激素治疗 4 年，身高达到 158cm，13 岁始雌激素治疗，乳房开始发育。15 岁开始人工周期至今，月经规律来潮。专科检查及阳性体征：外阴萎缩，阴毛Ⅳ期，小阴唇未发育，未见明确阴蒂，尿道口难以显露，外阴中央有一小孔，探入似为阴道深约 7cm（图 24-1）。肛查可及子宫 3cm×4cm，双侧附件区未及包块。全身查体：桶状胸，乳房Ⅳ级，乳距宽，肘外翻。辅助检查：双肾超声未见异常。14 岁骨龄检测：腕骨化骨核 8 枚，尺骨远端骨骺出现，尺骨茎突出现。诊断：骨龄相当于 13 岁以上。2015 年 9 月 7 日性激素：FSH 125.37IU/L，LH 45.14IU/L，E2 9pg/ml，P 0.24ng/ml，T 0.55ng/ml，PRL 6.06ng/ml。入院后盆腔超声：子宫大小约 3.8cm×3.2cm×2.1cm，内膜厚约 0.2cm，双侧卵巢显示欠清。择期于静脉麻醉下行外阴整形术＋阴道探查术＋外阴活检术，纵行切开球囊融合导致抬高的后联合至处女膜缘水平，完全暴露尿道和阴道开口，4-0 可吸收线横向缝合（图 24-2）。探查阴道可触及宫颈。显露尿道开口后导尿可见清亮尿液流出。另外于阴蒂萎缩变白处活检一块，送病理。

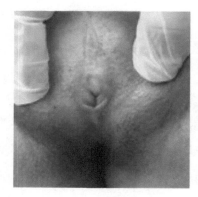

图 24-1　术前检查

注：外阴萎缩，阴毛Ⅳ期，小阴唇未发育，未见明确阴蒂，尿道口难以显露，外阴中央有一小孔，探入似为阴道深约 7cm。

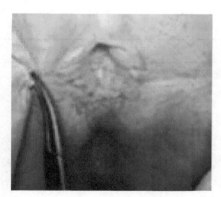

图 24-1 术后可见尿道和阴道开口

临床讨论

1.Turner 综合征的临床特点

先天性卵巢发育不全（Turner 综合征）多为 45，X，也可以是 45，X/46，XX 嵌合体，临床表现与 45，X 核型细胞的比例有关，45，X 细胞比例越高，临床表现越典型（表 24-1）。对 Turner 综合征要求全面查体异常重要。

表 24-1 Turner 综合征临床表现

体征监测	特点及结果
表型	女性，身材矮小，通常不超过 150cm
智力	一般尚可，但常比同龄低；常表现听力与理解力差
皮肤	多痣，容易形成瘢痕疙瘩，指甲异常
面部	典型面容，上颌骨窄，下颌骨小
眼	常有内眦赘皮，偶有上睑下垂，眼距宽
耳	大而低位、旋转和（或）畸形
口	鲨鱼样：上唇弯，下唇平直
颈	后发际低，25% ~ 40% 有颈蹼，10% ~ 20% 有主动脉狭窄。有狭窄的患者通常有颈蹼。颈蹼是颈部淋巴系统形成不良的结果

笔记

体征监测	特点及结果
胸	桶状或盾形，乳房不发育，乳距宽
心血管	35% 有畸形，主动脉弓狭窄最多见，偶有原发性高血压
肾脏	异常（40%），肾旋转、马蹄形肾、双肾盂、肾盂积水
肢体	肘外翻，婴儿手与足背淋巴水肿。指甲营养不良。常见第 4 或 5 掌骨或跖骨短，第 5 手指短、弯曲，掌纹通关手，下肢淋巴水肿，胫骨内侧外生骨疣，手向桡侧偏斜畸形，膝外翻和脊柱侧凸。
生殖系统	卵巢发育不全，内外生殖系统幼稚型，不育
骨密度	低下
X 线检查	锁骨外端与骶骨翼发育不全，阔脊椎，长骨干，骨骺发育不全，第 4 或 5 掌骨或跖骨短

2.Turner 综合征的激素补充治疗方案

对于患 Turner 综合征的女孩，推荐一旦其身高低于同年龄段身高第 5 百分位数（通常发生于 2～5 岁时），即应开始生长激素治疗。高于治疗生长激素缺乏的标准剂量的生长激素可使大多数患者身高达到正常水平。必须采取个体化治疗。早期处理身材矮小：生长激素 0.05mg/（kg·d），监测身高增长速度，治疗 3～4 年可达预期身高。达目标身高，骨龄 > 14 岁，生长速度 < 1.5cm/ 年可停药。

推荐在 12 岁左右开始使用低剂量的雌激素治疗，这样可在不影响成人期身高的情况下，使青春期的发育时间和速度保持正常。替代治疗的初始剂量通常为成人替代剂量的 1/10～1/8，在随后的 2～4 年内逐步增加剂量。为使乳房发育最优化，建议延迟约 2 年再使用孕激素治疗。

Turner 综合征女性患者存在卵巢早衰（原发性卵巢功能不全）。这些女性在达到平均绝经年龄（约 50 岁）前持续雌激素 – 孕激素治疗（表 24-2）。

　　Turner 综合征女性患者采用捐赠的卵母细胞经体外受精（IVF）后可获得生育能力，但其同时也存在心血管风险，其中最重要的为主动脉夹层。在考虑尝试妊娠前，必须进行心血管评估。

表 24-2　Turner 综合征激素补充治疗方案

年龄	建议	
10 ~ 11 岁	评估发育	
12 ~ 13 岁	若 FSH 上升，开始低剂量 E2	经皮：6.25μg/d 口服：micronized E2 0.25mg/d
12.5 ~ 15 岁	E2 逐渐增量，直至正常成人量	经皮：50 ~ 100μg/d 口服：micronized E2 2mg/d，CEE 0.625 ~ 1.25mg/d
14 ~ 16 岁	E2 使用超过 2 年 / 突破性出血，加用 P	微粒化黄体酮 200mg/d，后半周期
14 ~ 30 岁	标准量雌孕激素至 30 岁	监测子宫内膜厚度
30 ~ 50 岁	标准量雌孕激素预防骨质疏松 0.625mgCEE	骨质疏松筛查、乳腺筛查
> 50 岁	同其他女性 HRT	

病例点评

　　Turner 综合征在活产女性婴儿中的发病率约为 1/2500，是引起年轻女性闭经和女孩儿身材矮小的重要原因之一。引起临床症状的根本原因是缺失一条 X 染色体。一半以上的 Turner 综合征患者染色体为嵌合型，即 45，XO/45，XX，缺失的 X 染色体多为父源性，也有 1/3 左右为母源性。

　　Turner 综合征的临床表现多样，可以表现为多个器官和系统的异常。最具特征性的临床表现是身材矮小，几乎可以在所有患者中出现。Turner 综合征患者发生主动脉缩窄、主动脉瓣疾病和主动脉夹层动脉瘤的风险增加，骨质疏松和骨折也比较常见。

　　早期开始生长激素治疗的 Turner 综合征患者可以达到理想身高，对于身材极度矮小的 9 ~ 12 岁女孩，可以考虑同时加用雄激素治疗。雌激素治疗可以促进 Turner 综合征患者第二性征发育、增加骨量、改善认知和运动功能，是该病治疗当中最重要的一环。通常认为，雌激素治疗的起始时间应在 12 岁左右，过早使用雌激素可能影响最终身高。雌激素的应用应从低剂量开始，逐渐增加剂量。周期性加用孕激素治疗的目的是预防子宫内膜持续受雌激素作用而引起过度增生。绝大多数 Turner 综合征患者不能自然受孕，对于有生育要求的患者，需要辅助生殖技术。

　　本例患者疾病诊断开始较早，经过正规治疗，身高和第二性征发育比较理想。本次入院的主要目的是手术治疗外阴发育不良。该患者的外阴发育不良主要表现为大、小阴唇发育不良和双侧小阴唇融合，不是 Turner 综合征患者的典型表现，考虑可能与母亲孕期使用雄激素或后天炎症粘连有关，但是反复追问病史，患者母亲均否认孕期使用激素类药物史。这也是本例病例的独特之处。

参考文献

田秦杰 . 性发育异常田秦杰 2016 观点，北京：科学技术文献出版社，2016.

（任　冉　滕莉荣　整理）

笔记

病例 25. 45，XO/46，XY 性腺发育不全

病历摘要

患者，18 岁，未婚，原发闭经，发现染色体异常。患者系足月顺产，其母无孕期特殊用药史。出生后因外生殖器发育异常查染色体为 45，X/46，XY，自幼按女孩抚养，发育与同龄儿相当，智力正常，学习成绩良好。6 岁时曾行阴蒂切除术，12 岁开始皮下注射生长激素共 2 年，2004 年于当地行 Lap 探查，未发现性腺。2006 年开始口服倍美力。现身高 163cm，体重 60kg；眉毛浓密，发际不低，内眦赘皮，腭弓高；颈不短，无颈蹼；乳距宽，乳房发育 I 级；有腋毛；阴毛浓密，可见阴道开口。2010 年 1 月 25 日激素测定：FSH 73.49IU/L，LH 24.48IU/L，PRL 14.56ng/ml，E2 11.24pg/ml，T 升 高 2.18ng/ml。B 超：子宫 2.2cm×1.8cm×1.6cm，内膜厚 0.3cm，肌层回声均匀；右卵巢 2.2cm×1.3cm，左卵巢显示不清；双肾、输尿管、膀胱未见明显异常。骨龄正常，SRY 基因（+）。2010 年 2 月 3 日 Lap 双侧性腺切除，左侧性腺组织约 2cm，右侧性腺呈条索状，双侧输卵管外观正常。术后病理证实为左性腺母细胞瘤及发育不全的睾丸及附睾组织，右性腺为附睾和卵巢样皮质组织。指导人工周期替代治疗，并针对骨质疏松预防用药。

临床讨论

1.XO/XY 性腺发育不全的疾病特点

①属于性染色体异常。

②具有 Turner 综合征的多种畸形表现。

③原发性闭经，一半以上患者外生殖器性别不明。

④血 LH、FSH、E2 相当于绝经后妇女，睾酮可轻度升高。

⑤染色体核型可为 45, XO/46, XY 或 45, XO/46, XY/46, XX。

⑥性腺可多种多样，最常见的为一侧是条索状性腺，另一侧为发育不良的睾丸。

因系含有 Y 染色体的性腺发育不全，肿瘤的发生率高（10% ~ 20%），为预防肿瘤且选择女性生活的患者青春期后男性化表现，应在青春期前切除发育不全的睾丸。

激素治疗促进身高、第二性征发育和子宫发育，维持骨健康和辅助生育原则同 Turner 特纳综合征。

2. 正常性分化的过程及调控

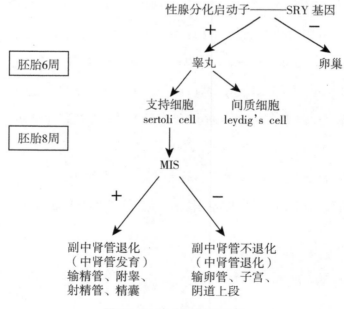

图 25-1　内生殖器的分化

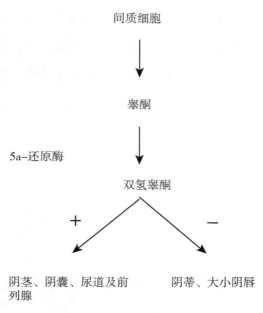

图 25-2　外生殖器的分化

概括言之，性分化由染色体和性腺决定，并受激素调控。女性内生殖器的发育不需要任何激素，只要无苗勒氏管抑制因子即可发生输卵管、子宫、阴道上段；女性外生殖器和阴道下段也不需要任何激素和因子，没有双氢睾酮即可发育为女性外生殖器与阴道下段（图 25-1 与图 25-2）；卵巢的发生复杂，目前尚不知卵巢发生基因的位置，没有 SRY 基因即可发育，但要保持卵巢持续存在且功能正常需要两条正常 X 染色体。

病例点评

XO/XY 性腺发育不全因体内有 45，X 与 46，XY 细胞系而使体内常有两种性腺表现，最常见的是一侧是条索状性腺，另一侧为发育不良的睾丸，因而以往称之为混合性性腺发育不全。但后来发现许多有 XO/XY 染色体核型的患者，性腺表现多样，可以双侧均为条索状性腺或双侧均为发育不良的睾丸或卵巢，故不存在"混合性性腺"，但其共同点是染色体核型相同，即均为 XO/XY，故现称为 XO/XY 性腺发育不全。有大约 60% 的患者会因阴蒂肥大就诊，诊断明确后，如性激素测定性腺已衰竭，建议尽早切除双侧性腺。

（邓　姗　田秦杰　整理）

病例 26. 46，XY 单纯性腺发育不全

病历摘要

　　20 岁，未婚 G0P0，原发闭经，B 超提示子宫异常 1 年。患者系足月顺产儿，母亲孕期无特殊用药史，出生时外生殖器呈女型，幼年期发育与同龄人大致相仿，高中时身高增长快，乳腺发育欠佳，一直无月经来潮。2009 年 1 月因闭经就诊于当地医院，B 超提示幼稚型子宫。6 月转来本院，查染色体 46，XY；B 超：子宫 2.7cm×2.7cm×1.5cm，内膜呈线状，肌层回声均，右卵巢 1.4cm×0.7cm，左卵巢 1.3cm×0.6cm。妇科检查：身高 173cm，乳房 II 度，腋毛稀疏，外阴阴毛略稀疏，大小阴唇发育可，阴蒂不大，可见尿道外口和阴道口，肛查可及 2cm 结节，双侧未及明确包块。激素水平测定：LH 41.66IU/L，FSH 77.4IU/L，E2 29.6pg/ml，P 0.80ng/ml，

T 47.1ng/dl，PRL 8.34ng/ml。骨密度测定为骨量减少。诊断为 46，XY 单纯性性腺发育不全，2009 年 11 月 24 日于全麻下行 Lap 双侧性腺＋输卵管切除，术中见子宫小，双侧性腺呈条索状，双侧输卵管外观正常，病理证实为发育不全的性腺组织。

临床讨论

1. 疾病特点

46，XY 单纯性性腺发育不全的主要病因可能是 SRY 基因异常或 SRY 蛋白作用所必需的另一种基因的功能丧失。诊断要点是有子宫的 46，XY。其男性性腺从最初就无发育，故没有 MIS 的分泌，所以有子宫；没有睾酮分泌，也就没有双氢睾酮的作用，所以，外阴为幼稚女性。生长、智力正常，部分人臂长，类去睾体型。原发闭经，第二性征不发育，内外生殖器幼稚，人工周期可有月经，供卵可受孕。自幼缺乏性激素，骨密度显著低于正常。LH 和 FSH 相当于绝经后水平，雌二醇和睾酮低于正常。性腺多为条索状的纤维化结缔组织，但30%～60%发生生殖细胞肿瘤，是性发育异常中最易发生肿瘤的病种。

单纯性腺发育不良是临床较为常见的导致原发闭经的疾病，临床特征为缺乏女性第二性征、内外生殖器均为女性，性激素检查为性腺衰竭的表现，雌孕激素人工周期可来月经。但需注意的是，此类疾病的染色体可为 46，XY，也可为 46，XX。46，XX 的患者不需要手术，只要补充性激素即可，而 46，XY 的患者需要手术切除条索状性腺，预防或治疗肿瘤发生，而不能仅仅满足于来月经就行。所以，对于有原发闭经、性激素检查为高促性腺激素性性腺功能低下的患者，一定不要忘记性染色体的检查。

2. 鉴别诊断

46，XY 单纯性腺发育不全需与 CAIS 及 46，XY 17α - 羟化酶缺乏进行鉴别诊断（表 26-1）。

表 26-1　46，XY 单纯性腺发育不全与 CAIS 及 17α - 羟化酶缺乏的鉴别诊断

	完全型雄激素不敏感综合征（CAIS）	46，XY 单纯性腺发育不良	46，XY 17α - 羟化酶缺乏
原发闭经	+	+	+
外生殖器	女性	女性	女性
染色体	46，XY	46，XY	46，XY
性腺	睾丸（外观正常）	睾丸（条索）	睾丸（发育不全，较小）
阴道	盲端	有	盲端
宫颈	无	有	无
子宫	无	有	无
人工周期出血	无	有	无
乳房发育	+	-	-
阴、腋毛	-	-	-
睾酮	男性水平	低下	低下
雌二醇	正常或升高	低下	低下
孕酮	不高	低下	升高
高血压	无	无	可有
低血钾	无	无	可有

病例点评

性腺的分化取决于染色体，而生殖道和外生殖器的自然发育方向为女性，只有在雄激素的作用下，XY 胚胎才能向男性方向分化。无论是染色体异常，性腺发育异常还是性激素功能异常，均可以表现为女性表型。其中最具代表性的三类患者，CAIS、46，XY 单纯性腺发育不全和 46，XY17α - 羟化酶缺乏，外生殖器均为女型，但病

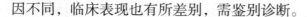

因不同，临床表现也有所差别，需鉴别诊断。

46，XY 单纯性腺发育不良患者成年后，血清促性腺激素水平升高，雌激素水平低下。睾酮水平可能高于正常女性，其原因可能是升高的 LH 刺激条索状性腺的门细胞产生雄烯二酮所致，因而个别患者还可表现为阴蒂肥大。

参考文献

1. 田秦杰，葛秦生 . 实用女性生殖内分泌学 . 北京：人民卫生出版社，2018.

2. 孙爱军 . 实用生殖内分泌疾病诊治精要 . 北京：中国医药科技出版社，2013.

（邓　姗　田秦杰　整理）

病例 27. 不完全型雄激素不敏感综合征

病历摘要

患者，19 岁，社会性别女性，因"青春期后无月经来潮"入院。患者系足月顺产，母亲孕期因"心脏疾病"曾用药治疗（具体药物不详），出生体重 3kg，出生时为女性外阴。患者自诉儿时身高及智力发育与同龄儿无差别，听力嗅觉均正常。14 岁起乳房发育，17 岁起有阴毛发育，无腋毛。染色体核型：46，XY。性激素水平：FSH 22.11IU/L，LH 38.43IU/L，E2 68.00pg/ml，T10.77ng/ml。超声检查盆腔未探及子宫及卵巢，双侧腹股沟可见细密点状椭圆形低回声，右侧大小约 4.1cm×0.8cm，左侧大小约 3.8cm×1.0cm；泌尿系超声未见异常。查体：乳房隆起，Tanner 分期Ⅳ期，外阴女性型，阴毛女性型分布，Marshall 分期Ⅳ级，双侧小阴唇小，部分融合，阴蒂长约 2cm，直径 1.5cm，阴蒂下方可见尿道口；阴道盲端 2cm。肛查：子宫双附件缺如。双侧腹股沟外环处可触及直径约 3cm 较固定包块。入院后行腹腔镜下双侧性腺切除＋外阴整形术（阴蒂缩短＋后联合切开）。

盆腔起初未见性腺（图 27-1），自腹股沟内环向内牵引，可见睾丸和附睾。术后病理回报：（左睾丸、右睾丸）符合发育不良的睾丸组织，见曲细精管（图 27-2），可见附睾。

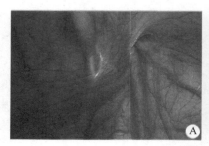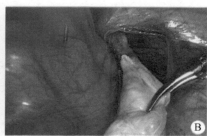

图 27-1　术中检查

注：A：右侧腹股沟，未见性腺组织；B：从右侧腹股沟内牵扯出白色的睾丸组织。

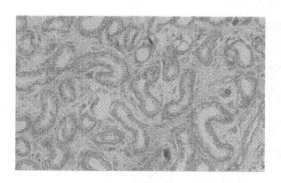

图 27-2　组织病理见多处曲细精管

临床讨论

1. 雄激素不敏感综合征的特点和分类

雄激素不敏感综合征（androgen insensitivity syndrome，AIS）占原发闭经的 6%～10%，是一种 X 连锁隐性遗传病。发病率为出生男孩的 1/（20 000～64 000），染色体核型为 46，XY。多因原发闭经、腹股沟或大阴唇疝就诊。发病机制：位于 X 染色体的雄激素受体基因突变或缺失，导致靶组织对雄激素不反应（完全型）或反应不足（不完全型）。根据患者有无男性化表现，可将 AIS 患者分为无男性化表现的完全型 AIS（complete AIS，CAIS）和有男性化表现的不完全型或部分型 AIS（incomplete AIS，IAIS 或 partial AIS，PAIS）。有些学者将 PAIS 进一步分为 PAIS 女性、PAIS 男性与轻微型 PAIS（表 27-1）。

表 27-1　雄激素不敏感综合征分型

	CAIS	PAIS/Female	PAIS/Male	Minimal/AIS
表型	女性	女性	男性	男性
外生殖器	女性外阴，大小阴唇发育差，阴道为盲端	部分男性化，阴蒂增大，阴唇阴囊皱襞部分融合，阴道为盲端或无阴道	表现多样，尿道下裂和阴囊分裂而睾丸完好	男性外观
性腺位置	多位于腹腔或腹股沟	多位于腹股沟	多位于阴囊内	阴囊
乳房发育	+	+	+/-	-/+
阴腋毛	无或稀少	稀少	稀少至正常	稀少至正常
精子发生	无	无	无或严重受损	有或轻度受损

2. 外阴模糊不清的鉴别诊断

外生殖器性别不清主要与雄激素异常有关，其临床表现多样，临床诊断和鉴别诊断较为复杂。根据病因，可将外生殖器性别不清分为三大类：雄激素过多、雄激素不足和性腺分化异常。其中，先天性肾上腺皮质增生（CAH）、不完全型雄激素不敏感综合征和真两性畸形最为常见（表 27-2，表 27-3）。

表 27-2　CAH、真两性畸形与 IAIS 鉴别诊断

	CAH	IAIS	真两性畸形
染色体	46, XX	46, XY	46, XX、46, XY 或其他各种嵌合
外生殖器	失盐型或非失盐型阴蒂增大和尿道阴道口（尿生殖窦）。也可能发生部分或完全阴唇融合和尿殖孔前移	部分男性，阴蒂增大，阴唇阴囊皱襞部分融合，阴道为盲端	与同侧性腺相同，形态不一致。不易分辨男女。绝大多数有阴蒂增大、小阴茎及尿道下裂
乳房发育	+	±	约 2/3 成年后有乳房发育
性腺位置	盆腔	盆腔、腹股沟、大阴唇	盆腔、腹股沟、大阴唇
内生殖器	卵巢、子宫	睾丸，无子宫	一侧为卵巢，另一侧为睾丸亦可能一侧或两侧为卵睾。可有发育较差的子宫
血压、电解质	经典型 21- 羟化酶缺陷症患者存在盐皮质激素缺乏，有低钠血症和高钾血症	正常	正常

表 27-3　合并性腺肿瘤患者的诊断及病理检查结果

编号	年龄（岁）	诊断	性腺位置	肿瘤病理检查
1	22	CAIS	腹腔	双侧支持细胞腺瘤
2	33	CAIS	腹腔	双侧支持细胞腺瘤
3	24	CAIS	腹股沟管内	左侧性腺精原细胞瘤，左侧性腺支持细胞腺瘤
4	19	CAIS	腹股沟管内	左侧性腺母细胞瘤
5	18	CAIS	腹腔	双侧无性细胞瘤

续表

编号	年龄（岁）	诊断	性腺位置	肿瘤病理检查
6	25	CAIS	腹腔	双侧性索肿瘤
7	15	CAIS	腹腔	双侧支持细胞腺瘤
8	29	CAIS	腹腔	双侧支持细胞腺瘤
9	16	CAIS	腹腔	双侧支持细胞腺瘤
10	24	CAIS	腹股沟管内	右侧支持细胞腺瘤
11	14	CAIS	腹腔	双侧支持细胞腺瘤
12	25	CAIS	腹腔	右侧精原细胞瘤
13	16	IAIS	腹股沟管内	右侧性腺母细胞瘤
14	17	IAIS	腹股沟管内	右侧支持细胞腺瘤

3. 含 Y 的性腺继发肿瘤的特点

表型为女性、染色体含有 Y 或 Y 成分的性腺发育异常患者易发生性腺母细胞瘤和生殖细胞肿瘤，尤其是性腺位于盆腔者。年龄越大，恶变的机会越多。因此，一旦确诊宜及早切除双侧性腺。

目前普遍认为，存在 Y 染色体的发育不全的性腺有较高的发生性腺母细胞瘤的风险，46，XY 单纯性腺发育不全中性腺肿瘤的发生率高于其他性腺发育异常，文献报道为 15% ~ 30%，而雄激素不敏感综合征或 17a– 羟化酶缺乏均为 7% 左右。异位性腺的肿瘤分为生殖细胞瘤和非生殖细胞瘤两大类。生殖细胞肿瘤如精原细胞瘤，恶变风险随年龄增加而增加，50 岁可达 30%。非生殖细胞肿瘤包括支持细胞和间质细胞瘤，其中以支持细胞腺瘤最常见。

CAIS 青春期前发生性腺肿瘤的概率为 0.8% ~ 2%，成年后可升至 30%。北京协和医院 78 例 AIS 患者总的性腺肿瘤发生率为 15.4%（12/78），而 CAIS 患者性腺肿瘤的发生率高达 23.1%（12/52），年龄最小者仅 14 岁，26 例 PAIS 中仅 2 例继发肿瘤 7.7%（2/26），可见 CAIS 性腺肿瘤的发生率更高。一旦确诊应尽早手术切除性腺，手术方式根据社会性别、类型、睾丸部位、外生殖器畸形程度决定。CAIS 的患者，女性化程度高，无男性化表现，只需切除双侧性腺，行疝修补即可按女性生活。IAIS 需根据外生殖器的畸形程度决定性别选择：按女性生活的 IAIS 需切除双侧性腺，必要时外阴整形或阴道成形；按男性生活的 IAIS 则需行隐睾纠正和外生殖器整形。

🩺 病例点评

原发性闭经且激素水平呈高促性腺性特点的患者，务必检查染色体，除外还有 Y 染色体或其成分的 DSD。位置异常的睾丸发生肿瘤的概率于青春期前至成年后可提升数十倍，原则上应该一经诊断尽早切除。本患者为部分性 AIS，为尽早消除雄激素效应，也应该尽早切除性腺。如果是完全性 AIS，青春期前恶变率较低，则可以适当延后切除性腺的时间，使乳房等发育得更女性化后及时切除性腺。因中国 AIS 患者就诊时机较晚，多于青春期后无自主月经来潮就诊，而且多数并不能进行严密的监测与随访，因此有文献建议在明确 AIS 诊断后尽早切除性腺，术后予激素替代治疗。AIS 的患者通常有一定长度的阴道盲端，通过性生活的顶压可进一步延伸，不需要做人工阴道成形。

参考文献

1. 葛秦生 . 实用女性生殖内分泌学 . 北京：人民卫生出版社，2008.

2. 田秦杰 . 性发育异常田秦杰 2016 观点 . 北京：科学技术文献出版社，2016.

3. 蒋建发，薛薇，邓燕，等 . 不同类型雄激素不敏感综合征性腺肿瘤临床分析 . 实用妇产科杂志，2016，32（2）：110-112.

4. Liu A X, Shi H Y, Cai Z J, et al.Increased risk of gonadal malignancy and

prophylactic gonadectomy: a study of 102 phenotypic female patients with Y chromosome or Y-derived sequences.Hum Reprod, 2014, 29 (7): 1413-1419.

（王　遥　范　融　整理）

病例 28. 完全型雄激素不敏感综合征

病历摘要

患者，34 岁，G0P0，原发闭经，发现染色体异常 1 年余。患者系足月顺产儿，母亲孕期无特殊用药史，出生时外生殖器呈女型，生长发育和智力水平与同龄人无明显差异。13 岁起乳房开始发育，无阴毛、腋毛，一直无月经来潮。15 岁时曾行 B 超检查发现子宫缺如。2008 年 1 月查染色体为 46XY，就诊本院。妇科检查：身高 167cm，乳房 V 级，无腋毛、阴毛，外阴幼稚，阴道为盲端，深 6 ~ 7cm；盆腔空软。激素水平测定：LH 30.52IU/L，FSH 5.87IU/L，E2 33.44pg/ml，T 24.92nmol/L，PRL607.5mIU/L。骨密度测定结果正常。诊断：完全型雄激素不敏感综合征。2009 年 10 月 20 日于全麻下行 Lap 双侧性腺切除术，病理：双侧发育不良的睾丸和附睾组织，部分曲细精管中精原细胞增生，Ki-67（2%）。术后予补佳乐 2mg po qd。

临床讨论

雄激素不敏感综合征（androgen insensitivity syndrome，AIS），曾经被称为睾丸女性化综合征（testicular feminization syndrome，TFS）。诊断要点：外生殖器幼稚伴女性乳房（无毛女性），而染色体为 46，XY，性腺是睾丸，睾酮分泌正常，由于雄激素受体缺陷，导致雄激素的正常效应完全或不完全丧失，所以外生殖器表现为幼稚女性型；因为 MIS 仍正常分泌，所以没有子宫。该综合征为 X- 性连锁隐性遗传，对于女性携带者而言，其 46，XY 后代中患病的概率为 1/2，46，XX 后代中 1/2 为携带者。重要的是发现该突变的杂合子携带者，以便遗传咨询。目前可利用分子生物学方法对家族性 AIS 进行准确遗传分析。

部分患者仍有部分雄激素生物效应，表现为外生殖器异常呈多态性，主要为外阴男性化，从阴蒂增大直到似男性外阴，可有阴毛、腋毛，甚至出现喉结，但乳房发育似女性或不发育。

异位性腺的肿瘤发生率为 5% ~ 10%，肿瘤分为生殖细胞和非生殖细胞两大类。生殖细胞肿瘤如精原细胞瘤，恶变的危险随年龄增加而增加，50 岁可达 30%。非生殖细胞肿瘤包括支持细胞和间质细胞肿瘤，其中以支持细胞腺瘤最常见。选择以女性生活的患者需切除双侧性腺，必要时行外阴整形或阴道成形术。

AIS 的诊断要结合典型的临床表现、激素特征和性染色体的结果。关键是要想到这个病、认识这个病，诊断并不困难，尤其是完全型 AIS。需要注意的是，现在有一些不典型的完全型 AIS 患者，其睾酮水平较女性显著升高、达到或接近男性水平，但 FSH 水平达性腺衰竭水平，然而结合其典型临床表现，仍然不影响其诊断。但对不完全型 AIS，其鉴别诊断是较为困难的，包括雄激素的部分合成不足、5a - 还原酶缺乏等，需要特殊的测定，甚至是分子水平的测定。

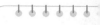

📋 病例点评

　　有关此类患者性腺切除的时机，有学者研究表明，完全型 AIS 患者青春期前发生肿瘤的危险性为 3.6%，建议 25 岁以后切除性腺，以便女性第二性征更好地发育。但也有专家建议明确诊断即应及早切除性腺，因为最早有在 2 个月新生儿发现原位癌及青春期前浸润性精原细胞瘤的报道。但对部分型 AIS 患者，如按女性生活，出现男性化表现后，如诊断明确，应尽早手术，切除睾丸，减少过多雄激素对身体的影响。本院葛秦生教授主张根据患者的社会性别、AIS 的类型、睾丸的部位、外生殖器畸形的程度及就诊的条件综合考虑手术时机和方式。

参考文献

1.　葛秦生.实用女性生殖内分泌学.北京：人民卫生出版社，2008.

2.　孙爱军.实用生殖内分泌疾病诊治精要.北京：中国医药科技出版社，2013.

（邓　姗　田秦杰　整理）

病例 29.　46,XX 外阴模糊不清

📋 病历摘要

病例 A

剖宫产新生儿，外阴模糊不清。母亲 32 岁，G2P1，2012 年 7 月

曾有一次胚胎停育清宫史，本次妊娠孕期基本平顺，血清学筛查均低风险，糖耐量检查诊断 GDM，饮食控制满意。预产期：2014 年 1 月 31 日。当日曾行普贝生引产，因宫缩过频提前取出。随后两天催产素引产未成功，2014 年 2 月 3 日人工破膜亦失败，决定行剖宫取子术。出生后一般情况好，体重 4020g，发现外阴性别不明，大阴唇色素沉着、融合，阴茎长 2cm，合并尿道下裂。转至新生儿病房进一步检查，发现房间隔缺损（继发孔型，左向右分流，舒张期房分流束 3mm），查染色体为 46，XX。出生三周后因吐奶明显，就诊儿研所，化验提示低钠、低钾，结合外阴情况，诊断为 CAH，21- 羟化酶缺乏。

病例 B

29 岁，G2P0，先天性肾上腺皮质增生，有生育要求。系足月顺产儿，母亲孕期无特殊用药史，出生时外生殖器即发现畸形，13 岁外阴整形，并开始地塞米松 0.375mg/d 口服治疗，青春期后月经正常。结婚 6 年，2009 年和 2011 年分别早孕，顾虑激素的不良反应行人工流产。曾就诊本院内分泌科，结合生育要求，2013 年 4 月将地塞米松改为氢化可的松 10mg/d，2013 年 11 月改为泼尼松 2.5mg/d 后，月经出现不规律现象，2 ～ 6 天 /11 ～ 35 天不等，要求生育就诊本科。末次化验（2014 年 1 月）：LH 4.2IU/L，FSH 7.1IU/L，E2 122.1pg/ml，P 8.87ng/ml，T 61.4ng/ml，PRL 18.34ng/ml；17 羟孕酮 69.6ng/ml，ACTH 231pmol/L，泼尼松剂量由内分泌科改为 2.5mg，2 次 / 日。患者身高 146cm，体重 52kg，乳房 V 级，外阴整形术后，阴道容纳两指，可顺利完成盆腔检查，子宫正常大小，附件区未触及异常。

临床分析

1. 先天性肾上腺皮质增生症（CAH）的疾病特点

CAH 是最常见的常染色体隐性遗传病之一，典型 CAH 的发病率为 1/16 000，非典型 CAH 的发病率为 1/600。超过 90% 的病例是由于缺乏 21α – 羟化酶所致，编码该酶的基因 *CYP21A2* 位于第 6 号染色体短臂上（6p21.3），基因突变导致的分子缺陷之严重程度和疾病临床症状的严重程度间具有相关性。其次常见的是由 8 号染色体长臂上的 CYP11B1 编码的 11β – 羟化酶缺乏引起的 CAH（表 29-1）。

表 29-1　CAH 酶缺乏类型

酶缺乏	发病率	临床特点
典型 21α- 羟化酶	1/16 000	失盐，女性分辨不清的外生殖器，男性过早出现阴毛
非典型 21α- 羟化酶	1/600	多毛，青春期少女月经过少，男孩无症状
11β- 羟化酶	1/100 000	分化不清的外生殖器，男性化，高血压
3β- 羟化酶	少见	轻度男性化，严重病例可失盐
17α- 羟化酶	少见	第二性征不发育，高血压，低血钾

该病临床特征谱广泛，从新生儿期的失盐及外阴男性化到成年期的非典型性 CAH 均可出现，共同的特点是肾上腺产生的雄激素前体超生理性升高，可分为单纯男性化型、失盐型和非经典型。

（1）单纯男性化型：①女性外生殖器男性化；②直线生长加速，高于同龄儿，骨龄提前，最终身高矮，常不超过 150cm；③促肾上腺皮质激素（ACTH）升高使皮肤色素沉着。经适当激素治疗后，妊娠率可达 33% ~ 60%。

（2）失盐型：盐皮质激素系统亦受累，常婴儿期夭折，成年后性功能异常，女性生殖力低。

（3）非经典型：皮质醇分泌可以正常，临床表现极其类似多囊卵巢综合征，多在青春期后出现，40% 可发现肾上腺偶发瘤或增生。被诊断为 PCOS 的患者中，也有约 1/3 实际为非典型 CAH。

2.CAH 的治疗原则

CAH 单纯男性化型通过补充足量肾上腺皮质激素以抑制 CRH-ACTH 分泌，从而抑制肾上腺产生过多的雄激素，纠正电解质平衡并阻止骨骺过早愈合。前两者疗效较满意，后者不易达到正常水平。

其具体治疗目标包括：

（1）保持正常能量水平和体重，避免发生肾上腺危象。

（2）尽量减轻高雄激素血症，使女性患者恢复月经和生育能力。无自主排卵，在睾酮和雄烯二酮正常的情况下可以药物促排卵。

（3）17- 羟孕酮达到轻度升高水平（大约为正常值的 2 倍），维持肾素在正常范围的中间左右。

（4）避免糖皮质激素替代过度。

常用药物可用：泼尼松龙 5 ~ 7.5mg/d，1/3 晨起给药，2/3 睡前给药；地塞米松 0.5mg，夜间给药，可用于泼尼松龙控制不理想的患者；氟氢可的松 50 ~ 200μg/d，用于失盐型患者；多毛和痤疮可采用含环丙孕酮的口服避孕药（达英 -35）等。女性患者需终身服药，否则男性化症状将反复。越早治疗，疗效和预后越好，2 岁以内开始治疗，能较好地控制阴蒂增大及其他男性化表现的发展；可抑制骨骺过早愈合而改善身材矮小的程度；还可有效推迟肾上腺发育的年龄，女性早治疗者，月经初潮平均年龄 12 岁，初潮后乳房开始发育，婚后亦能妊娠，但容易发生自然流产。

女性外生殖器畸形需手术整形，缩小阴蒂，扩大融合的会阴，保留血管神经的阴蒂缩小术为首选手术方式。单独阴蒂整形可在儿童期进行，早手术对患者心理创伤较少。阴道矫形手术应在发育后进行。

11β-羟化酶缺乏引起的CAH与21α-羟化酶缺乏的表现和治疗相似，但常伴有血压升高。另外，早孕期接触了过多的外源性雄激素也可以造成女性新生儿外阴模糊，所以在询问病史过程中，不要忘记询问患者母亲在孕早期是否有过想要男孩服用特殊药物的情况。

病例点评

外生殖器性别不清主要是与雄激素异常有关，其临床表现多种多样，诊断和鉴别诊断较为复杂。根据病因不同，可以将外生殖器性别不清分为三大类：46，XX的雄激素过多、46，XY的雄激素不足和性腺分化异常，其中先天性肾上腺皮质增生（CAH）、不完全型雄激素不敏感综合征（IAIS）和真两性畸形最为常见。针对46，XX，外阴模糊不清而言，主要考虑CAH和真两性畸形。临床遇到外生殖器模糊不清的新生儿时，应尽快转往有经验的医院或医生以尽早确诊，并尽早做出恰当的处理，这不仅对于疾病的治疗预后至关重要，也对减轻患者及其家属的心理负担具有重大的意义。

参考文献

1. 葛秦生，田秦杰.实用女性生殖内分泌学.北京：人民卫生出版社，2008.
2. 孙爱军.实用生殖内分泌疾病诊治精要.北京：中国医药科技出版社，2013.

（邓　姗　田秦杰　整理）

病例 30. 46，XY 17 羟化酶缺乏

病历摘要

　　患者，15 岁，因"乏力 11 年，皮肤变黑 9 年，诊断性发育异常（17 羟化酶缺乏）4 年"于 2017 年 7 月 12 日入院。患者系第一胎第一产（母亲 22 岁），孕期产时除剖宫产外均平顺，出生时女性外生殖器，身长 52cm，体重 3.3kg。无喂养困难，婴幼儿期发育与同龄儿相似。5 岁时曾被（2006 年）猫咬伤后肌注狂犬疫苗，但伤口化脓感染明显，1 个月后出现发热，Tmax 40℃，当地医院输液治疗后好转（具体不详）。此后自觉抵抗力明显下降，伴乏力、食欲缺乏、易感冒、腹泻及发热，多为高热。7 岁起（2008 年）无明显诱因出现全身皮肤颜色变黑，以四肢及皮肤皱褶处明显，遂于 2010 年 3 月（8 岁 4 个月）就诊于北京儿童医院，该院诊断为"Addison 病"，予氢化可的松早 15mg、晚 10mg 口服。皮肤颜色渐变白，乏力稍有改善。患者为求进一步治疗，自 2011 年 1 月 20 日（9 岁 2 个月）转来本院内分泌门诊，当时测血压 100/70mmHg，皮肤不黑，掌纹不黑，乳晕不黑，脸圆，双下肢不肿，辅助检查示 K^+ 4.1mmol/L，ACTH 29.4pg/ml，抗肾上腺抗体（-），17α OHP < 0.1ng/ml，肾上腺 CT 示右肾上腺形态略纤细，余部位未见异常，诊断"原发性肾上腺皮质功能减低"，继续予氢化可的松口服替代治疗，定期监测患者身高、体重等生长情况，血压、心率等生命体征。其中于 2012 年 9 月 7 日（10 岁 10 个月），测量骨龄 7 岁，评估生长激素轴，行左旋多巴试验示 GH 峰值 22.4ng/ml，IGF-1 正常；评估甲功未见

明显异常（2012 年 9 月 7 日，10 岁 10 个月）；评估 HPO 轴功能：LH 12.69IU/L，FSH 31.4IU/L，E2 16.4pg/ml，PRL 5.54ng/ml，P 0.62ng/ml。2013 年 2 月 20 日（11 岁 3 个月）复诊，行头颅 MRI 发现 "胼胝体占位，大小约 2.1cm×1.6cm"，经垂体中心会诊，考虑畸胎瘤不除外，目前无梗阻表现，建议随访观察，如有脑积水等症状可考虑手术。2013 年 3 月查染色体示 46，XY。2013 年 10 月超声提示双侧未见明确囊实性包块；子宫双附件超声提示膀胱后方条索样低回声，大小 2.6cm×2.1cm×1.2cm；腹部超声未见明显异常。2014 年末至 2016 年 8 月，患者因自觉服用 "氢化可的松" 后身高增长缓慢，自行停用激素，停药后逐渐出现乏力、食欲缺乏，皮肤变黑等症状，无易感冒、发热、呕吐等，自觉身高增长速度较前加快。2016 年 8 月 23 日（14 岁 10 个月）再次就诊于本院内分泌科门诊，经门诊评估病情，以 "Addison 病" 收入院，住院期间完善常规辅助检查，再次评估 HPA 轴、生长激素轴、性腺轴，行 OGTT 实验，监测骨代谢及骨龄相（手、肘）提示骨质密度减低，骨龄约 6～8 岁，行 CYP17A1 基因测序显示存在两个杂合突变，均为已知突变，支持 17α- 羟化酶缺乏症。补充诊断：17α- 羟化酶缺陷症；46，XY 性分化异常疾病；胰岛素抵抗；维生素 D 缺乏。入院期间改氢化可的松 10mg bid 为泼尼松早 1.25mg，晚 2.5mg 口服，监测血钠、血钾，二者均处于正常范围，监测血压 120～130/60～90mmHg；给予二甲双胍 0.5g tid po 改善胰岛素抵抗，予英康利 2ml 每月一次口服补充维生素 D。治疗期间患者病情渐平稳，于 2016 年 9 月 8 日出院。出院后患者自行停用二甲双胍及英康利，继续口服氢化可的松 10mg bid 至今。1 周前内分泌科就诊，因 "高血压" 加用苯磺酸氨氯地平 1.25mg qd，建议血压平稳后可转妇科行性腺切除。

患者近 1 年身高平均增速 3.6cm，自诉 2 年前起出现乳房发育，无阴毛和腋毛生长，无月经来潮。自觉不易感冒，睡眠可，食欲可，无恶心、呕吐，大小便正常。无头痛、头晕，无骨痛、关节痛和骨折。智力发育正常，现高一，家属诉其学习成绩优秀。查体：双乳对称，Tanner 分期Ⅲ期，乳晕色浅；无明显腋毛；幼女外阴，阴毛 Tanner 分期Ⅰ期；可见尿道和阴道口。

入院后复查性激素水平：FSH 71.56IU/L，E2 7.00pg/ml，P 10.70ng/ml，T 0.14ng/ml，LH 50.95IU/L，PRL 7.34ng/ml；经腹超声膀胱后方未见明确组织影。

择期行腹腔镜探查，术中见盆腔空虚，未见子宫及双侧输卵管。左侧性腺位于左侧腹股沟管入口处，大小约 2m。右侧性腺位于右侧腹股沟管入口处，大小约 1cm。子宫直肠陷凹及宫骶韧带光滑。完整切除双侧性腺送病理，病理结果为发育异常的睾丸样组织。

临床讨论

1. 17α-羟化酶缺乏的临床特点

（1）内外生殖器发育：染色体核型 46，XY 的患者，其性腺为发育不全的睾丸，可位于盆腔、腹股沟管或大阴唇；因其胚胎期分泌 MIS 正常，无子宫及输卵管，阴道为盲端；因缺乏 17α-羟化酶，睾酮、脱氢表雄酮、雄烯二酮合成受阻，外生殖器呈幼稚女型。染色体核型为 46，XX 的患者，因雌激素合成受阻，卵巢发育不全，外生殖器发育幼稚，无女性第二性征。

（2）骨代谢及身高：患者因缺乏雌激素，骨骺愈合延迟，骨代谢加快，骨龄检测可见其低于相应年龄，骨密度下降，可有血钙升高，血磷正常或下降。

（3）循环系统：11- 去氧皮质酮、皮质酮、醛固酮均具有保钠排钾作用，三者水平升高可导致高血压及低血钾，但既往文献报道，血压及血钾变异程度较大。

（4）肤色及抵抗力：患者因皮质醇缺乏，表现为抵抗力下降，易感染、疲乏；血清 ACTH 水平升高，ACTH 可作为 α- 促黑激素的前体物质，从而刺激产生促黑激素，进一步刺激黑色素细胞功能，引起全身色素沉着，以皮肤皱褶、摩擦部位为著，如腋窝、齿龈、颊黏膜等。

部分患者表现为 17α- 羟化酶部分性缺乏，以上表现可不典型，文献报道持续性高孕酮水平及反复出现的卵巢囊肿是部分性 17α- 羟化酶缺乏 46, XX 患者的特异性临床表现。

2. 本病与 Addison 病鉴别的要点

Addison 病即原发性肾上腺皮质功能减退症，是由于多种因素导致肾上腺结构破坏，进而引起功能下降，主要表现为肾上腺皮质功能减退。该病因最早由英国医生 Thomas Addison 描述而命名。

自身免疫性疾病是导致该病最常见的原因，占 70% ~ 90%，其次为结核感染，占 7% ~ 20%，剩余病例包括其他病原体感染、转移癌或淋巴瘤浸润、肾上腺梗死、药物损伤等。自身免疫性肾上腺破坏，多见于女性，是由体液和细胞介导的免疫机制直接作用于肾上腺皮质，并与其他内分泌腺的自身免疫性破坏有关，其中约 86% 的患者血清中出现抗 21- 羟化酶抗体，这些自身免疫性抗体可以和几种类固醇合成酶（最常见的是 21- 羟化酶）及肾上腺皮质三个带相互作用，首先引起肾上腺球状带受累，血浆肾素活性增加伴血清醛固酮浓度正常或偏低，数月至数年后，出现束状带功能不全，血清皮质醇对 ACTH 刺激反应降低，ACTH 浓度增加，随后出现基础

笔记

血清皮质醇浓度降低及相应症状。一项研究显示，对于存在 21-羟化酶自身抗体的患者，血清 ACTH 升高是随后发生肾上腺皮质功能减退症的最佳预测指标。结核感染引起肾上腺炎多由身体其他部位的活动性感染经血行播散导致，肾上腺外结核病常较为明显，但临床可能为感染潜伏期。结核引起的肾上腺破坏多为双侧，呈渐进性，髓质破坏比皮质破坏更常见，其原因不明。血清中不存在抗肾上腺自身抗体。病变早期由于皮质炎症细胞浸润及肉芽肿，肾上腺常增大，可通过 CT 或 MRI 得到阳性表现。干酪样结节和纤维化随后逐渐替代肾上腺组织，约两年后肾上腺出现钙化，体积可变小，肾上腺穿刺活检获得肉芽肿、干酪样改变等证据可明确诊断。研究表明有效的抗结核治疗后肾上腺功能有可能恢复正常，但通常不能恢复。

其他类型感染也可导致 Addison 病，如组织胞浆菌病和副球孢子菌病（南美芽生菌病）、梅毒、非洲锥虫病、HIV 感染等。侵犯双侧肾上腺皮质的转移性疾病导致肾上腺皮质功能减退症，最常见的与肺癌、乳腺癌、胃癌或结肠癌，黑素瘤及淋巴瘤相关。此外，由于出血或肾上腺静脉血栓引起双侧肾上腺梗死可导致急性肾上腺皮质功能减退症。另有文献报道，药物如麻醉-镇静药物依托咪酯、抗真菌药酮康唑和氟康唑及抗寄生虫药舒拉明可能引起垂体或肾上腺储备有限的患者发生有症状的肾上腺皮质功能减退症。

综上所述，原发性肾上腺皮质功能减退症无相关基因突变证据，无性发育及骨代谢异常，多存在明确的病因，血清学表现为皮质醇和盐皮质激素共同缺乏。通过检测患者血清抗肾上腺自身抗体、补充病史明确有无其他脏器结核感染及肿瘤病史、肾上腺穿刺活检、特殊病原体检测、用药史及 CT/MRI 等影像学明确诊断。而 17α-羟化酶缺乏症属于常染色体隐性遗传病，突变基因为 CYP17A1，导致性激素合成及功能异常。

3. 肾上腺皮质功能减低患者的药物治疗原则及围手术期注意事项

Addison 病存在皮质醇和盐皮质激素共同缺乏；继发性肾上腺皮质功能减退症、散发性肾上腺皮质功能减退症分别由垂体、下丘脑疾病引起，因醛固酮主要受肾素 - 血管紧张素系统的调控，而后者独立于下丘脑和垂体，故继发性和散发性肾上腺皮质功能减退症只存在皮质醇的缺乏，而不缺乏盐皮质激素。对于性发育异常：17α - 羟化酶缺乏患者，皮质醇合成受阻而盐皮质激素及其前体物质合成增加。以上差异使这些疾病的药物治疗方案有所不同。

（1）肾上腺危象：通常由盐皮质激素极度缺乏所致，主要表现为容量不足和低血压。应在最初的 12 ～ 24 小时内静脉滴注 1 ～ 3L 生理盐水或者糖盐液（5% 的葡萄糖加入到 0.9% 生理盐水中）进行扩容和纠正低血糖症。不推荐使用低渗盐水，以防加重低钠血症。

对此前未诊断为肾上腺皮质功能减退症的患者，地塞米松（4mg 快速静脉推注）是首选，因为与氢化可的松相比，地塞米松不会干扰血清皮质醇测定。对于已诊断为肾上腺皮质功能减退症且出现肾上腺危象的患者，可选用地塞米松（4mg，快速静脉推注）、氢化可的松（100mg，快速静脉推注）或者其他静脉注射用糖皮质激素制剂，以迅速降低不恰当升高的血管加压素，同时增加自由水的清除和纠正低钠血症。与糖皮质激素替代治疗相比，盐皮质激素替代治疗并不迫切需要。因为其保钠效应需要数日后才能显现，且仅通过静脉补充生理盐水即可达到充分补钠。需要注意的是，对已知原发性肾上腺皮质功能减退症且血钾 > 6.0mmol/L 的患者，首选兼具盐皮质激素活性的氢化可的松。

（2）常规激素替代方案

①糖皮质激素：对于所有肾上腺皮质功能减退患者均需进行

笔记

糖皮质激素替代治疗，理想的治疗模式应做到：模仿内源性皮质醇的节律，睡觉时为谷值，清晨睡醒前为峰值；个体之间代谢差异小，可预测标准剂量；易进行简单的剂量调整；便于监测；将用药不良反应降至最低，如医源性库欣综合征（肥胖、骨质疏松和多血质）。复习最新研究进展尚未发现标准化激素替代方案，目前临床常见用药方案如下：

【短效糖皮质激素】对于慢性原发性肾上腺皮质功能减退症，建议首选短效糖皮质激素氢化可的松，使用能缓解症状的最小剂量。基于已知的分泌率，文献推荐氢化可的松每日总剂量为 $10 \sim 12mg/m^2$。因其半衰期较短，将每日总剂量分 $2 \sim 3$ 次给药。

【长效糖皮质激素】长效制剂（如地塞米松或泼尼松），能提供较平稳的生理作用且避免血清糖皮质激素水平的显著改变（如使用短效药物时）。地塞米松和泼尼松的常用口服替代剂量分别为 0.5mg/d 与 5mg/d。

②盐皮质激素：对于原发性肾上腺皮质功能减退症，部分患者需要使用盐皮质激素替代治疗以纠正较为严重的失钠、低血容和高钾血症，使血浆肾素活性（plasma renin activity，PRA）降至正常范围的上限。氟氢可的松（9-α-氟氢可的松）是一种强效的人工合成盐皮质激素，作为补充盐皮质激素首选药，通常以 0.1mg/d 的剂量口服。对于正在接受氢化可的松（兼有部分盐皮质激素活性）治疗的患者，较低剂量的氟氢可的松（如 0.05mg/d）往往已经足够。此外，对于运动量较大、日常暴露于温度高于 29℃环境的患者，需要增加盐皮质激素的补充剂量。

（3）围术期注意事项

生理状态下，疾病和手术应激会引起皮质醇分泌增加，在此前提下，肾上腺皮质功能减退症患者激素缺乏量相对增加，因此需要

笔记

补充更大剂量的糖皮质激素。

目前，关于外科手术时糖皮质激素使用的合适剂量和时机存在争议。由于早期有关术后死亡的多篇报道，造成了推荐以氢化可的松 1000mg/d 等效的剂量给予糖皮质激素。然而，该剂量明显超过了高达 200mg/d 的增加量。术后糖皮质激素药物的延长治疗也会掩盖感染相关症状及体征。

目前有关手术时糖皮质激素补充治疗的推荐将手术的类型考虑在内，建议使用较小的糖皮质激素日剂量。对于小型手术（如疝修补术），建议只在手术当日给予等效于氢化可的松 25mg 的糖皮质激素剂量，次日恢复至日常替代剂量。对于中型手术（如胆囊切除术、关节置换术），建议在手术当日和术后第 1 日使用等效于氢化可的松 50 ~ 75mg 的剂量，分次静脉给药，并在术后第 2 日恢复至日常剂量（视情况应用口服或静脉注射制剂）。对于大型手术（如心脏体外循环手术），建议每日总剂量等效于氢化可的松 100 ~ 150mg，分次给药，持续 2 ~ 3 日，随后恢复至日常剂量。

📋 病例点评

该患者染色体 46，XY，*CYP17A1* 基因测序存在两个杂合突变，支持 17α-羟化酶缺乏症，从基因学诊断明确。临床症状及激素水平检测相符：ACTH、FSH、LH 明显升高，17αOHP、E2、T 降低，骨龄小于正常年龄，女性外生殖器表现。术中表现及术后病理亦验证了其诊断。从上述分析其为典型病例。然而从其诊治过程中，陷入了 Addison 病的误区，随着年龄增加进入青春期，相应性发育的异常提示了最根本的原因。妇科内分泌学是妇科与内分泌科跨学科和兼学科产物，作为内分泌学医生掌握一定的性发育知识，作为妇科医生学会鉴别一定的内分泌疾病，在临床诊治中具有重要意义。

参考文献

1. 孙爱军.实用生殖内分泌疾病诊治精要.北京：中国医药科技出版社，2013.

2. Baker P R，Nanduri P，Gottlieb P A，et al.Predicting the onset of Addison's disease：ACTH，renin，cortisol and 21-hydroxylase autoantibodies.Clin Endocrinol（Oxf），2012，76（5）：617-624.

3. Jabre P，Combes X，Lapostolle F，et al.Etomidate versus ketamine for rapid sequence intubation in acutely ill patients：a multicentre randomised controlled trial.Lancet，2009，13（S1）：293-300.

4. Arlt W.The approach to the adult with newly diagnosed adrenal insufficiency.Clin Endocrinol Metab，2009，94（4）：1059-1067.

5. Arlt W，Rosenthal C，Hahner S，et al.Quality of glucocorticoid replacement in adrenal insufficiency：clinical assessment vs.timed serum cortisol measurements.Clin Endocrinol，2010，64（4）：384-389.

6. Arlt W，Allolio B.Adrenal insufficiency.Lancet，2003，361：1881.

7. Coursin D B，Wood K E.Corticosteroid supplementation for adrenal insufficiency.JAMA，2002，287（2）：236-240.

（刘双环　史精华　整理）

病例 31. 反复出现的卵巢囊肿多次手术与高孕酮血症

病历摘要

　　患者，21 岁，未婚，因月经稀发、反复发作卵巢囊肿 6 年于 2006 年 7 月就诊于本院妇科内分泌组。12 岁有自动乳房发育，但不满意。14 岁有自发月经，月经量少，4 ~ 6 个月一次。15 岁时因下腹痛、双侧卵巢囊肿行开腹双侧卵巢囊肿剔除术，病理检查结果为双侧卵巢多发性囊状卵泡，右侧卵巢部分合并黄素化。术后行人工周期，有月经来潮，但停药后仍为月经稀发。17 岁时卵巢囊肿再次长大，腹腔镜下行双侧卵巢多房性肿物打孔术，病理检查结果显示双侧卵巢囊状卵泡，黄素化合并出血。术后继续行人工周期，有月经来潮，但多次复查 B 超双侧仍有大小不等的卵巢囊肿，子宫偏小。体检：身高 1.64cm，血压正常，乳房 Ⅱ ~ Ⅲ 级，腋毛与阴毛稀少，外阴女性幼稚型，肛查子宫体积小，3cm×2cm×2cm，右侧卵巢未见明显异常，左侧卵巢可及囊性物，界限不清。B 超示子宫幼稚型，右侧卵巢囊性包块 2.6cm×2.6cm×2.0cm，左侧附件区可见一囊实性包块，内呈多房性，6.6cm×6.0cm×4.2cm。血清雌二醇 57.9pmol/L、睾酮 < 0.35nmol/L，明显低于女性水平，LH 18.2IU/L、FSH 9.4IU/L、孕酮 36.8nmol/L、17 羟孕酮（17OHP）6.2/9.29ng/ml，ACTH 40.7pg/ml。皮质醇、催乳素、血钾水平正常，性染色体为 46，XX。血清硫酸脱氢表雄酮 0.3μmol/L，显著低于 20 ~ 24 岁正常女性的 3.8 ~ 10.6μmol/L。血人绒毛促性腺

激素 β 亚单位（β–hCG）、CA125、甲胎蛋白正常。入院后复查性激素：FSH 18.59IU/l，LH 26.79IU/l，PRL 121.4 nmol/L，E2 34.5pmol/L，T＜0.069nmol/L，P 21.65nmol/L；DHEAS10.11μg/dl，ACTH＜10 pg/ml，17αOHP 6.31ng/ml。行 hCG 刺激试验，结果见表 31-1。

表 31-1　hCG 刺激试验结果

	基础值	24h	48h	72h	96h
睾酮（nmol/L）	＜0.069	＜0.069	＜0.069	＜0.069	＜0.069
雌二醇（pg/ml）	11.45	10.82	9.43	10.8	8.87
孕酮（nmol/L）	18.57	42.32	38.7	47.52	52.63

hCG 刺激后，睾酮无明显变化，而孕酮却显著增加 2 倍以上。基础体温单相。采用口服避孕药妈富隆治疗 3 个月，能按时来月经，量仍少，但复查 B 超，双侧卵巢囊肿消失。后继续妈富隆治疗，复查 B 超均无卵巢囊肿出现。诊断为部分型 17 羟化酶缺乏（Partial 17OHD，单纯型 17，20 裂解酶部分缺乏）。其 17 羟化酶基因检测显示为杂合子突变，父源 96 位的氨基酸由精氨酸变为谷氨酸，母源 449 位的精氨酸变为半胱氨酸，是首次发现的突变，已提交国际基因库注册存档。

临床讨论

1. 陷阱来自于对疾病缺乏了解，诊断不清

本例患者为复发性单纯性囊肿或多发性囊状卵泡、部分合并黄素化而多次手术。除卵巢囊肿外，还存在一些其他的异常情况，如月经异常（原发闭经或月经稀发，月经量少），第二性征发育但发育不佳，性毛稀发，可有或无高血压；激素测定显示雌二醇、睾酮

笔记

显著下降，孕酮显著升高等异常。最终诊断为较少见的部分型17羟化酶缺乏（Partial 17OHD），临床患病率约为1/50 000，是一种常染色体隐性遗传性疾病。

细胞色素P450 17α酶是肾上腺皮质、性腺甾体激素合成所必需的关键酶之一，它属于混合功能氧化酶类，由508个氨基酸组成，兼有17α–羟化酶和17，20裂解酶两种活性。前者催化孕烯醇酮和孕酮转变为17α羟孕烯醇酮和17α羟孕酮，后者使17，20位碳链裂解，形成雌激素的前体，即去氢表雄酮和雄烯二酮。胆固醇侧链裂解酶（CYP）17是编码P450 17α酶的基因，它位于10号染色体q24.3区，全长5.7kb，含8个外显子。在肾上腺，孕酮和17OHP经21位、11β位、18位羟化，各形成11去氧皮质酮（DOC）等盐皮质激素和皮质醇。此酶缺乏时17α羟化作用受阻，肾上腺合成皮质醇、睾酮和雌二醇及其他相应的代谢产物明显减少。性腺内完全缺乏17α–羟化酶时性激素合成受阻，46，XY男性患者睾酮、脱氢表雄酮和雄烯二酮合成受阻。46，XX女性患者的雌激素合成缺乏，无女性第二性征。皮质醇低时ACTH增多，不需17α–羟化酶参与生物合成的激素，如11去氧皮质酮、皮质酮和18羟皮质酮均明显升高，它们均有保钠排钾的作用。临床上将这种酶活性完全丧失的类型，称为完全型17OHD。完全型17OHD患者典型的临床表现为青春期发病，因17α羟化/17，20碳链裂解作用受阻，导致孕酮、DOC等盐皮质激素堆积；皮质醇、性激素合成障碍。ACTH代偿性分泌增加，使肾上腺皮质增生，更加重了盐皮质激素堆积，从而引起高血压、低血钾；血肾素、醛固酮水平受抑制，一般无皮质醇水平降低的表现。性激素合成障碍可表现为46，XX患者乳房及性毛不发育、原发闭经；46，XY患者则因睾酮合成障碍，致使外生殖器呈女性幼稚型，但因苗勒管抑制因子合成与分泌不受影响，故无子宫及输卵管，阴道上段缺如，阴道呈盲端，患者为女性表型，腹腔或腹股沟内有发育不良的睾丸。血 LH、FSH、孕酮水平升高，雌二醇、睾酮、17OHP 水平低下。身材较高，骨龄滞后，因临床特征明显，反而不易误诊。

困难的是部分型患者，其酶活性部分丧失、部分保留，相对于完全型患者，部分型患者更为少见。部分型与完全型 17OHD 的主要不同点是患者具有某些雌激素或雄激素功能的表现。如 46，XX 患者乳房均有不同程度的发育、阴毛无或稀少、月经稀发或继发闭经；血压不高，血钾不低。17OHP 浓度可正常或升高，说明 P450 17α酶作用未完全阻断。 如血 17OHP 水平明显增高，血硫酸脱氢表雄酮水平显著下降，提示可能是单纯性 17，20 裂解酶缺乏症。临床上也可见到罕见的 46，XY 部分型 17OHD 患者，皆有乳房发育、阴毛稀少、外生殖器性别不清等。

因此再次碰到反复发作的、不易解释的临床症状时，应反思诊治过程中遗漏的症状和体征，重新考虑疾病的诊断，探索新的治疗方法。并可通过复查相关的检验项目，通过分子生物学方法来确认诊断，提高对疾病的认识水平。

2. 陷阱来自于对显著异常的化验结果——对高孕激素血症视而不见

女性表型、外阴幼女型或性别不清、阴毛稀少，伴不同程度乳房发育、出现反复发作的卵巢囊肿和性腺功能低下，合并高血压、低血钾时，应考虑到部分型 17OHD 的诊断。部分型 17OHD（46，XX）患者因原发或继发闭经、月经稀少、不育就诊于妇产科时，易与单纯性性腺发育不全、卵巢功能早衰混淆。单纯性性腺发育不全无乳房发育和月经，无高孕酮血症。卵巢功能早衰妇女早期多有数年正常的月经和第二性征发育，诊断时 FSH 水平 > 40IU/L，孕激素也不升高。研究发现部分型 17OHD 患者均显示持续高孕酮血症。对月经紊乱或闭经的患者，临床上应常规检查血六项性激素水平，但因主观认为不可能排卵而不查孕酮，或虽已检查却对高孕酮结果未加重视而引起漏诊。实际上本症患者血清睾酮、雌二醇水平极度低下，卵巢不可能排卵，应想到类固醇合成酶缺陷引起的血清孕酮水平升高，进一步检查肾上腺功能即可明确诊断。本例患者反复出现双侧卵巢无回声区似多囊卵巢，但性激素检查结果明确提示不是多囊卵巢综合征，最可能的原因是高孕酮或升高的促性腺激素引起的多发性卵巢黄素化囊肿。

3. 明确诊断，寻找规律，施之与药（口服避孕药），不必手术

治疗上，有高血压、低血钾的部分型 17OHD 患者应用小剂量糖皮质激素治疗。临床发现，经皮质醇治疗后，部分型 17OHD 病例血压、ACTH、17OHP 均可下降。血 K^+ 均升高至正常，但孕酮不下降，雌二醇、睾酮水平不升高，无月经来潮；双侧卵巢无回声区持续存在，说明患者存在固有的酶缺陷无法通过药物纠正。46, XX 患者只能用雌孕激素替代疗法诱导人工月经周期。治疗过程中监测相关激素水平变化、体重变化，以调整地塞米松或强地松的剂量，防止不良反应。对卵巢囊性肿块可随诊观察，如人工周期治疗不满意，仍有卵巢功能性囊肿持续存在，可使用口服避孕药缩小囊肿。除非有囊肿破裂、扭转等急诊情况，否则不必手术或重复手术。但如果诊断不明确，则会出现囊肿反复复发的情况，甚至造成多次手术，但治疗效果仍不满意。

病例点评

卵巢囊肿是临床常见的症状和体征，如何明确诊断，解决患者的问题，避免不必要的手术，是临床医生需认真考虑的问题。部分型 17OHD 是一种极为罕见的先天性肾上腺增生，临床上出现月经异常、性发育幼稚、反复发作的卵巢囊肿或外生殖器性别不清时应考虑鉴别此症。此时，高孕激素血症是避免漏诊、避免疾病诊断失误掉入"陷阱"的重要线索。

通过对肾上腺皮质糖皮质激素、盐皮质激素和性激素合成途径的分析，发现孕酮升高是常见的 21- 羟化酶、11- 羟化酶和 17- 羟化酶缺乏的共同特征。尤其在基层医院，不是都有条件检测肾上腺的功能指标，如 ACTH、游离皮质醇、17- 羟孕酮、24 小时尿游离皮质醇、肾素、醛固酮等的水平，但几乎都能检测所谓的"性激素六项"，但对所看到的结果缺乏分析和思考，导致漏诊。因此，应重视血孕酮的变化，把与排卵无关的、持续性或反复发作的血孕酮异常升高称之为高孕酮血症，可作为诊断 CAH 的一个重要线索。

参考文献

1. Tian Q，Sha F Y.Genotyping of a Chinese family with 46，XX and 46，XY 17-hydroxylase deficiency.Gynecoll Endocrin，2009，25（8）：485-490.

2. 田秦杰，张以文，陆召麟，等.不完全型 P450 17α 酶缺乏症六例报道及分析.中华妇产科杂志，2007，42（10）：670-674.

3. 丁颖，田秦杰，卢琳.孕酮在非经典型 21 羟化酶缺乏症和多囊卵巢综合征鉴别诊断中的作用.生殖医学杂志，2010，19（4）：309-312.

（田秦杰　整理）

第四章　妇科内分泌肿瘤

病例 32. 性索间质肿瘤导致的男性化

病历摘要

　　患者，57岁，因"体毛增多1年，绝经后阴道出血半年，发现右附件区实性包块1个月"入院。G2P2，50岁自然绝经，否认绝经后激素替代。患者1年前无明显诱因出现多毛（主要分布为上唇、下颌、外阴）（图32-1），未及时就诊。半年前出现绝经后阴道出血，量不多，色鲜红，淋漓不尽。激素水平：FSH 29.52IU/L，LH 9.01IU/L，E2 36.00pg/ml，P 0.50ng/ml，T 1.92ng/ml，硫酸脱氢表雄酮：正常范围。β-hCG 0.36IU/L，PRL 9.04ng/ml。睾酮小剂量地塞米松抑制试验（-）。盆腔超声：子宫正常大小，内膜厚约1.4cm，回声不均，内见多个无回声，较大者0.7cm×0.9cm，右侧附件区实性包块3.0cm×2.6cm，形态规则，边界清，内见少许无回声，CDFI：周边及内部见较丰富血流信号。肾上腺CT未见明显异常。肿瘤标志物：CA199 35.8U/mL，余无异常。既往有高血压，糖尿病。妇科查体：阴蒂4cm×1cm×1cm，阴毛浓密，发育Ⅴ级；阴道：畅，少量出血；宫颈：光，无举痛；宫体：子宫前位，正常大小，质中，活动可，无痛；双附件：子宫右后方可及直径2cm的实性包块，质硬，左附件区未及异常；三合诊：（-）。2017年3月10日于本院行诊刮术，术后病理：（宫腔刮出物）子宫内膜息肉，间质轻度蜕膜样变。2017年3月30日行腹腔镜下全子宫+双附件切除，术中见右侧卵巢黄色实性肿物直径3cm，表面光滑，包膜完整，余未见异常（图32-2）。病理：卵巢Leydig细胞瘤（图32-3）。手术次日睾酮：0.13ng/ml。

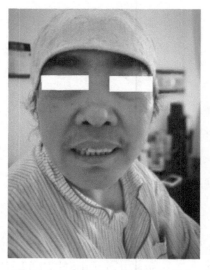

图32-1 多毛症（上唇、下颌）

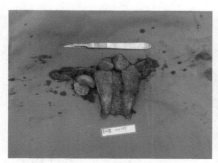

图 32-2 大体标本，子宫及双侧附件，可见左卵巢明显增大，呈黄色实性包块

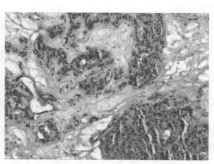

图 32-3 病理：肿瘤由与睾丸间质细胞相似的大而嗜酸性的细胞构成，呈片状或巢状、结节状排列

临床讨论

1. 高雄激素血症的鉴别诊断

（1）多囊卵巢综合征：绝经前女性中，引起雄激素过高的最常见原因是多囊卵巢综合征（PCOS）。但 PCOS 的雄激素升高通常是轻中度升高的，一般不超过正常上限的 2 倍。

（2）卵巢卵泡膜细胞增生：一种以严重雄激素过多和胰岛素抵抗为特点的疾病，主要见于绝经后女性。患者通常表现为缓慢进展的痤疮和多毛症（如过度的男性型毛发生长），并可能呈现男性化征象。几乎所有患者都有胰岛素抵抗和高胰岛素血症，并且发生 2 型糖尿病和心血管疾病的风险增加。其他体征可能包括向心性肥胖、皮赘和黑棘皮病。血清总睾酮浓度 > 150ng/dl（> 5.2nmol/L）。血清脱氢表雄酮（DHEA）或血清硫酸脱氢表雄酮（DHEA sulfate）水平正常。超声检查通常示双侧卵巢间质增厚，MRI 表现包括：双侧卵巢对称增大，T2 呈均匀的低信号，以及卵巢信号轻度增强。只有通过对卵巢进行组织学检查，并证实在卵巢间质中存在黄素化，才能明确诊断。

笔记

（3）药物：丙戊酸盐是治疗癫痫发作或双相障碍的药物，有报道发现其与绝经前女性 PCOS 样综合征有关，且会使体外卵泡膜细胞产生的雄激素增加。尚未报道这种药物在绝经后女性中会引起雄激素过多效应。达那唑曾被用于治疗子宫内膜异位症，据报道会引起多毛症，但现在已不再使用该药物。某些药物如米诺地尔、苯妥英和环孢素可引起毛发增多症（hypertrichosis），这些药物不通过雄激素通路起作用。与多毛症（hirsutism）的区别是毛发的长度和密度增加而粗细没有增加，且在非雄激素和雄激素依赖部位均可见生长。

（4）卵巢肿瘤：最常见的为性索间质肿瘤（包括支持 – 间质细胞肿瘤）和类固醇细胞瘤 [最常见的是间质（或者门）细胞瘤]。颗粒细胞瘤和卵泡膜细胞瘤更常出现高雌激素，但是也有产雄激素的病例报道。良性囊性畸胎瘤也偶有导致男性化的病例报告。

（5）肾上腺肿瘤（腺瘤和癌）和肾上腺皮质增生：肾上腺皮质腺瘤是最常见的肾上腺肿瘤类型，可引起皮质醇增多症和醛固酮增多症的综合征，极少情况下可引起男性化或女性化。分泌雄激素的肾上腺肿瘤通常为恶性，恶性肿瘤女性的血清睾酮水平为良性者的2.6 倍。肾上腺皮质癌较罕见，通常为侵袭性肿瘤，可能有功能而引起库欣综合征和（或）男性化。常见的肾上腺皮质增生为 21 羟化酶缺乏，多首发于青春期前。

（6）其他：其他罕见的肿瘤包括胃肠道原发性肿瘤的卵巢转移瘤（如 Krukenberg 瘤）和胰腺促性腺激素（如黄体生成素或人绒毛膜促性腺激素）分泌性肿瘤。雄激素过多症的其他少见病因包括库欣综合征（由于肾上腺分泌雄激素）和肢端肥大症（一种罕见病因）。多达 50% 的库欣综合征和肢端肥大症患者可能有多毛症。

笔记

2. 卵巢性索间质肿瘤的内分泌特点

卵巢性索间质肿瘤的内分泌特点见表 32-1。

表 32-1 卵巢性索间质肿瘤的内分泌特点

	颗粒细胞瘤	泡膜细胞瘤	支持细胞瘤	间质细胞瘤
激素主要成分	E2（30% 阴性）、P	E2（50% 以上）	E2	T（80%）
少见功能	T（多见于囊性颗粒细胞瘤）	T（2%，主要在肿瘤出现黄素化、囊性变时）	肾素、P、醛固酮	E2（10%）
临床表现	假性性早熟 异常子宫出血 绝经后出血	异常子宫出血 闭经 绝经后出血 男性化表现	假性性早熟 异常子宫出血 绝经后出血 PJ 综合征 男性化表现 顽固性高血压 低血钾	男性化表现 异常子宫出血 绝经后出血 高血压 糖尿病 皮质醇增多

3. 卵巢性索间质肿瘤的良恶性归类

卵巢性索间质肿瘤是由性索和胚胎性腺的特异性间质衍化而来的肿瘤，占卵巢肿瘤的 1.7% ~ 5%。

2014 年 WHO 分类（表 32-2）。

表 32-2 2014 年 WHO 分类

单纯性间质细胞瘤	单纯性性索细胞瘤	混合性性索 – 间质细胞瘤
纤维瘤	成人型颗粒细胞瘤	Sertoli–Leydig 细胞瘤
富于细胞性纤维瘤	幼年型颗粒细胞瘤	
卵巢泡膜细胞瘤	Sertoli 细胞瘤	
Leydig 细胞瘤	环状小管性索瘤	
类固醇细胞瘤		
恶性类固醇细胞瘤		
纤维肉瘤		
伴硬化性腹膜炎的黄素化卵泡膜细胞瘤		

良性：泡膜细胞瘤、纤维瘤、高分化支持间质细胞瘤、支持细胞瘤、良性母细胞、硬化间质瘤、环状小管细胞瘤〔合并皮肤黏膜色素沉着－胃肠道多发性息肉综合征（Peutz–Jeghers syndrome，PJS）〕。

恶性：颗粒细胞瘤（低度恶性、远期复发），恶性泡膜细胞瘤，纤维肉瘤，中低分化支持细胞瘤，恶性类固醇细胞瘤，环状小管细胞瘤（不合并 PJS）。

病例点评

该患者有快速明显的男性化表现（多毛、阴蒂增大）及血中睾酮水平明显升高，血睾酮主要来源于卵巢及肾上腺，由于血硫酸脱氢表雄酮正常、小剂量地塞米松抑制试验阴性及肾上腺 CT 未见异常，基本排除肾上腺来源的高雄激素血症的可能性。影像学提示右附件有一实性包块，想到具有激素分泌功能的性索间质肿瘤的可能。因患者绝经后阴道出血已有半年余，超声提示内膜 1.4cm，回声不均，同时合并高血压、糖尿病，需除外子宫内膜病变可能，并推测肿瘤是否亦有分泌雌激素的功能。先行诊刮术是为了排除内膜癌可能，在此基础上，结合患者已绝经，无生育要求，行全子宫＋双附件切除为宜。

参考文献

1. Krug E，Berga S L.Postmenopausal hyperthecosis：functional dysregulation of androgenesis in climacteric ovary.Obstet Gynecol，2002，99（5）：893–897.

2. 葛秦生 . 实用女性生殖内分泌学 . 北京：人民卫生出版社，2008.

3. Kurman R J，Carcangiu M L，Herrington C S，et al.WHO classification of tumours of female reproductive organs.Lyon：IARC，2014.

（王　遥　范　融　整理）

病例 33. 硬化性间质瘤

病历摘要

　　患者女性，35 岁，未婚，有性生活史，G2P0，主因"月经失调 3 年，发现右侧卵巢肿物 4 个月"入院。13 岁月经初潮，既往月经规律，5 天 /30 ~ 33 天，量中，痛经（＋），VAS 评分 4 分。2014 年因异常子宫出血于当地医院行诊刮术，术后病理提示：子宫内膜腺囊性增生。性激素：E2 544pg/ml，T 0.84ng/ml。给予达英 –35 治疗 2 个周期后因乳腺增生停药。患者自诉诊刮术后经量减少，1 ~ 3 天 /10 ~ 33 天，量少，1 片护垫 / 天，口服中药治疗（具体不详），疗效不佳。2017 年 1 月于本院就诊，监测基础体温单相，激素测定（月经 D2）：LH < 0.2IU/L，FSH 0.42IU/L，E2 423.65pg/ml，T 0.75ng/ml。子宫双附件超声检查：右附件区见低回声包块（5.1cm×3.1cm×3.1cm），形态规则，边界清，内部回声不均，后方回声增强，CDFI：周边及内部见较丰富血流信号，需除外右卵巢

191

性索间质来源肿瘤。肿瘤标志物 AFP、CEA、CA125 均正常。4 个月内多次监测 B 超，卵巢肿物持续存在亦无明显增长。激素六项多次提示 T、E2 偏高。查体：身高 154cm；体重 39.5kg；BMI16.7kg/m^2；口周多毛，乳周有长毛，外阴、阴道、宫颈、宫体无特殊，右侧附件区可及一直径约 4cm 偏实性肿物，边界清，无压痛。三合诊：子宫直肠陷凹未及明显结节，直肠黏膜光滑。入院后择期于全麻下行腹腔镜探查术，术中见右卵巢增大直径约 5cm，表面光滑，未见明显外生乳头（图 33-1）。于标本袋中切开右卵巢，见卵巢内充满实性黄色组织，遂行右附件切除术（图 33-2）。冰冻病理提示性索间质肿瘤，初步考虑富于细胞的卵泡膜瘤伴少量性索成分。术后恢复平顺，激素水平次日即恢复正常范围，石蜡病理为（右侧卵巢）符合硬化性间质瘤。

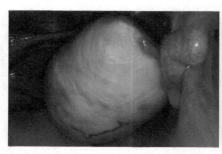
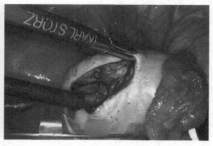

图 33-1　右侧卵巢外观正常　　图 33-2　右侧卵巢切开后，见卵巢内

充满实性黄色肿瘤组织

临床讨论

1. 卵巢实性肿瘤的鉴别诊断思路

（1）子宫肌瘤：浆膜下肌瘤容易与卵巢实性肿瘤混淆。肌瘤常为多发性，与子宫相连，检查时随宫体及宫颈移动。B 超检查可协

助鉴别。

（2）卵巢瘤样病变：滤泡囊肿和黄体囊肿是育龄期妇女最常见卵巢瘤样病变。多为单侧，壁薄，直径＜8cm，观察或口服避孕药2～3个月可自行消失，若肿块持续存在或增大，应考虑卵巢肿瘤可能。

（3）子宫内膜异位症：内异症可有粘连性肿块及直肠子宫陷凹结节，有时与卵巢恶性肿瘤很难鉴别。内异症常有进行性痛经、经量过多、不规则阴道流血等症状，B超检查及腹腔镜检查有助于鉴别。

（4）结核性腹膜炎：常有肺结核史，合并腹腔积液和盆腹腔内粘连性块物。多发生于年轻、不孕妇女，伴月经稀少或闭经。有消瘦、乏力、低热、盗汗、食欲缺乏等全身症状。肿块位置较高，形状不规则，界限不清，不活动。叩诊时鼓音和浊音分界不清。胸部X线片、B超多可协助诊断。必要时行腹腔镜检查或剖腹探查取活检确诊。

（5）生殖道以外的肿瘤：卵巢肿瘤需与腹膜后肿瘤、直肠癌、乙状结肠癌等鉴别。腹膜后肿瘤固定不动，位置低者可使子宫、直肠或输尿管移位。肠癌多有消化道症状。B超检查、钡剂灌肠、乙状结肠镜检等有助于鉴别。

2. 性索间质肿瘤的病理和激素分泌特点

卵巢性索间质肿瘤来源于原始性腺中的性索和间质，占卵巢肿瘤的4.3%～6%。性索向上皮分化形成颗粒细胞瘤或支持细胞瘤，向间质分化形成卵泡膜细胞瘤或间质细胞瘤。此类肿瘤常有内分泌功能，又称卵巢功能性肿瘤。包括颗粒细胞瘤、卵泡膜细胞瘤、支持–间质细胞瘤、两性母细胞瘤、硬化性间质瘤、环管状性索肿瘤、卵巢类固醇细胞瘤（表33-1）。

表 33-1　各类型性索间质细胞肿瘤特点

性索间质细胞肿瘤	性质	性激素分泌	临床表现
颗粒细胞瘤	低度恶性	雌激素、雄激素	雌激素过度分泌的临床表现，当卵泡内膜黄素化明显时，也可表现为男性化
卵泡膜细胞瘤	良性	有合成类固醇激素的能力，雌激素、T升高	女性化表现比颗粒细胞瘤明显，2% 可表现为男性化，常发生在卵泡膜细胞瘤出现黄素化或囊性变时
支持—间质细胞瘤睾丸母细胞瘤	低度恶性	分泌雄激素功能，睾酮、雄烯二酮明显升高，亦含有一定量的雌二醇，少数有雌激素分泌现象	先出现去女性化症状，如月经稀少、闭经、乳房萎缩，之后出现男性化症状，如多毛、声音低哑、痤疮、喉结、阴蒂肥大
两性母细胞瘤	良性或潜在恶性	雄激素、雌激素	可以女性化、男性化、男女性症状均存在或先后出现。
硬化性间质瘤	良性	雌激素、雄激素	出现性激素紊乱引起的月经异常、不育、男性化等症状
环管状性索肿瘤	低度恶性	雌激素、孕激素	月经紊乱、闭经、性早熟
卵巢类固醇细胞瘤　卵巢间质黄体瘤	良性	雌激素、雄激素	60% 有高雌激素血症 12% 有男性化表现
卵巢类固醇细胞瘤　卵巢莱狄细胞瘤	良性	雌激素、雄激素	80% 有男性化表现，有时也可女性化
卵巢类固醇细胞瘤　非特异性类固醇细胞瘤	25% ~ 40% 为恶性	雌激素、雄激素	50% 有男性化表现，10% 表现为高雌激素症状，少数患者血中皮质醇增加，引起库欣综合征

3. 硬化性间质瘤的临床特点

　　卵巢硬化性间质瘤临床比较罕见，发病率占卵巢性索间质肿瘤的 1.5% ~ 7%，多发生于年轻女性，以 20 ~ 30 岁多见。为良性肿瘤，分泌雌激素和雄激素。临床上主要表现为月经周期紊乱（月经周期延长或缩短、闭经、月经量增多或减少、阴道不规则流血等），腹部包块，腹痛，原发或继发不孕。部分患者可出现男性化表现，如多毛症等。

肿瘤多为单侧性。大体上为扁圆形肿物，有完整包膜，表面光滑，略呈结节状或分叶状，偶尔为一单房的囊性肿物。直径1.5～17cm，切面实性，质韧，黄白相间，部分呈编织状，可见水肿、黏液性变和囊性变区，囊内含清亮浆液或黏稠液。为良性肿瘤，预后好。

病例点评

附件包块是妇产科常见的临床病症，可以发生于各个年龄段的女性。附件区包块可以来源于卵巢或输卵管，也可来源于子宫、腹膜后或由其他部位转移而来。附件包块的鉴别诊断根据年龄组的不同而各有侧重。育龄期女性附件包块的鉴别诊断广泛，包括生理性或功能性囊肿、妊娠相关肿物、炎性肿物、子宫内膜异位囊肿、卵巢原发性和转移性恶性肿瘤。患者和医生对附件肿物最大的顾虑是其为恶性肿瘤。超声提示包块双侧性、混合性或实性、存在腹水，或患者有乳腺癌或胃癌病史时均需考虑恶性肿瘤的存在。

卵巢性索间质肿瘤起源于能分裂产生卵母细胞周围细胞的细胞群，通常为低度恶性，恶性很罕见，仅占全部原发性卵巢癌的1%左右。卵巢性索－间质肿瘤可以起源于颗粒细胞、卵泡膜细胞、支持细胞、间质细胞和成纤维细胞。由于这类肿瘤起源细胞具有多向性分化能力，因此从形态学上来看，性索间质肿瘤能表现出明确的性腺间质分化，也可能会显示出成纤维细胞分化，或有其他非上皮性（如软骨或骨骼肌）或上皮性分化区域。这类肿瘤多数由卵巢细

胞组成，但也可能出现睾丸支持细胞及卵巢与睾丸的混合细胞类型
（两性母细胞瘤）。

除了以卵巢实性包块为特征外，性腺间质肿瘤通常有特定的
内分泌功能，能够分泌雌激素、孕激素或雄激素，进而临床表现
出相应激素的效应。测定激素水平有时比常用的肿瘤标志物更具
特异性，实际上性激素就是其肿瘤标志物。卵巢性腺间质肿瘤的
诊断依赖组织病理学结果。由于肿瘤与周围卵巢组织界限欠清晰，
因此，手术通常需要切除整个卵巢。恶性性腺间质肿瘤需要进行
手术分期，对于有生育要求的女性，可以施行保留生育功能的分
期手术。对于大多数卵巢恶性性腺间质肿瘤的患者，不建议进行
盆腔及腹主动脉旁淋巴结的清扫，因肿瘤少见淋巴结转移，清扫
淋巴结不能改善预后。

参考文献

1. 谢幸，苟文丽.妇产科学.8版.北京：人民卫生出版社，2013.

2. 孙爱军.实用生殖内分泌疾病诊治精要.北京：中国医药科技出版社，2013.

3. 连丽娟.林巧稚妇科肿瘤学.北京：人民卫生出版社，2006.

（王晓洁　滕莉荣　整理）

病例 34. 卵巢环管状性索间质瘤

病历摘要

患者女性，26 岁，未婚，否认性生活史，主因"月经失调 8 年，发现右侧卵巢肿物 4 个月"入院。12 岁月经初潮，月经规律，7 天 /30 天，量中，无痛经，18 岁无诱因月经周期延长，30 ~ 60 天不等，最长达 6 个月，经期经量无明显改变，曾于当地医院检查，发现睾酮偏高（未见化验单，具体值不清），未予治疗，2016 年 6 月出现月经频发，周期缩短为 15 天，经期经量无明显改变。2016 年 12 月就诊于本院，性激素六项提示睾酮 1.02ng/ml，硫酸脱氢表雄酮 452.8 μg/dl，双侧肾上腺超声未见明确占位。盆腔超声发现右卵巢实性低回声 2.6cm × 1.3cm，2 个月后随诊右卵巢肿物增大至 5.7cm × 3.8cm × 3.4cm。平素体健，一般情况可，饮食睡眠正常，大小便正常，体重无明显变化。妇科检查：阴蒂有增大，0.8cm × 1.5cm × 1.5cm，左附件区实性肿物，直径 4cm，活动度好，无压痛。余未及特殊。入院后择期在全麻下行腹腔镜探查，术中见右侧卵巢皮质光滑，饱满增大约 4cm，皮质内黄色肿瘤组织与正常卵巢组织界限不清，行右附件切除术。术后病理为右卵巢环管状性索间质肿瘤。

临床讨论

1. 环管状性索间质肿瘤的特点

卵巢环管状性索瘤十分罕见，在卵巢肿瘤中占 0.06%，在所有性索间质肿瘤中占 6%，介于支持细胞瘤和颗粒细胞瘤之间的肿瘤。显微镜下可见简单和复杂的环形小管，可呈良性或恶性。发病年龄在 4 ~ 76 岁，平均 26.7 岁，好发于 20 ~ 30 岁育龄妇女。主要临床表现是盆腔包块和内分泌功能的变化。环管状性索肿瘤能产生孕激素、雌激素过多的临床表现，包括月经不规则，绝经后出血和少女性早熟等，孕激素过多则产生如子宫内膜腺体萎缩、间质蜕膜样变的子宫内膜病理变化。

部分患者合并 Peutz–Jeghers 综合征，Peutz–Jeghers 综合征是常染色体显性遗传疾病，许多其他肿瘤亦会合并发生，如来自甲状腺、乳腺的一些肿瘤，骨瘤、壶腹癌及合并 Gardners 综合征的腺纤维瘤等。合并 PJS 的肿瘤为多灶性，2/3 为双侧性，肿瘤体积小（最大直径 3cm），钙化明显，不伴颗粒细胞或支持细胞增生，临床过程良性。不合并 PJS 的肿瘤为单侧性，体积大（可达 17cm），很少钙化，常有颗粒细胞或支持细胞增生，约 20% 为恶性。

约有 5.4% 的环管状性索肿瘤患者合并宫颈恶性腺瘤，患者有阴道不规则出血、接触性出血等症状，根据外口可呈乳头状、结节状改变，亦有宫颈外观无明显异常，甚至细胞学检查亦无恶性细胞检出的报道。宫颈肿瘤为黏液腺癌，肿瘤生长方式有高度恶性倾向，常出现较广泛的浸润性生长。宫颈癌的临床期别、细胞分化程度等因素直接与患者预后相关。

腹膜后淋巴结为环管状性索肿瘤的主要扩散途径，腹腔内种植少见，亦较少累及子宫及对侧卵巢。手术时切除淋巴结对分期十分重要，切除范围包括腹主动脉旁及盆腔腹膜后淋巴结。复发肿瘤多与周围组织容易分离，不应轻易放弃再次手术机会。肿瘤对放疗有一定的敏感性。

2. 提示性索间质肿瘤的临床线索

卵巢性索间质肿瘤来源于原始性腺中的性索和间质，占卵巢肿瘤的 4.3% ~ 6.0%。性索向上皮分化形成颗粒细胞瘤或支持细胞瘤，性索向间质分化形成卵泡膜细胞瘤或间质细胞瘤。此类肿瘤常有内分泌功能，故又称卵巢功能性肿瘤，包括颗粒细胞瘤、卵泡膜细胞瘤、支持 - 间质细胞瘤、两性母细胞瘤、硬化性间质瘤、环管状性索肿瘤、卵巢类固醇细胞瘤。

颗粒细胞瘤分泌雌激素、雄激素，具有雌激素过度分泌的临床表现，当卵泡内膜黄素化明显时，也可表现为男性化。

卵泡膜细胞瘤有合成类固醇激素的能力，雌激素、睾酮升高，女性化表现比颗粒细胞瘤明显，2% 可表现为男性化，常发生在卵泡膜细胞瘤出现黄素化或囊性变时。

支持 - 间质细胞瘤睾丸母细胞瘤具有分泌雄激素功能，睾酮、雄烯二酮明显升高，亦含有一定量的雌二醇，少数有雌激素分泌现象。先出现去女性化症状，如月经稀少、闭经、乳房萎缩，之后出现男性化症状，如多毛、声音低哑、痤疮、喉结、阴蒂肥大。

两性母细胞瘤分泌雄激素、雌激素，可以女性化、男性化、男女性症状均存在或先后出现。

硬化性间质瘤分泌雄激素、雌激素，出现性激素紊乱引起的月经异常、不育、男性化等症状。

环管状性索肿瘤分泌雌激素、孕激素，引起月经紊乱、闭经及性早熟。

卵巢类固醇细胞瘤分泌雌激素、雄激素，分卵巢间质黄体瘤、卵巢 Leydig 细胞瘤、非特异性类固醇细胞瘤三型。卵巢间质黄体瘤 60% 有高雌激素血症，12% 有男性化表现。卵巢 Leydig 细胞瘤 80% 有男性化表现，有时也可女性化。非特异性类固醇细胞瘤 52% 有男性化表现，8% 表现为高雌激素症状，6% 伴有 Cushing 综合征，血浆皮质醇升高。25% 无内分泌症状，通常在妇科查体或手术时发现。

病例点评

卵巢性索间质肿瘤占卵巢肿瘤的 4.3% ~ 6.0%，2003 年 WHO 对性索间质肿瘤的分类为颗粒间质细胞肿瘤、支持–间质细胞肿瘤、混合型或为分类细胞的性索间质肿瘤和类固醇细胞肿瘤。环管状性索肿瘤属于混合型性索间质肿瘤，临床少见。肿瘤可以分泌雄激素和孕激素。少数患者合并 Peutz–Jeghers 综合征，而且 Peutz–Jeghers 综合征也不是环管状性索肿瘤特有的并发症。本例患者有高雄激素的表现，但是没有 Peutz–Jeghers 综合征。

该病发病率低，与其他卵巢性腺间质肿瘤有相似的临床表现，术前诊断比较困难，病理学是诊断的金标准。环管状性索肿瘤的病理特点是瘤细胞形成简单或复杂的环形小管，环形小管之间为纤维性卵巢间质，其中可见黄素化细胞或类似 Leydig 细胞的细胞。

环管状性索肿瘤属于低度恶性肿瘤，多为单侧卵巢发生，主要转移途径是淋巴结转移，腹腔内种植少见。复发肿瘤多易与周围组织分离，因此应积极手术治疗复发肿瘤。本例患者年轻、有生育要求，术中切除患侧附件，淋巴结切除虽然对肿瘤分期有意义，但并不改善患者预后，因此，类似本文的病例也可以术后长期随访而不必再次进行分期手术。

参考文献

1. 朱连成，林蓓，孙晓艳，等．腹膜后及盆腔腹膜外巨大转移性卵巢环状小管性索瘤 1 例临床病理分析．中国实用妇科与产科杂志，2009，25（1）：73–74.

2. 连利娟，林巧稚妇科肿瘤学．北京：人民卫生出版社，2006.

3. 孙爱军．实用生殖内分泌疾病诊治精要．北京：中国医药科技出版社，2013.

4. 华克勤、风有吉．实用妇产科学．北京：人民卫生出版社，2016.

（王晓洁　滕莉荣　整理）

病例 35. 垂体促性腺激素瘤导致的卵巢大囊肿

病历摘要

患者女性，37 岁，以"月经紊乱 3 年余，发现鞍区占位 1 个月"为主诉住院。2012 年 8 月无明显诱因出现月经紊乱。同年 12 月行诊刮术后月经恢复正常。2014 年 2 月患者再次出现月经紊乱，超声提示右卵巢多囊样改变。2015 年 1 月因经期可延长至 30 天于当地医院复查超声，提示右附件区 5.8cm×6.2cm×3.1cm 囊性占位，2 个月后复查超声提示盆腔囊性占位约 10.9cm×9.0cm×7.0cm，形态欠规则，内为无回声伴数条带状分隔，同期血 CEA、CA125、CA199 均在正常范围内，盆腔 MRI 证实右侧盆腔囊实性占位。2015 年 3 月 26 日行腹腔镜双侧卵巢囊肿剔除术，术后病理提示右卵巢滤泡囊肿伴黄素化，左卵巢滤泡囊肿。术后 1 个月余无月经来潮，B 超提示子宫右后方 11.6cm×10.9cm×8.3cm 无回声（图 35-1）。予地屈孕酮 10mg bid×7 天撤退性出血并接续妈富隆周期性用药调控月经，用药期间无异常出血。2015 年 8 月停药后再发经期延长、经量增多伴下腹胀痛，2015 年 10 月查 LH 2.58IU/L，FSH 6.56IU/L，E2 1892.77pg/ml，P 1.04ng/ml，T 0.29ng/ml；PRL 71.66ng/ml；β–hCG 正常。甲功：TSH 4.577μIU/ml，FT_3、FT_4 均正常。2015 年 10 月 28 日垂体 MRI：垂体 2.3cm×1.4cm 占位，左侧海绵窦区局部包绕，Knosp 3 级，考虑垂体无功能腺瘤（图 35-2）。予达菲林（GnRHα）肌注 1 次，当日晚月经来潮，至 2015 年 11 月 7 日止。2015 年 11 月，本次月经周期第 9 天（11 月 5 日）、第 13 天（11 月 9 日）、第 20 天（11 月 16 日）外院查 LH 分别为 3.50IU/L、4.13IU/L、4.12IU/L；FSH 分别为 9.20IU/L、9.36IU/L、9.45IU/L；E2 分别为 4774.1pg/ml、> 1389.6pg/ml、> 1389.6pg/ml；P 分别为 3.14ng/ml、5.05ng/ml、7.17ng/ml；T（–）；PRL 分别为 71.2ng/ml、91.02ng/ml、85.44ng/ml（图 35-3）；血 F（8AM）及 GH 正常。2015 年 11 月 19 日超声提示子宫右后方 15.3cm×10.3cm×9.6cm 无回声，内见多条条带样分隔。

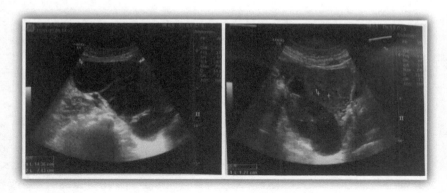

图 35-1 腹腔镜双侧卵巢囊肿剥除术后 B 超

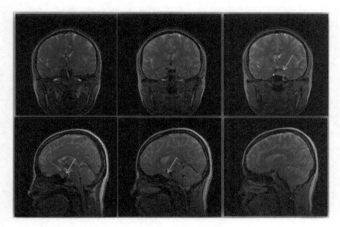

图 35-2 头颅 MRI

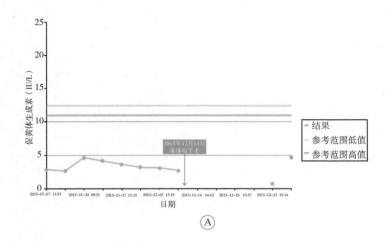

Ⓐ

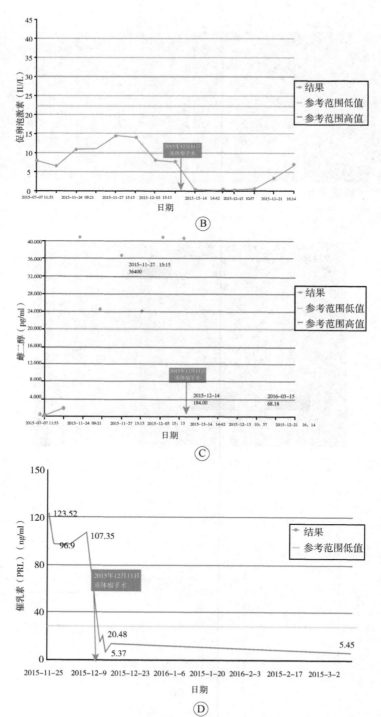

图 35-3 激素变化曲线

注：A：促黄体生成素；B：促卵泡激素；C：雄二醇；D：PRL 曲线图。

笔记

2015 年 12 月住本院内分泌科，小剂量地塞米松抑制试验（5 日法）结果：服药前 E2 24 780pg/ml，服药后 1 小时 E2 36 400pg/ml，服药后第 2 日 E2 23 820 pg/ml，FSH、LH 基本不变，PRL 轻度下降。服药后第 5 日 LH 3.09IU/L，FSH 14.03IU/L，E2 23 820pg/ml，P 5.30ng/ml，T 0.31ng/ml，PRL 96.90ng/ml，生长抑素受体显像（－）。

患者 2015 年 12 月 11 日于神经外科行经鼻蝶入路垂体腺瘤切除术。术后病理：（鞍区肿瘤）垂体腺瘤；（瘤周垂体）垂体前叶组织；免疫组化结果：ACTH（－），FSH（＋），GH（＋），Ki-67（index 1%），LH（＋），P53（－），PRL（－），TSH（－）。

患者术后第 1 天月经来潮。复查性激素水平变化：术后 24 小时 LH＜0.2IU/L，FSH 0.68IU/L，E2 733pg/ml，P 0.65ng/ml，T 0.19ng/ml，PRL 6.53ng/ml。术后第 10 天 LH 0.73IU/L，FSH 3.50IU/L，E2 11pg/ml，P 0.80ng/ml，T 0.16ng/ml，PRL 12.88ng/ml。2016 年 3 月复查 LH 4.54IU/L，FSH 6.81IU/L，E2 68.18pg/ml，P 0.39ng/ml，T 0.22ng/ml，PRL 5.45ng/ml，超声盆腔未见明显包块，患者月经正常来潮。

临床讨论

本例患者因"腹痛、月经紊乱"发现双侧卵巢显著增大伴多房囊肿和显著的高雌激素血症，类似辅助生育技术中超促排卵引起的卵巢过度刺激。以"卵巢多房囊实性包块"行腹腔镜检查，术后病理为"卵巢滤泡囊肿伴黄素化"，而术后双侧卵巢囊肿持续增大（图 35-1）。激素测定中 FSH 和 LH 水平并无明显升高，E2 水平显著升高；泌乳素水平轻度升高。为寻找卵巢过度刺激的来源，行头颅 MRI 发现垂体大腺瘤（图 35-2），手术切除后卵巢过度刺激相关症状消退，E2 和 PRL 均降至正常（激素变化曲线见图 35-3），患者月经也恢复正常，病理证实为垂体促性腺激素（Gn）瘤。泌乳素轻度升高考虑大腺瘤压迫间接引起的。

由促性腺激素垂体腺瘤引起的卵巢过度刺激相对少见，值得了解和思考。

1. 垂体促性腺激素腺瘤的临床特点和诊治要点

Gn 腺瘤占垂体瘤的 15% ~ 40%，占临床无功能垂体腺瘤的 80% 以上，约占大腺瘤一半。大多数垂体 Gn 腺瘤患者没有自觉症状，直至大腺瘤增大到一定程度产生颅内压迫症状，如视力受损、头痛等。实验室检查中，大多数患者血清 FSH 值在正常范围或仅轻微高于育龄女性正常值上限，即如本例所示。约 35%Gn 腺瘤分泌 LH/FSH 而使血清中促性腺激素水平升高，但这些患者也少有出现相关的临床症状。绝经后女性常见，而由于此时绝大多数卵泡已闭锁，因而对 FSH 刺激不敏感。因此，对于围绝经期或绝经后女性，Gn 腺瘤的诊断是相对困难的。青春期女孩则可能出现乳房发育、阴道出血、腹胀等症状。

FSH、LH 及其 a 亚单位检测有助于诊断，如 LH 和 FSH a 亚单位位于正常上限，或 FSH 和 LH 比例失常，提示可能有 Gn 腺瘤。使用促甲状腺激素释放激素（TRH）刺激实验诱导生成这两种激素的 a 亚单位，可协助诊断。在正常人，注射 TRH 不会引起 Gn 或 Gn 亚单位分泌。但 Gn 腺瘤患者则可能被诱导升高 70%。70% ~ 100% 无功能腺瘤分泌游离亚单位，但通常不表现生物学活性。本例患者因本院尚未开展 FSH 和 LH 亚单位检测项目，无相关直接证据。Kanaya 报道的 2 例患者 FSH 值在正常范围或仅轻度升高，但 LH 水平异常降低至不可测。1 例患者 E2 水平以 6 周为一周期波动显著，第 2 例患者 E2 相对平稳，但 FSH 以 6 周为一周期发生波动。其中一患者自然受孕后发生严重的卵巢过度刺激综合征（OHSS），孕 9 周时因为发生深静脉血栓而人工流产中止妊娠。人流后 1 个月发现双侧卵巢明显增大，因可疑恶性肿瘤行腹腔镜检查＋卵巢活检，病理显示卵巢组织水肿伴卵泡囊肿。术后监测发现 E2 以 6 周为周期波动。

最确切的治疗是手术垂体切除 Gn 腺瘤。术后促性腺激素和 E2 水平可迅速降至正常，卵巢囊肿缩小直至消失，月经恢复规律，如本例所见，也与文献相符。对于复发的垂体腺瘤，也可使用放疗。术后建议患者 4 ~ 6 个月复查，包括 MRI 和激素水平，同时评估是否发生垂体功能降低。如果垂体轴上任一激素水平缺乏，应开始激素替代治疗。

药物治疗一般是无效的。理论上讲，GnRH 类似物（GnRH-a）有可能降低 FSH 水平从而缓解 OHSS，但事实上报道显示该治疗会引起 FSH 反跳，有一例报道甚至在开始 GnRH-a 治疗后，诱发患者出现 OHSS。有关研究报道了 3 例药物治疗垂体 Gn 腺瘤相关的 OHSS，患者都表现为月经稀发、腹胀、增大多囊的卵巢。E2 水平最高达 6，755pmol/L，PRL 和 FSH 水平升高，LH 降低。这 3 例患者均使用了多巴胺激动剂，其中 2 例还联合用了甲羟孕酮。卵巢大小和激素水平降至正常，但腺瘤继续增大最终接受手术切除，免疫组化染色 2 例 LH 阳性，1 例 FSH 阳性。

2. 其他原因导致的卵巢过度刺激

卵巢过度刺激主要发生于辅助生育过程中，受外源性促性腺激素的影响，多个部分激活的窦卵泡产生了过度反应，多见于 PCOS 患者。也有报道 OHSS 与原发甲状腺功能低下有关，可能由 TSH 介导的 FSH 受体激活或 TRH 产物增加刺激促性腺激素释放有关。此外，双侧卵巢颗粒细胞瘤的患者，46,XX 部分型 17 羟化酶缺乏患者和细胞色素 p450 氧化还原酶缺乏患者也可能发生 OHSS。

病例点评

排卵功能障碍是常见的异常子宫出血的原因，涉及下丘脑 - 垂体 - 卵巢的调控，性激素六项和盆腔超声是必要的检查项目，由此可以识别卵巢过度刺激的原因。而非孕期的卵巢过度刺激应想到无功能垂体腺瘤的可能，切除垂体腺瘤方能根本解决性腺轴异常问题，而单纯卵巢手术和药物治疗都难以达到满意疗效。

参考文献

1. Roberts J E, Spandorfer S, Fasouliotis S J, et al.Spontaneous ovarian hyperstimulation caused by a follicle-stimulating hormone-secreting pituitary adenoma.Fertil Steril, 2005, 83（1）: 208-210.

2. Pentz-vidovíc I, Skorié T, Grubisić G, et al.Evolution of clinical symptoms in a young woman with a recurrent gonadotroph adenoma causing ovarian hyperstimulation.Eur J Endocrinol, 2000, 143（5）: 607-614.

3. Chaidarun S S, Klibanski A.Gonadotropinomas.Semin Reprod Med, 2002, 20（4）: 339-348.

4. Mika K, Tsuyoshi B, Yoshimitsu K, et al.Continuous follicle-stimulating hormone exposure from pituitary adenoma causes periodic follicle recruitment and atresia, which mimics ovarian hyperstimulation syndrome.Int J Womens Health, 2012, 4: 427-431.

5. Murata Y, Ando H, Nagasaka T, et al.Successful pregnancy after bromocriptine therapy in an anovulatory woman complicated with ovarian hyperstimulation caused

by follicle-stimulating hormone-producing plurihormonal pituitary microadenoma.J Clin Endocrinol Metab，2003，88（5）：1988-1993.

6. Maruyama T，Masuda H，Uchida H，et al.Follicle stimulating hormone-secreting pituitary microadenoma with fluctuating levels of ovarian hyperstimulation.Obstet Gynecol，2005，105（2）：1215-1218.

7. Kihara M，Sugita T，Nagai Y，et al.Ovarian hyperstimulation caused by gonadotroph cell adenoma：a case report and review of the literature.Gynecol Endocrind，2006，22（2）：110-113.

8. Castelbaum A J，Bigdeli H，Post K D，et al.Exacerbation of ovarian hyperstimulation by leuprolide reveals a gonadotroph adenoma.Fertil Steril，2002，78（6）：1311-1313.

9. Knoepfelmacher M，Danilovic D L，Rosa Nasser R H，et al.Effectiveness of treating ovarian hyperstimulation syndrome with cabergoline in two patients with gonadotropin-producing pituitary adenomas.Fertil Steril，2006，86（3）：719.

10. Baba T，Endo T，Kitajima Y，et al.Spontaneous ovarian hyperstimulation syndrome and pituitary adenoma：incidental pregnancy triggers a catastrophic event. Fertil Steril，2009，92（1）：390.

11. Tian Q，Zhang Y，Lu Z.Partial 17alpha-hydroxylase/17，20-lyase deficiency-clinical report of five Chinese 46，XX cases.Gynecol Endocrinol，2008，24（7）：362-367.

12. 王春庆，杨佳欣，田秦杰.细胞色素 p450 氧化还原酶缺乏伴卵巢黄素化囊肿 1 例.生殖医学杂志，2014，23（4）：325-327.

（王　姝　邓　姗　整理）

病例 36. 子宫腺肌症腹腔镜全子宫切除术后输尿管瘘

📋 **病历摘要**

患者，39岁，G2P1，因"痛经进行性加重2年"入院。两年前出现继发性痛经（VAS评分3～4分），伴月经量多有血块，Hb最低为约75g/L，B超提示子宫腺肌症，间断服用铁剂治疗。后因痛经进行性加重，要求切除子宫入院。术前评估：子宫如孕10周大小，

笔记

右侧宫骶韧带缩短。超声：子宫前位，大小约 8.4cm×4.5cm×4.6cm，前壁明显增厚，肌壁回声粗糙不均，宫底前壁可探及一不均质低回声团，大小约 2.5cm×2.1cm×2.1cm，血流散在。提示子宫腺肌症，腺肌瘤？既往有剖宫产史和因双侧输卵管积水合并粘连包裹而行的腹腔镜双侧输卵管切除＋盆腔粘连松解术史，当时术中见子宫如 6 周大小，后壁与直肠致密粘连，双侧输卵管积水并与盆壁致密粘连，左右卵巢不可见，完整切除双侧输卵管。术后病理证实为盆腔子宫内膜异位症。此次入院于两日肠道准备后行腹腔镜下全子宫切除＋粘连分解术，术中见子宫如孕 10 周大小，表面多发水泡结构，子宫后壁与直肠表面、双侧宫骶韧带粘连。双侧卵巢膜状包裹于侧盆壁内，双侧输卵管缺如。子宫直肠陷凹半封闭。双侧宫骶韧带增粗、挛缩，粘连子宫后壁。手术过程尚顺利，术后第 3 天拔除尿管后出现发热，血常规：WBC 12.72×10^9/L，中性粒细胞比例（NEUT%）82.3%，予抗生素抗感染治疗后血象改善，但腹胀、腰部疼痛持续存在，B 超提示右肾轻度积水伴输尿管扩张，下腹部立位片提示散在气液平，按不全肠梗阻进食补液处理后无明显改善，术后第 9 日行腹盆 CT 平扫提示盆腹腔积液，怀疑输尿管瘘。术后第 10 日行 CT 泌尿系成像（CTU），提示右侧输尿管盆壁段有造影剂溢出。当日急诊行输尿管镜检查术＋右侧输尿管支架置入术，术中见膀胱黏膜弥漫性水泡样改变，点状充血，经右侧膀胱开口出膀胱进入右侧输尿管约 1cm 起可见输尿管黏膜颜色苍白，延续约 3cm，上方可见输尿管扩张，黏膜尚红润。苍白段的内侧可见破口，距输尿管开口处 1.5～2cm。左侧输尿管镜进入顺利，管腔内观察无特殊。术后患者腹胀、疼痛等症状均缓解，短期过渡饮食后平顺出院，右侧输尿管 D-J 管计划保留 3 个月。

临床讨论

1. 输尿管损伤的原因

由于泌尿系统和生殖系统之间在解剖学上的密切关系，在妇科手术中出现的泌尿系损伤并不少见，估计 52% ~ 82% 的泌尿系损伤是妇科手术的并发症。根据文献报道，膀胱损伤率为 0.2% ~ 1.8%，输尿管损伤率为 0.03% ~ 1.5%，具体到手术方式，在开腹全子宫切除术中，输尿管损伤风险为 0.04%，阴式全子宫切除术为 0.02%，而在腹腔镜全子宫切除患者中为 0.8% ~ 4.3%，盆底重建手术中发生率较高为 2% ~ 11%。

在妇产科手术过程中，输尿管的下段容易被损伤，特别是输尿管跨髂血管处、骨盆漏斗韧带内下方、子宫动脉与输尿管交叉处是常见的损伤部位。手术中盆腔粘连、局部组织解剖结构不清晰，在电凝止血尤其是使用单极时容易导致输尿管损伤；另外，手术中损伤了输尿管外膜，也会因输尿管组织缺血、坏死而导致远期断漏；术中大出血钳夹或缝扎则直接损伤输尿管。妇科手术除与泌尿系解剖关系密切外，疾病本身如恶性肿瘤、子宫内膜异位症、前次剖宫产史等带来的盆腔粘连、组织解剖学改变进一步增加手术风险。在 Lafay Pillet 的研究中，前次开腹手术史所带来的损伤风险增加 4.69 倍（95% CI：1.59 ~ 13.8）。

此外，手术者的经验对于泌尿系损伤也起到重要的作用。在一组大型回顾性研究中，1992—1999 年间因良性疾病而行全子宫切除的患者中，泌尿系损伤总的发生率为 1.4%，而 2000—2005 年间总体发生率降为 0.7%，其中输尿管损伤率由 0.9% 降至 0.3%。Lafay Pillet 对一组临床培训医生进行连续观察，初始的 40 例手术中损伤

发生率为 1.9%，随后的 60 例手术中，损伤率降至 1.5%，超过 100
例后，手术损伤率则降至 0.4%。

2. 输尿管损伤的诊断

与膀胱损伤不同的是，输尿管损伤大部分是术后才被发现，
Marisa 在 2014 年的 review 中统计了 157 例输尿管损伤的情况，发
现手术中发现的损伤只有 22 例（14%），而 56 例（35.4%）是在手
术后才被发现，余下的 79 例（50.6%）未描述输尿管瘘发现时间。
输尿管损伤难以在手术中被发现的原因：输尿管位于腹膜后；手术
者对腹膜后输尿管分离及膀胱镜检查存在不一致性；手术造成的热
损伤在术中行膀胱镜检查看似无明显异常。

在 Wu 的研究中，提出可以通过术中膀胱镜和术后早期超声识
别输尿管喷尿现象来早期发现输尿管瘘。在他们的研究中，将患者
分为两组：第一组是通过术中膀胱镜检查或者术后早期 B 超观察输
尿管喷尿现象，第二组是通过临床症状和体征而怀疑，所有患者均
通过静脉肾盂造影最终明确输尿管损伤。统计结果显示第一组患者
发现输尿管瘘的时间明显短于第二组（1.7 天 *vs.* 19.9 天），而且获
得保守治疗成功的机会更大。在第一组 7 例患者中，5 例是通过术中
膀胱镜发现，另外 2 例是术后早期 B 超发现输尿管喷尿消失。所有
患者明确诊断后放置了 D-J 管，6 例患者保守治疗成功，只有 1 例
患者最终需输尿管再植手术。在第二组 8 例患者是通过临床症状体
征而怀疑，其中 3 例是放置 D-J 管，2 例患者通过开腹手术治愈，
剩余的 3 例患者手术中行膀胱镜及术后早期 B 超均未发现异常，这
3 例患者最终通过手术修复治愈。因此值得注意的是能量器械造成
的热损伤、继发于去血管或缝扎的瘘，即便在手术中检查也可能无
明显异常。即使早期检查无异常，也不能完全除外输尿管损伤，当

患者出现主诉时，仍要警惕泌尿系损伤的可能。

在妇科子宫切除术后并不常规行膀胱镜检查，原因包括术者无膀胱镜操作经验、增加手术时间及费用，且手术中泌尿系损伤发生率较低，部分热损伤在膀胱镜下无异常表现。而赞成者的理由也很充分：膀胱镜操作简单，手术操作时间短，能够发现大部分术中肉眼未能察觉的损伤，避免了术后泌尿系损伤的并发症甚至由此所导致的法律诉讼。Okechukwu 等研究全子宫切除术且手术中常规使用膀胱镜检查的情况，所有患者切除完子宫后常规静脉注射靛蓝 - 胭脂红染料，在膀胱镜下观察输尿管开口染料流出的情况，若出现染料排出迟缓甚至消失，则高度怀疑泌尿系损伤，再次追加染料甚至利尿剂。若仍存在上述现象，则在受累侧放置输尿管支架，放置困难者立即转开腹行修补术。在其研究的妇科良性疾病行手术的 839 例患者中，共出现 39 例泌尿系损伤，其中膀胱损伤 24 例，输尿管损伤 15 例，有 3 例患者同时出现了膀胱及输尿管损伤。作者统计膀胱镜对于泌尿系损伤的检出率为 97.4%（38/39），除了 1 例膀胱阴道瘘数周后被发现，所有的泌尿系损伤均术中经膀胱镜证实。作者注意到肉眼直视下发现的损伤只占据 25.6%（10/39），其中输尿管肉眼损伤发现率只有 6.7%（1/15），而膀胱肉眼损伤发现的有 37.5%（9/24）。在输尿管损伤中，最常见的类型为离断（6/15）及扭曲（6/15），而且绝大部分（80%）出现在子宫动脉与输尿管交叉处。作者推荐在所有行子宫切除术的患者手术中常规使用膀胱镜。

对于术后发现的输尿管瘘，往往出现在术后 1 ~ 2 周，患者可表现为发热、腹胀、患侧腰背部胀痛，有的患者可出现阴道漏尿。影像学检查检查可发现盆腔积液，患侧肾盂肾盏扩张甚至输尿管积水等表现。对于阴道流出的液体可与尿液及血肌酐进行对比判断有无泌尿系损伤（尿液中肌酐水平为 mmol/L 数量级，而血液中肌酐水平为 μmol/L 数量级）。此外，亚甲蓝溶液试验可协助判断损伤部位，将亚甲蓝溶液注入膀胱，若阴道流出液为蓝色，则证实损伤在膀胱，若为阴性，则损伤部位位于输尿管。条件允许的情况下，静脉肾盂造影（IVU）及泌尿系的 CTU 检查，对于泌尿系损伤的部位有更加准确的定位。

3. 泌尿系损伤的处理

泌尿生殖道瘘的治疗原则是及时诊断、控制感染、尿流改道、恢复泌尿道连续性及挽救肾功能。输尿管瘘的手术方法包括保守性治疗（如放置双 D-J 管）及手术。关于保守性治疗的适用条件存在一定的争议，一般认为应该符合以下条件：单侧损伤、无患侧肾脏感染、输尿管内层连续性存在、输尿管外层正常。文献报道，对于输尿管瘘成功放置输尿管支架后治愈率为 55% ~ 76%。在 Shaw 复习的文献中，在输尿管支架成功放置后，瘘口的治愈率 > 63%，而输尿管狭窄的比例为 6% ~ 38%。在其尝试保守治疗的 13 例输尿管阴道瘘患者中，有 7 例患者成功放置输尿管支架，其中 5 例患者恢复良好，余下 2 例患者通过开腹或腹腔镜输尿管膀胱再植术治愈。在 Rajamaheswari 等报道的 17 例输尿管阴道瘘患者中，13 例置管成功，所有患者均恢复良好，且远期无输尿管狭窄，显示出输尿管镜置入 D-J 管对于保守治疗输尿管阴道瘘的良好效果。

然而，并非每例患者都能保守治疗成功，Kumar 报道的输尿管瘘的病例数最多，84 例患者中仅 8 例置管成功，余下的绝大多数患者均通过手术治愈。对于手术时机也存在一定的争议，传统观念认为在术后 3 个月修复比较合适，理由是输尿管血液循环改善及瘘口有自愈的可能性，然而文献也有术后 1 个月手术治愈输尿管瘘的报道。总之，输尿管瘘的治疗取决于瘘口形成的原因、损伤的类型、病灶组织的条件及患者的一般情况，应结合患者情况制定个体化的治疗方案。

病例点评

输尿管损伤是妇科手术中最常见的副损伤，所以有一定经验的妇科手术医生都深刻了解其风险和特点。所谓经验的差别，年轻时感觉无处不是输尿管，在上级医生把关与指引下小心谨慎，不见损伤。反而是在有一定经验后，积累的成功经验使风险意识降低，开始追求快捷，又会进入一个并发症的相对高发期。"桥下流水""输尿管隧道"是永恒的重点和难点，"前次手术史""粘连"也是妇科手术不变的主题插曲，一定要保持稳固的警戒心，前辈的"如履薄冰，如临深渊"之说法绝不夸张。发生副损伤后，不仅患者承受更多痛苦，医生也承受艰难的磨砺。应该说，没有哪个副损伤是理所当然的，患者用自己的身心和苦痛教会医生更多，医生则应砥砺前行，精益求精。

大多数输尿管损伤是源于手术器械的电热损伤，手术当时和初期并无明显破损，但由于缺血坏死，晚期出现管壁侧漏。本例是非常典型的一个临床实例，不符合"术后吸收热"的体温变化，不能解释的"肠梗阻"，都高度提示"输尿管瘘"的可能。一经诊断，应及早尝试放置 D-J 输尿管支架，如不成功则需要开腹行输尿管膀胱再植手术。待 3 个月后取出 D-J 管后，仍需关注患侧输尿管有无狭窄的迹象，长期随诊。

参考文献

1. Teeluckdharry B，Gilmour D，Flowerdew G.Urinary tract injury at benign

gynecologic surgery and the role of cystoscopy：a systematic review and meta-analysis.Obstet Gynecol，2016，126（6）：1161–1169.

2. Pillet M C L，Leonard F，Chopin N，et al.Incidence and risk factors of bladder injuries during laparoscopic hysterectomy indicated for benign uterine pathologies：a 14.5 years experience in a continuous series of 1501 procedures.Hum Reprod，2009，24（4）：842–849.

3. Bojahr B，Raatz D G，Abri C，et al.Perioperative complication rate in 1706 patients after a standardized laparoscopic supracervical hysterectomy technique.J Minim Invasive Gynecol，2006，13（3）：183–189.

4. Adelman M R，Bardsley T R，Sharp H T.Urinary tract injuries in laparoscopic hysterectomy：a systematic review.J Minim Invasive Gynecol，2014，21（4）：558–566.

5. Wu H H，Yang P Y，Yeh G P，et al.The detection of ureteral injuries after hysterectomy.J Minim Invasive Gynecol，2006，13（5）：403–408.

6. Ibeanu O A，Chesson R R，Echols K T，et al.Urinary tract injury during hysterectomy based on universal cystoscopy.Obstet Gynecol，2009，113（1）：6–10.

7. Shaw J，Tunitskybitton E，Barber M D，et al.Ureterovaginal fistula：a case series.Int Urogynecol J，2014，25（5）：615–621.

8. Rajamaheswari，Seethalakshmi，Chhikara.Management of ureterovaginal fistulae：an audit.Int Urogynecol J，2013，24（6）：959–962.

9. Kumar A，Goyal N K，Das S K，et al.Our experience with genitourinary fistulae.Urol Int，2009，82（4）：404–410.

（王　丹　邓　姗　整理）

病例 37.　盆腔脓肿术后急性肺栓塞

病历摘要

　　患者，52 岁，G3P2，因"发现附件包块 11 年，腹痛 1 周余"急诊入院。患者于 2005 年体检发现右附件占位，大小不详，未治疗。一周多前因下腹痛伴发热就诊于当地医院，对症消炎治疗效果欠佳。2016 年 7 月 7 日急诊就诊，超声提示右附件区 10.3cm × 5.4cm × 6.6cm 多房囊性包块。hCG 阴性。既往体健，宫内节育器放置 20 余年。当日行腹腔镜探查，术中见左侧附件与侧盆壁、乙状结肠系膜致密粘连，仅可见部分迂曲卵管，右侧附件与乙状结肠、侧盆壁及大网膜致密粘连不可见，予分离肠管、子宫后壁及与双附件之间粘连，过程中可见黄色脓液自右附件区流出。留取脓液送细菌培养。分离粘连，恢复盆腔正常解剖，可见右附件区囊肿为卵巢、增粗僵硬的卵管及网膜、肠管包裹形成的脓肿，行右侧附件和左侧输卵管切除并取环术，术后第二天体温 38.8℃，血压 115/75mmHg，心率 90 次 / 分，手指末端血氧饱和度 89%，伴喘憋，动脉血气分析：pH 7.489，PO_2 55.6mmHg，ctHb 11.1g/dl，PCO_2 35.7mmHg，SO_2 88.9%，cK^+ 2.8mmol/L，cNa^+ 132mmol/L，cCa^{2+} 1.04mmol/L，cGlu 11.90mmol/L，cLac 1.6mmol/L，提示 I 型呼吸衰竭。下肢静脉彩色多普勒超声提示右侧小腿肌间多个血栓，较大 1.6 cm × 0.4cm，D-dimmer 10.85mg/L。心肌酶、心电图等检查无明显异常。内科建议抗生素升级为泰能 0.5g q6h，甲硝唑 1g q12h 抗感染治疗。肺动脉 CT 血管造影（CTPA）

排除肺栓塞可能，纠正电解质情况，注意控制出入量。血管外科建议：低分子肝素（速碧林）0.4 q12h 皮下注射抗凝治疗。术后第 4 天改为克赛 0.6 q12h，皮下注射。CTPA+CTV 提示双侧多发肺动脉栓塞，左髂外、右髂内静脉及双下肢深静脉多发血栓形成可能。后术中留取拭子培养结果回报：大肠埃希菌阳性，对泰能、头孢等抗生素敏感。内科意见：患者循环稳定，继续足量抗凝治疗和抗感染治疗，患者术后第 4 天（2016 年 7 月 11 日）起体温正常，诉间断性喘憋，但较前明显好转，鼻导管吸氧 3L/ 分，手指末端血氧饱和度 97% ～ 99%，体温正常 3 天（即 2016 年 7 月 13 日至 2016 年 7 月 15 日）予调整抗生素，改用头孢他啶 1g q12h，此时已无明显胸闷症状，不吸氧情况手指末端血氧饱和度 94% ～ 96%。内科随诊意见（2016 年 7 月 15 日）：抗凝至少 3 个月，予重叠华法林 3mg qd，每日监测国际标准化比值（INR）变化，INR ＞ 1.8 停用低分子肝素，此后每周监测 INR 及调整华法林剂量，维持 INR 2 ～ 3，此后每月监测 INR，因患者生命体征平稳，体温正常，妇科术后无特殊处理，予出院后门诊调整抗凝药用量。

临床讨论

1. 术后生命体征监测对病情判断的指导意义

病情判断是临床的首要工作，也是一切临床处理的核心，在此基础上才能正确决策、果断急救，并且能正确及时地告知。而生命体征是病情判断的重要依据，英国皇家医师学院制定了用于评估病情变化的早期预警评分（national early warning score，NEWS），旨在识别具有潜在危险的患者，体温过高或过低、意识障碍、尿量显著减少、收缩压 < 90mmHg、脉搏 > 130 次 / 分、呼吸频率 > 30 次 / 分及血氧饱和度 < 90% 均是危险征象，需要及时诊治处理。

本例患者术后出现明显的喘憋症状，血氧饱和度 < 90% 均提示病情严重，需积极查找原因以便及时处理。

本例除憋喘、低氧血症外，还伴有体温升高、血象升高和心率增快，结合盆腔脓肿的病史，鉴别诊断还需考虑感染性休克、成人呼吸窘迫综合征等，这些都需要及时处理，否则影响预后。

2. 妇科患者中肺栓塞的高危人群及其诊断思路

肺栓塞的易患因素根据相对危险度（odds ratio，OR）的数值水平分为强易患因素（$OR > 10$，S）、中易患因素（OR 2 ~ 9，M）及弱易患因素（$OR < 2$，W）。妇科手术（S）本身就是强易感因素之一，如合并老龄（S）或 3 个月内发生过心肌梗死或因心力衰竭（S）、心房颤动或心房扑动住院（S）及卧床 > 3d（S）等；或合并肿瘤（M）、口服避孕药（M）、激素替代治疗（M）、浅静脉血栓形成（M）、中心静脉管置入（M）；或伴有吸烟（W）、肥胖（W）、高脂血症（W）、高血压（W）、糖尿病（W）等均需警惕发生静脉血栓及肺栓塞可能，做好预防及减少发生血栓的相关措施。本例患者高龄、肥胖、以感染性病变行妇科手术，存在明显的静脉血栓和肺栓塞风险。下肢静脉血栓形成及感染作为诱发因素，出现呼吸喘憋及 I 型呼吸衰竭，D- 二聚体升高，认为存在肺栓塞可能，需行 CTPA 进一步明确诊断。妇科临床工作中，若患者伴有或合并卒中瘫痪、慢性心力衰竭或呼吸衰竭等内科并发症常为高危人群。

对怀疑肺栓塞的患者可通过 Wells 评分进行临床可能性评估筛

选，然后依据患者生命体征进行初始危险分层，最后逐级选择检查手段明确诊断。

（1）临床可能性评估：常用的临床评估标准有加拿大 Wells 评分，这种评分标准简单易懂，所需的临床资料易于获得，适合在基层医院普及。最近，Wells 进行了简化，更增加了临床实用性，其有效性也得到了证实，对 PE 的预测价值效果相当（表 37-1）。本例患者 Wells 简化版评分 3 分，考虑可能为肺栓塞。

表 37-1　急性肺栓塞临床可能性评估的 Wells 评分标准

项目	原始版（分）	简化版（分）
既往肺栓塞或 DVT 病史	1.5	1
心率 ≥ 100 次 /min	1.5	1
过去 4 周内有手术或制动史	1.5	1
咯血	1	1
肿瘤活动期	1	1
DVT 临床表现	3	1
其他鉴别诊断的可能性低于肺栓塞	3	1

注：临床可能性根据各项得分总和推算；三分类法（简化版不推荐三分类法）中总分 0 ~ 1 分为低度可能，2 ~ 6 分为中度可能，≥ 7 为高度可能；二分类法中，对于原始版评分标准而言 0 ~ 4 分为可能性小、≥ 5 分为可能，对于简化版评分标准而言 0 ~ 1 分为可能性小，≥ 2 分为可能；DVT 为深静脉血栓形成。

（2）初始危险分层（图 37-1、图 37-2）

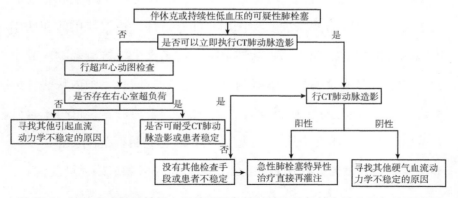

图 37-1　伴休克或持续性低血压的可疑急性肺栓塞的初始危险分层与处理流程

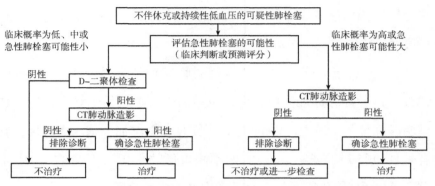

图 37-2　不伴休克或持续性低血压的可疑急性肺栓塞的初始危险分层与处理流程

3. 不同程度肺栓塞的处理原则

对出现休克或持续性低血压的疑诊或确诊急性肺栓塞患者应迅速启动再灌注治疗。

对不伴休克或持续性低血压的非高危患者，建议采用简化版肺栓塞严重指数（Simplified pulmonary embolism severity index，sPESI）区分中危和低危患者（表 37-2）。对中危患者，需进一步评估风险（图 37-3）。本例 PESI Ⅱ级或 sPESI ≥ 1，心肌酶正常，考虑为中低危，故予抗凝治疗。抗凝治疗的一般策略：对于高 / 中度临床可能性的患者，等待诊断结果的同时应给予肠道外抗凝剂。普通肝素、低分子量肝素或磺达肝癸钠均有即刻抗凝作用。低分子量肝素和普通肝素主要依赖抗凝血酶系统发挥作用，如有条件，建议使用前和使用中检测抗凝血酶活性，如果活性下降，需考虑更换抗凝药物。其次应尽早给予口服抗凝药，最好与肠道外抗凝剂同日。国内华法林最常用，为达到快速抗凝的目的，华法林应与普通肝素、低分子量肝素或磺达肝癸钠重叠应用 5 日以上，当 INR 达到目标范围（2.0 ~ 3.0）并持续 2 日以上时，停用普通肝素、低分子量肝素或磺达肝癸钠。

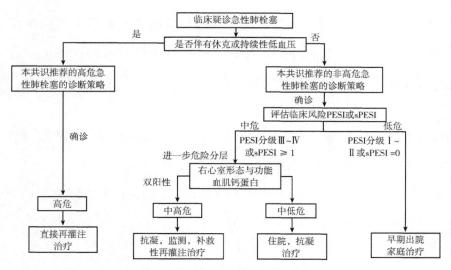

图 37-3 基于危险度分层的急性肺栓塞的治疗策略

注：PESI：肺栓塞严重指数；sPESI：简化版肺栓塞严重指数。

表 37-2 肺栓塞严重指数（PESI）及其简化版本（sPESI）的评分标准

项目	原始版本（分）	简化版本（分）
年龄	以年龄为分数	1（若年龄＞80 岁）
男性	10	—
肿瘤	30	1
慢性心为衰竭	10	1
慢性肺部疾病	10	
脉搏 ≥ 110 次 /min	20	1
收缩压＜100mmHg	30	1
呼吸频率＞30 次 /min	20	—
体温＜36℃	20	
精神状态改变	60	—
动脉血氧饱和度＜90%	20	1

📋 病例点评

急性肺栓塞是常见的三大致死性心血管疾病之一。妇科手术本

笔记

身就是强易感因素之一，对合并其他高危因素的患者更要提高警惕，结合临床症状和体征，可利用特异量表进行可能性评估和危险分层，并选择相应的诊断和治疗。

参考文献

1. 中华医学会心血管病学分会肺血管病学组.急性肺栓塞诊断与治疗中国专家共识（2015）.中华心血管病杂志，2016，44（3）：197–211.

2. 王博，王秀杰.英国早期预警评分（NEWS）评估急重症的临床应用研究进展.中国急救医学，2014，（10）：945–948.

（高海燕　邓　姗　整理）

病例 38. 阿莫西林/克拉维酸钾致急性肾损伤

病历摘要

　　患者，26岁，因"原发不孕3年"于2016年7月29日入院拟行宫腹腔镜检查。体格检查无阳性体征，否认既往药物过敏史及泌尿系统等慢性疾病史。患者于2016年8月5日在全麻下行腹腔镜盆腔粘连松解术＋子宫内膜异位病灶烧灼术＋宫腔镜检查＋通液术。手术经过顺利，术前、术后予安灭菌2.4g加入生理盐水100ml

中静滴 2 次（2 次用药间隔 8 小时）。术后 8 小时共补液 2000ml，共计尿量 1400ml。术后 9 小时（手术当日晚 21：00）出现剧烈下腹痛伴肉眼血尿，给予 654-2 10mg 肌注，症状无缓解，给予曲马朵后腹痛稍好转。急查尿常规：BLD 200cells/μl，WBC 70cells/μl，Cr 180μmol/L，K$^+$ 3.3mmol/L，Hb 104g/L。肾内科急会诊，考虑安灭菌相关的急性肾损伤可能大，立即停用安灭菌，保持充足入量。泌尿系超声提示双肾集合系统分离伴输尿管上段扩张（左侧和右侧肾盂分别宽约 0.5cm 和 0.8cm，双侧输尿管上段宽约 0.4cm，余段受肠气遮挡显示不清）。当日 21：00 至次日 6：00 尿量 550ml，呈肉眼血尿；次日日间（早 6：00 至晚 18：00）尿量 550ml，呈淡红色血尿，Cr 最高为 254μmol/L 后逐渐变清。以后每天保持入量2000 ～ 3000ml，严密监测尿量及肌酐、电解质的变化（表 38-1），患者病情逐渐好转，8 月 7 日复查双肾泌尿系 B 超未见明显异常；8 月 10 日行盆腔泌尿系 CT 未见异常。术后第 6 日拔除尿管，自解小便通畅，量多，第 7 日出院。

表 38-1　术后患者尿量及肌酐

术后天数	1	2	3	4	5	6	7
尿量（ml）	1900	2070	1800	2400	2900	2600	出院
肌酐（μmol/L）	251	254	223	168	132	120	100

临床讨论

1. 急性肾损伤的诊断标准及鉴别诊断思路

（1）急性肾损伤（AKI）的诊断：肾小球率过滤 48 小时突然下降 50% 或血肌酐上升 50%，或者尿量 < 0.5ml（kg·h）持续超过 6 小时（排出梗阻性肾病或脱水状态）。尿量少于 400ml/d 为少尿型

急性肾功能衰竭（ARF），尿量＞400ml为非少尿型ARF。实验室生化检查：患者常伴轻、中度贫血，血肌酐和尿素氮进行性上升，严重时可以出现高钾血症；尿常有沉渣可见肾小管上皮细胞，上皮细胞管型，颗粒管型，并可见少许红细胞及白细胞。泌尿系超声：上尿道梗阻时可见双侧输尿管上段扩张或双侧肾盂积水，下尿道梗阻时可见膀胱尿潴留。

（2）急性肾损伤（AKI）的分类

肾前性：常见于血容量减少、体液丢失，患者常有皮肤黏膜干燥、低血压的表现，补充血容量后即可纠正。此患者术前无脱水表现，术中无出血，故可排除肾前性。

肾性：常见于肾缺血和肾毒性物质损伤肾小管上皮细胞。患者术后抗感染药物为安灭菌（为阿莫西林和克拉维酸钾的复方制剂，阿莫西林为广谱青霉素类抗生素，克拉维酸钾只有微弱的抗菌活性），青霉素无直接肾毒性反应，但因过敏反应可间接引起肾组织损伤，一般在用药7～14天发生，此患者发病急，用药时间短，故发生可能性不大，亦可排除肾性肾损伤。

肾后性：常见于尿路梗阻，如存在结石、肿瘤、手术损伤等高危因素，患者常有肾绞痛、肾区叩击痛。超声影像学可协助诊断。

此患者突发性下腹痛，伴肉眼血尿，肾功能血肌酐急剧上升；尿检查大量白细胞及红细胞，泌尿系B超提示双肾集合系统分离伴输尿管上段扩张。考虑为肾后性急性肾损伤。梗阻导致上段泌尿系扩张并伴有疼痛和血尿，类似于结石症状。因为本患者是术后情况，首先分析是否有术中损伤输尿管的可能性，因在烧灼输尿管周围的子宫内膜异位灶时，如烧灼过深，则有损伤输尿管的可能。为减少或避免损伤输尿管，术者建议将输尿管附近的子宫内膜异位灶挑起后再进行处理，并避免烧灼过深。本患者手术结束时，观察输尿管蠕动良好，导尿管和尿袋中尿液清亮，术后9小时突然出现肉眼血尿，虽然有双肾集合系统分离伴输尿管上段扩张，但不考虑系手术损伤所致，需寻找其他导致肾后梗阻的因素。

2. 此患者的急性肾损伤与哪些因素有关

此患者术前经历清洁灌肠处理后因月经未彻底结束，临时推迟了手术数日，又接受了补充肠道准备，存在潜在的入量不足问题，手术当日 8 小时内曾两次使用静脉滴注 2.4g 的安灭菌预防围手术期感染，可能造成单位时间内安灭菌在体内的浓度过高，形成结晶阻塞了肾小管及输尿管，导致急性腹痛、血尿，肾盂或输尿管扩张积水及急性肾功能受损。后期通过停药、补液治疗，药物在体内浓度下降后，结晶得以稀释并排出，输尿管及肾脏的梗阻解除，则症状缓解，输尿管及肾脏扩张逐渐消失，肾功能逐渐恢复正常。

3. 安灭菌相关的肾损伤如何预防及处理

安灭菌针剂中的阿莫西林钠和克拉维酸钾都以原形通过肾脏排泄，阿莫西林在 8 小时中经尿液的排泄率约为 60%，克拉维酸钾为 50%。当剂量大、浓度高时可在酸性尿液中形成结晶，阻塞肾小管，进而引起肾内梗阻，若结晶在输尿管沉淀，形成结石，则引起肾盂或输尿管扩张积水，并发展为少尿或无尿，严重者发展为肾功能衰竭。

在使用过程中，应严密按照说明书标示的用法和用量合理用药（一次 1.2g 安灭菌 +50 ～ 100ml 0.9% 氯化钠静脉滴注 30 分钟）。输液过程中单位时间内输入的药物也不宜过快，应避免惯常使用的

"首剂加量"的经验性用法，并在使用过程中保持足够的液体量，鼓励患者多饮水，严密观察尿量及监测肾功能。一旦发生类似情况，应立即停药，积极利尿，碱化尿液，促进结晶排除，必要时可行血液透析治疗。经积极治疗后，此类急性肾损伤大多数是可逆的，肾功能可恢复正常，预后良好。

病例点评

妇科手术常使用青霉素类抗生素作为预防性用药，以安灭菌为代表，原型经肾脏排泄的药物在使用过程中，应注意剂量、速度和输液量的合理和平衡，警惕药物结晶导致的梗阻性急性肾损伤，通常为可逆的，预后良好。

参考文献

1. 李庆，雷招宝.阿莫西林过量致急性肾衰竭.药物不良反应杂志，2010，12（4）：276-277.

2. 谢华，林洪丽，于长青.注射用阿莫西林钠致急性肾衰竭 15 例分析.大连医科大学学报，2005，27（5）：366-367.

（张晓莲　邓　姗　整理）

病例39. 卵巢过度刺激综合征

病历摘要

患者女性，38岁，G2P0，因"继发性不孕"于2017年4月15日在本院行IVF-ET，取卵8枚，2017年4月18日移植鲜胚两枚，移植后无不适。移植后第7日（2017年4月24日）晚无明显诱因出现下腹部憋胀不适，并逐渐加重，伴有尿量减少。移植后第8日（2017年4月25日）来本院急诊，查腹部超声提示右下腹可见游离液性暗区，深约3.3cm。血常规Hb 155g/L，ALT 47U/L，血hCG 40.8IU/L，白蛋白36g/L。考虑为卵巢过度刺激综合征，建议急诊留观，后患者拒绝留观坚持回家。移植后第9日（2017年4月26日）晚自觉腹胀明显加重，伴有心悸、恶心、尿少等，但能平卧，无发热、胸闷，再次来急诊，查盆腔超声：子宫内膜1.1cm，盆腔积液5.7cm，双侧卵巢体积增大（左侧6.5 cm×5.8cm，右侧8.3 cm×6.0cm），卵巢多发囊肿。腹部超声：腹腔积液、肝周1.1cm，脾周2.3cm、右侧腹部肠间隙3.6cm。腹水较前增多，故急诊给予补液及输入白蛋白等治疗，后患者症状好转，要求离院。2017年4月28日（移植后第11天）上述症状再次加重，复查超声：子宫5.8 cm×5.3 cm×4.7cm，子宫内膜1.5cm，盆腹腔可见游离液性暗区最深约9.0cm，再次给予补液、补白蛋白及对症治疗。症状无明显好转，移植后第12天（2017年4月29日）收入院后监测生命体征、记出入量、症状、体重、腹围、血常规、肝肾功能、电解质、hCG等生化指标。同时予扩容（白蛋白30g/d、晶体500ml、胶体500ml/d），必要时利尿、放腹水 2 次、保肝等对症治疗后，病情逐渐改善（图 39-1），稳定后于 2017 年 5 月 11 日（移植后第 23 天）出院。

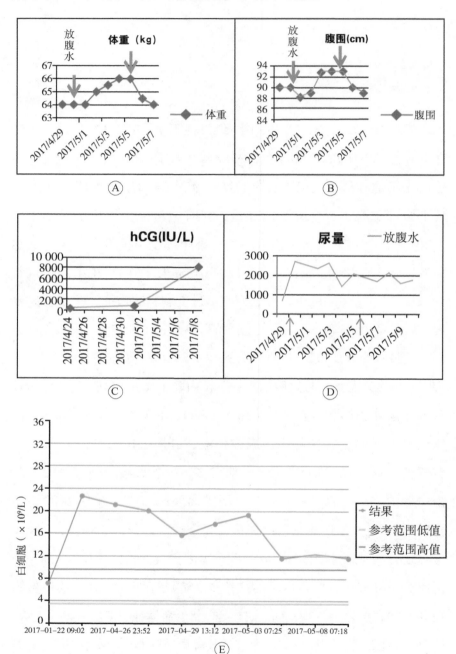

笔记

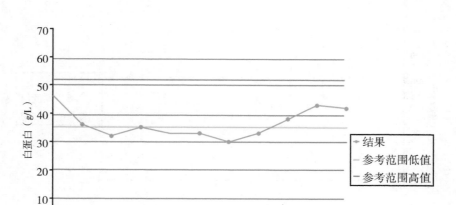

（F）

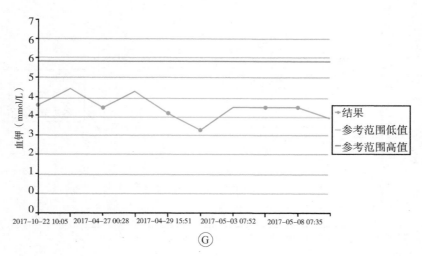

（G）

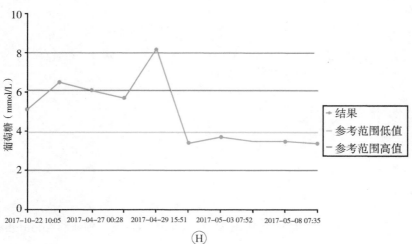

（H）

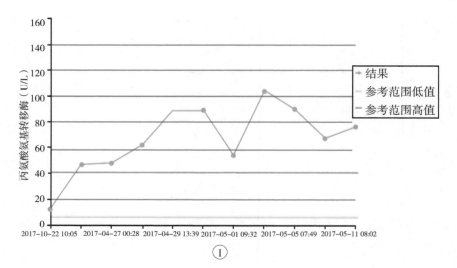

I

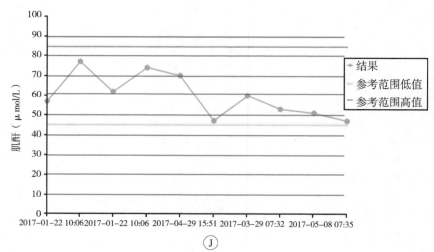

J

图 39-1　患者入院后各指标变化

注：A：体重；B：腹围；C：hCG；D：尿量；E：白细胞；F：白蛋白；G：钾；H：葡萄糖；I：丙氨酸氨基转移酶；J：肌酐。

临床讨论

1.OHSS 的分度和分类法

方法很多，目前专家共识参考 Golan、Navot、Risk、Aboulghar、

2004 年国际妇女和儿童健康合作中心分类标准等，根据临床表现及实验室指标将 OHSS 分为轻、中、重度，并进行相应管理；2010 年丹麦的 Humaidan 教授提出新的分类方法，对临床症状进行客观评价，更有指导意义（表 39-1，表 39-2）。

表 39-1　OHSS 新的临床分类法

	轻度	中度	重度
客观标准			
陶氏腔的液性暗区	√	√	√
子宫周围的液性暗区（主要指盆腔）		√	√
肠管周围的液性暗区			√
红细胞比容积 >0.45		√ a	√
白细胞计数 >15 × 10^9/L		± a	√
24h 尿量 <600ml		± a	√
肌酐 >133 μ mol/L		± a	±
转氨酶升高		± a	±
凝血障碍			± c
胸腔积液			± c
主观标准			
腹胀	√	√	√
腹部不适	√	√	√
呼吸困难	± b	± b	√
急性疼痛	± b	± b	± b
恶心、呕吐	±	±	±
卵巢增大	√	√	√
妊娠	±	±	√

　　注：± 指有或无；a 指出现了 2 次，需要住院治疗；b 指出现，需要住院治疗；c 指出现，需要重症监护。

表 39-2 OHSS 的分度

OHSS 分度	临床表现	实验室指标
轻度	腹胀 / 腹部不适	红细胞比容（Hct）< 0.45
	轻度恶心 / 呕吐	白细胞（WBC）数升高
	腹泻	（< 15×10^9/L ）
	卵巢增大（< 8cm）	
中度	轻度表现 +B 超证实	红细胞比容（Hct）< 0.45
	腹水	WBC 数升高
	卵巢增大（8 ~ 12cm）	（< 15×10^9/L ）
重度	轻、中度症状 + 难以缓解的恶心、呕吐、	血液浓缩（Hct > 0.45）
	严重呼吸困难；晕厥	WBC > 15×10^9/L
	严重腹痛；少尿 / 无尿；	Cr > 1.0g/L
	卵巢增大（> 12cm）	K^+ > 5mmol/L
	腹水的临床表现	Na^+ < 135mmol/L
	张力性腹水；胸水	肝酶升高
	低血压 / 中心静脉压	
	快速体质量增加（> 1kg/24h）	
	静脉血栓	

2.OHSS 的预测与预防

结合高危因素提早预防 OHSS 比治疗更重要（表 39-3）。

表 39-3 OHSS 的高危因素 / 预测指标

高危因素	标准
原发因素（患者本身因素）	
高抗苗勒管激素（AMH）水平（A 级证据）	> 3.36μg/L 可独立预测 OHSS
低龄（A 级证据）	< 33 岁可预测 OHSS，2013 年 ESHRE 建议 <30 岁
既往 OHSS 病史（B 级证据）	既往有中、重度 OHSS 史，住院患者

笔记

续表

高危因素	标准
多囊样（PCO）卵巢（A 级证据）	双侧卵巢窦卵泡计数 > 24 枚
基础窦卵泡计数（AFC）（A 级证据）	AFC > 14 枚
低体质量指数（存争议）	结论存在争议
过敏体质（自身免疫性疾病）（存争议）	结论尚不确定
甲状腺功能低下（存争议）	促甲状腺激素使卵巢增大
继发因素（卵巢功能相关因素）	
中 / 大卵泡数量多（存争议）	≥ 13 个直径 ≥ 11mm 的卵泡或 > 11 个直径 ≥ 10mm 的卵泡
高的或增长迅速的雌二醇（E2）水平及大量卵泡（存争议）	E2 ≥ 5000ng/L 和 / 或 ≥ 18 个卵泡可预测重度 OHSS
获卵数（存争议）	获卵数 > 11 个，2013 年 ESHRE 建议 > 20 个获卵数
应用 hCG 触发排卵或黄体支持（A 级证据）	hCG 触发排卵或黄体支持与 OHSS 相关
早期妊娠（hCG）（A 级证据）	早期妊娠致内源性 hCG 升高与晚发型 OHSS 相关

1994 年 Lyons 等首次提出两种不同类型的 OHSS 概念：早发型发生于 hCG 日后 3 ~ 7 日，由外源性 hCG 引起的，与卵巢对促性腺激素反应过度有关；晚发型发生于 hCG 日后 12 ~ 17 日，由胚胎产生的内源性 hCG 引起，仅在妊娠患者中出现。

（1）早发型 OHSS 的预防：个体化。

① 降低促性腺激素使用剂量：起始剂量 < 150 IU。

② 采用促性腺激素释放激素拮抗剂方案：重度 OHSS 的发生率可降低约 50%，显著降低"滑行方案（Coasting）"方法的应用及周期取消率；与常规长方案相比，拮抗剂方案的获卵数、成熟卵数、受精率、卵裂率、种植率、妊娠率与其相当。

③ 微刺激方案：氯米芬（CC）或来曲唑（LE）联合尿源性 / 重

组 Gn，可用作卵巢高反应者的促排卵方案。

（2）晚发型 OHSS 的预防：全部卵子或选择性胚胎冷冻是预防晚发型 OHSS 的常规方法，然而 2014 年欧洲人类生殖及胚胎学会（ESHRE）提出胚胎冷冻可能增加胚胎表观遗传改变的风险，建议与患者充分权衡利弊风险后，选择胚胎移植策略。

3.OHSS 的治疗

（1）门诊：轻度 OHSS、单纯卵巢体积增大的中度 OHSS，无须特殊治疗。为预防血液浓缩，建议每日液体入量 2 ～ 3L，注意休息（但避免绝对卧床），记录每日体重、尿量。

（2）中重度 OHSS：通常需要住院治疗。

基本的治疗措施是纠正低循环容量、血液浓缩和电解质酸碱平衡紊乱；对症处理腹胀和胸闷、呼吸困难等症状：单次腹腔穿刺放液＜ 3000ml，单次胸穿单侧引流＜ 600ml 为宜；动态监测腹围、出入量、血常规、肝肾功能、凝血功能、电解质等，酌情复查 B 超了解卵巢大小及腹腔或胸腔积液的情况。症状逐渐减轻，而自主尿量逐渐接近或超过入量往往是好转迹象，可以出院。出现肾功能衰竭、血栓形成、心包积液及急性呼吸窘迫综合征等危及生命的并发症，则需要多学科联合处理，必要时终止妊娠。

🏥 病例点评

OHSS 是药物刺激卵巢的常见并发症，美国生殖医学协会（ASRM）2016 年 12 月发布了该病的治疗和预防意见（表 39-4）。

表 39-4　ASRM 指南：卵巢过度刺激综合征的预防和治疗

	结论	证据级别
高危因素	高危人群包括 PCOS、高 AMH、高 E2 峰浓度、多卵泡发育和较多的获卵数的患者	B
	卵巢功能的预测指标虽然缺乏公认的界值，但 AMH > 3.4ng/ml，AFC > 24 个，多卵泡发育 > 25 个，雌二醇水平 > 3500pg/ml，或获卵数 > 24 个均与 OHSS 发生有关	B
方案	拮抗剂方案能明确减少 OHSS 的发生	A
	全胚冷冻现仅有两项小规模的 RCT 研究，尚不足以说明选择性全胚冷冻能够预防 OHSS	B
	滑行方案或减少 hCG 的扳机用量能减少 OHSS 的发生	C
	对于拮抗剂方案如果使用 GnRH-a 扳机可以明确起到预防作用	A
药物预防	Gn 刺激卵巢过程中联用氯米芬能起到预防作用	B
	阿司匹林单药或联合糖皮质激素能减少 OHSS 的发生	B
	对于 PCOS 人群，二甲双胍有较明确的减轻 OHSS 风险的作用	A
	从扳机日开始使用多巴胺受体激动剂（卡麦角林 0.5mg/d，8 天）也是一种有效的预防手段	A
	静脉应用钙剂也可以减少 OHSS 的发生风险	B
	文献不支持白蛋白对于 OHSS 有预防价值	C

　　症状性的中重度 OHSS 是一种低血容量低钠的病理生理状态，因此治疗主要选用补液和对症支持。最严重的并发症是血栓性疾病，对于严重的病例必要时要预防性抗凝。目前治疗 OHSS 的主要方法为扩容和穿刺放腹水。有部分证据推荐可在门诊为患者穿刺放腹水治疗 OHSS（B 级），但没有足够证据支持单纯扩容方案有治疗效果（C 级）。

参考文献

1. Humaidan P，Quartarolo J，Papanikolaou E G.Preventing ovarian hyperstimulation syndrome：guidance for the clinician.Fertil Steril，2010，94（2）：389–400.

2. 刘风华，杨业洲，张松英，等 . 辅助生殖技术并发症诊断及处理共识 . 中华生殖与避孕杂志，2015，35（7）：431-439.

3. Gilliam M L.Gonadotrophin-releasing hormone antagonists for assisted reproductive technology.Obstet Gynecol，2011，118（3）：706-707.

4. Pfeifer S，Butts S，Dumesic D，et al.Prevention and treatment of moderate and severe ovarian hyperstimulation syndrome：a guideline.Fertil Steril，2016，106（7）：1634-1647.

（舒　珊　邓　姗　整理）

病例 40. IVF-ET 胚胎移植后出现菌血症

病历摘要

患者，G1P0，因"IVF-ET 移植鲜胚后 3 天，下腹部胀痛伴发热 2 天"入院。

患者因"结婚 7 年原发性不孕，输卵管不通"于 2017 年 6 月 14 日在本院通过 IVF-ET 辅助生殖技术，2017 年 6 月 14 日移植鲜胚 2 枚，无不适。移植后次日开始出现如厕后下腹部胀痛，伴恶心及少量呕吐，就诊于本院急诊科，急诊超声：子宫内膜厚 1.1cm，内回声不均，双侧卵巢增大，左侧卵巢 6.7cm×4.6cm，右侧卵巢 8.2 cm×4.2cm，内见多个无回声，较大者约 3.9cm×3.0cm，壁薄，内透声好，考虑促排卵后改变，盆腔积液，深约 4.4cm，给予晶体液＋胶体液＋白蛋白 20g 对症治疗。当日体温逐渐升高达 37.8℃，无咳嗽、寒战不适，急查血常规：白细胞 $19.47 \times 10^9/L$，中性粒细胞百分比 79.9%，胸部超声未见胸腔积液，考虑不除外感染，给予头孢呋辛酯（0.125g，q12h）口服。移植后第二天体温 37.3℃，继续予同前对症治疗，并加用头孢呋辛酯注射液（1.5g，q12h）静脉抗感染治疗 2 次。移植后第三天出现寒战、呼吸困难伴胸闷，体温达 39℃，血常规：白细胞 $12.89 \times 10^9/L$，中性粒细胞百分比 92.7%，降钙素原 < 0.5ng/ml；凝血：D- 二聚体 2.73mg/L；血气分析：未见明显异常；并抽取血培养（需氧＋厌氧）；盆腹部胸部超声：右侧胸腔少量积液，深约 0.9cm，盆腹腔少量积液，深约 3.5cm；双下肢深静脉彩超：未见明显血栓形成。2017 年 6 月 17 日下午体温再次升高达 39℃以上，急诊收治入院。

入院后给予三代头孢继续抗感染治疗，血液细菌培养需氧（10 小时）和厌氧（20 小时）相继报警，提示为革兰阴性杆菌。请示内科大夫后改为美罗培南（1g，q8h），同时加用甲硝唑（0.5g，q12h）抗感染治疗。患者 1 天后体温即恢复正常，此后未出现发热，复查血象逐渐恢复正常。血培养（需氧＋厌氧）回报：大肠埃希菌（美罗培南敏感）。内科会诊后继续静脉抗生素 10 ~ 14 天，严密监测血象变化。2017 年 6 月 22 日查血 β-hCG < 5IU/L。

临床讨论

1.ART 相关急腹症的鉴别诊断

ART 相关急腹症包括卵巢过度刺激综合征、卵巢扭转、异位妊娠、宫内合并宫外孕、盆腔感染或盆腔脏器出血等。

（1）卵巢过度刺激综合征

卵巢过度刺激综合征是辅助生殖技术常见的并发症，多发生于注射 hCG 后 3 ～ 7 天，如未妊娠，其病程约 14 天；如果成功妊娠，将持续一段时间，甚至加重。患者可表现为腹痛、腹胀、恶心、呕吐，此外当血管通透性增加时，出现低蛋白血症、胸腹水等，有效血循环容量减少、血液浓缩、少尿、电解质紊乱，严重者甚至危及生命。

按照其严重程度可分为轻、中、重度。中 - 重度者需要住院输液治疗，补充有效循环容量，补充白蛋白，监测电解质及出入量变化。对于胸腹水出现压迫症状，必要时需要穿刺引流，改善患者症状。同时给予支持治疗，给予高蛋白饮食，鼓励饮水，纠正血容量和血液浓缩是治疗 OHSS 关键。

（2）卵巢和（或）囊肿扭转

促排卵药物能够促进多个卵巢发育，导致卵巢体积增大，重量增加。当患者体位发生改变、充盈膀胱排空或肠蠕动活跃时，可能诱发卵巢扭转。患者可表现为突发的下腹部疼痛，常局限于患侧，伴有恶心、呕吐、腹泻。妇科查体可发现明显的下腹部压痛和不同程度的肌紧张及反跳痛。在患侧可及张力较大的包块，蒂部触痛明显。B 超检查显示卵巢明显增大，注意卵巢根部有无血流。对于确诊患者，应及时行手术探查，手术中根据血运情况决定是否保留患侧附件。

（3）异位妊娠（ectopic pregnancy，EP）或宫内外同时妊娠（heterotopic pregnancy，HP）

自然状态下发生宫内外同时妊娠概率很低，而 IVF-ET 患者发生 HP 的概率达 1% ～ 3%。在 IVF 周期中，通常是在取卵后第 2 ～ 3 天移植胚胎，而在自然周期中，此时配子仍然在输卵管中，故尽管取卵后给予黄体支持，胚胎在发育至囊胚着床前仍可游走到输卵管内。

笔记

研究表明既往有异位妊娠、输卵管积水、慢性盆腔炎行 IVF-ET 病史的患者更容易发生宫内外同时妊娠。由此表明，EP 的发生不仅是胚胎到达输卵管，而且还可能是因为输卵管的改变阻碍了胚胎返回宫腔。此外盆腔炎症可造成盆腔输卵管结构异常，前列腺素及肿瘤坏死因子等炎性因子异常表达，使入输卵管的胚胎无法返回宫腔。

HP 起病隐匿，早期诊断困难，尤其是在同时合并 OHSS 的症状体征时，HP 更容易被掩盖而误诊，部分患者入院时已经发生异位妊娠病灶破裂、失血性休克。在 HP 患者中，36.6% ~ 83.0% 会出现腹痛，13.0% ~ 36.6% 的患者出现腹膜刺激征，46.3% ~ 50.0% 出现阴道流血。经阴道超声检查是目前诊断 HP 的主要手段，其特异度为 73.7% ~ 100%，准确度达 89.8% ~ 99.9%。对于行 ART 患者，当存在腹痛、阴道出血、盆腔积液、附件包块时，应警惕发生 HP 可能性。

（4）盆腔感染或盆腔出血

表现为穿刺或移植后出现发热，辅助检查血象、CRP 等升高，妇科查体下腹部压痛，盆腔 B 超可能发现盆腔脓肿。如损伤盆腔内脏器引起严重出血，患者可出现腹胀、血压下降等失血性休克表现，患者外周 Hb 明显下降，盆腔 B 超提示盆腔内血肿。

2. 穿刺取卵继发感染的流行病学概况

B 超引导下经阴道穿刺取卵是在 IVF 中最常用的取卵方法，其并发症包括盆腔或阴道出血，盆腔感染和脓肿，盆腔器官损伤（肠道、尿道、膀胱、血管等），盆腔感染是仅次于盆腔出血的并发症，发生率 < 1%。Aragona 报道了迄今单中心最大样本量的经阴道取卵病例，在 7098 例患者中，发生盆腔脓肿的患者只有 2 例（0.03%），而在 Roest 的 2495 例患者中，则达到 0.24%。其发生机制包括以下

3 种：①阴道内微生物种植到卵巢，穿刺损伤卵巢血管甚至血肿，后者为阴道菌群繁殖提供了机会；②重新激活盆腔内潜在的炎性疾病；③直接导致结肠损伤。即使是在局部阴道消毒和预防性使用抗生素的情况下，阴道内的菌群也可能被带到卵巢，因为在临床中，大部分病例分离到微生物与阴道内一致。卵巢子宫内膜异位症可能增加盆腔脓肿形成的风险，因为陈旧性的血液是致病菌良好的培养基。

Sharpe 统计了文献报道的 39 例 IVF 取卵穿刺后发生盆腔脓肿的患者，几乎所有患者出现下腹部疼痛，少数患者则表现为无痛性的阴道分泌物增多，查体可以发现子宫直肠陷窝或附件区肿物，而宫颈举摆痛少见。穿刺取卵与临床症状出现的时间通常较短，但变化范围较大，统计结果显示，平均出现时间为 38.5 天（1 ~ 320 天），部分患者在妊娠中期（16 周）甚至产后出现（产后 1.5 月）。实验室检查发现所有患者均出现白细胞增高，血沉及 CRP 在测量时也增高。

大肠杆菌是取卵穿刺后合并感染最常分离到的微生物（本例患者血培养结果即为大肠埃希菌），其次为肠球菌属、拟杆菌、消化链球菌，其他少见的还有金黄色葡萄球菌、柠檬酸杆菌、阴道阿托波氏菌等。

阴道穿刺后取卵合并盆腔脓肿的最佳处理取决于其临床症状及严重程度，抗感染治疗及脓液引流往往带来好的结局，对于出现急性腹膜炎的患者则意味着脓肿破裂，提示需要手术介入。

在穿刺前是否要局部阴道消毒和预防性使用抗生素是目前尚未解决的论题。即使采取了上述措施，仍有部分患者出现穿刺后感染，甚至有文献报道在使用聚维酮碘消毒的患者中伴随有较低的妊娠率。目前也没有证据或共识来支持预防性抗生素的使用。

病例点评

　　IVF-ET 取卵或移植继发的感染性并发症并不多见，但鉴于腹痛、发热、血象升高等典型反应，临床上予以识别并不困难。重要的是不要因顾及抗生素对早期胚胎的影响而延误抗感染治疗的最佳时机，一方面要积极留取病原微生物检测样本，另一方面仍要把握"足量、足疗程以及下阶段"的抗生素使用原则。否则感染本身可能对胚胎的种植和生长造成更严重的影响。本例患者在菌血症期就得到了满意的控制，尽管妊娠没有成功，但感染的病程短，损害有限，是值得庆幸的。本院曾经处理过一例移植术后盆腔脓肿的病例，抗生素治疗效果不满意，进而行腹腔镜探查和脓肿切开引流术，而盆腹腔中的解剖结构之混乱、手术操作困难可想而知，并且术后也是迁延日久，极大地干扰了人工助孕的计划进程。而对于保留输卵管的患者而言，这样的病史很容易造成输卵管的继发受累和积水梗阻，对日后的移植又有不利影响，很有可能需要重复评估输卵管的情况，无形中又增加医疗成本和风险。于是，反复提醒自己和身边的同事，临床决策中应紧抓主要矛盾，当机立断、当断则断。

参考文献

1. 焦泽旭，庄广伦，周灿权，等.体外受精—胚胎移植后发生宫内外同时妊娠6例临床分析.中国实用妇科与产科杂志，2001，17（1）：32-34.

2. 李洁，杨菁，徐望明，等.助孕后宫内外同时妊娠20例临床分析.生殖医学杂志，2014，23（12）：986-988.

3. Liu M，Zhang X，Geng L，et al.Risk factors and early predictors for heterotopic pregnancy after in vitro fertilization.PLoS One，2015，10（10）：e 0139146.

4. Li X H，Ouyang Y，Lu G X.Value of transvaginal sonography in diagnosing heterotopic pregnancy after in-vitro fertilization with embryo transfer.Ultrasound

Obstet Gynecol，2013，41（5）：563-569.

5. Aragona C，Mohamed M A，Espinola M S，et al.Clinical complications after transvaginal oocyte retrieval in 7098 IVF cycles.Fertil Steril，2011，95（1）：293-294.

6. El-Shawarby S，Margara R，Trew G，et al.A review of complications following transvaginal oocyte retrieval for in-vitro fertilization.Hum Fertil（Camb），2004，7（2）：127-133.

7. Sharpe K，Karovitch A J，Claman P，et al.Transvaginal oocyte retrieval for in vitro fertilization complicated by ovarian abscess during pregnancy.Fertil Steril，2006，86（1）：219.

（王　丹　邓　姗　整理）

病例 41. IVF-ET 后卵巢扭转

📋 病历摘要

病例 A

患者，以"停经 11^{+5} 个月，右下腹痛 1 天"为主诉，10 月 3 日晚 8 点急诊就诊。患者系 IVF-ET 妊娠，7 月 27 日取卵，7 月 30 日移植鲜胚 2 枚，9 月 11 日外院超声提示宫内单活胎。急诊当日出现右下腹坠胀痛，持续性，伴有呕吐，超声提示宫内单活胎，右附件区 8.3cm×9.5cm×5.3cm 的混合回声，内见多个无回声，较大者 5.9cm×4.5cm，透声好，盆腔游离液性暗区 1.4cm，血常规示 WBC 15.97×10⁹/L，N 86.6%，Hb 123g/L。患者因顾虑宫内妊娠拒绝手术，10 月 4 日早晨复查血常规 WBC 20.18×10⁹/L，N 81.7%，Hb 115g/L，腹痛曾一度减轻但又加重。再次交代风险，同意手术。腹腔镜下见子宫增大如孕 12 周大小，左侧附件因子宫遮挡未见，右卵巢完全紫黑色，顺时针扭转 720°，可见囊肿约 10cm×8cm×8cm，为多房性，表面光滑，质地糟脆，右输卵管及伞端未见明显异常。行腹腔镜下右侧附件切除术。术后病理：浆液性囊腺瘤及黄体囊肿。术后恢复顺利，产科门诊定期产检。

病例 B

患者，以"宫内孕 47 天，右下腹疼痛 1 天"为主诉急诊就诊。患者系 IVF-ET 妊娠，9 月 11 日促排卵，9 月 26 日移植活胚 2 枚；10 月 25 日出现右下腹疼痛，呈持续性，伴恶心、呕吐，无异常阴道出血、无肛门坠胀感等不适。B 超：宫腔内见两个妊娠囊，均可见胎心搏动，双附件区见混合回声，左侧 7.3cm×4.0cm，右侧 9.0cm×5.2cm，内见多个无回声，左侧较大者 3.1cm×2.6cm，右侧较大者 4.4cm×2.8cm，CDFI：低回声成分可见稍丰富血流。专科查体：右附件可扪及直径约 8cm 肿物，压痛（＋）；10 月 26 日复查 B 超显示盆腔内游离积液，深约 2.8cm，并行急诊腹腔镜探查＋右卵巢复位（蒂扭转 360°）＋囊肿穿刺术。术中见左卵巢增大直径约为 6cm，呈促排卵后表现。右卵巢增大，直径约为 8cm，亦呈促排卵后表现，可见多个大小不等的囊肿，最大者约 4cm。穿刺后囊内出血，予双极电凝和单房黄体囊肿剔除术。术后予黄体酮肌注支持治疗，随诊妊娠情况稳定，如期出院，产科门诊随诊。

🔬 临床讨论

1. 警惕 IVF-ET 超促排卵导致卵巢增大，继而发生的卵巢囊肿蒂扭转，珍贵的妊娠更需要对并发症及时处理

卵巢过度刺激综合征是发生于控制性卵巢刺激治疗后的一种医源性并发症，常见于辅助生殖技术中的控制性超促排卵过程中。其两大病理特征是：①双侧卵巢明显增大，有明显的基质水肿，散布着多个出血性卵泡和卵泡膜－黄素囊肿、区域性皮质坏死和新生血管。②毛细血管通透性增高，体液从血管内转移到第三间隙导致腹水、胸水和外阴水肿；同时伴有血容量下降，血液浓缩，肾血流减少而少尿、电解质紊乱，严重者肝肾功能受损，血栓形成，低血容量休克，甚至死亡。总体发病率约 20%，其中需要住院治疗的中、重度 OHSS 仅占 0.1% ~ 2.0%。

由于过度刺激的卵巢可以增大到 10cm 以上，且伴有多发、大小不等的出血性和黄素化囊肿，所以存在扭转的可能。OHSS 患者出现一侧突发的、剧烈的、持续时间长不能缓解的下腹痛，可伴有恶心、呕吐，白细胞升高，应高度怀疑卵巢扭转，为避免卵巢扭转坏死或继发感染等并发症，需要及时行手术治疗。术中首选卵巢复位，如果扭转松解后卵巢颜色好转，提示卵巢功能预后尚可，可以尝试保留。如果卵巢扭转时间长已导致卵巢缺血坏死，行一侧附件切除后，需要警惕黄体功能受损而加强术后孕激素支持。

卵巢扭转占妇科急诊手术的 2% ~ 3%，其中 12% ~ 25% 见于妊娠期妇女，且常合并 OHSS。就 OHSS 患者而言，卵巢扭转的发生率约 16%，大多数发生于早中孕期，10% 见于晚孕期，似乎较多见于右侧，约 73% 扭转的卵巢有恢复和保留功能的可能，即便扭转

时间较长，多普勒显示血流信号消失，也可以尝试复位观察。术后流产率 8.3% ~ 16.6%。

2. 可以保留的扭转卵巢上的多发黄体囊肿到底如何处理为好

过度刺激的卵巢脆性明显增加，血管丰富，需要有经验的妇科医生进行手术操作。松解复位的卵巢，为避免再次发生扭转，有人提出可行卵巢固有韧带缩短术，但由于增大的子宫和卵巢，显露和操作都比较困难，不应该作为操作常规。即使行卵巢固有韧带缩短术，增大的卵巢仍存在"头重脚轻"的问题。我们曾尝试穿刺增大的囊肿，但即使是细针穿刺，也极易发生囊内出血，触动血运丰富的黄体组织，则增加电凝止血和黄体损伤的风险。妊娠的 OHSS 患者后期复发卵巢扭转的概率约 19.5%，非妊娠患者的复发率约为 9.1%。

病例点评

超促排卵后的卵巢往往明显增大，尤其多见于 OHSS 的患者。一旦发现卵巢扭转的迹象，应及时行腹腔镜探查。随着腔镜手术经验的积累，早孕期急诊腹腔镜手术的风险明显低于卵巢扭转、甚至宫外孕等疾病本身对妊娠造成不良影响的风险。至于卵巢表面的黄体囊肿最好不要轻易触碰，血运十分丰富，无创的止血非常困难。另外，卵巢固定也是理想主义的设想，实际操作很难实现。

参考文献

Spitzer D，Wirleitner B，Steiner H，et al.Adnexal torsion in pregnancy after assisted reproduction–case study and review of the literature.Geburtshilfe Frauenheilkd，2012，72（8）：716–720.

（邓　姗　整理）

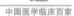

病例 42. 多部位妊娠

病历摘要

患者，32岁，G4P0。2005因左侧输卵管妊娠于外院行开腹左侧输卵管部分切除，后因"继发不孕7年，输卵管因素"行IVF-ET。

2012年11月25日第一次胚胎移植，移入两个胚胎，2012年12月21日B超发现右侧异位妊娠，腹腔镜证实为右输卵管壶腹部妊娠，行右侧输卵管切除术和左侧输卵管根部切断术。

2013年4月23日第二次行2个冻胚复苏移植，推算LMP为2013年4月3日。4月30日发现血hCG（＋），5月14日B超宫内未见胎囊，左卵巢上方0.9cm×0.5cm无回声，血β-hCG 6618.3mIU/ml，提示异位妊娠可能性大收入院。2013年5月16日因腹痛、阴道出血急诊行腹腔镜探查，术中见左侧宫角处1cm破口有活跃出血，盆腔积血约1500ml；宫角破口处绒毛组织约1cm，清除妊娠组织物后探查残腔与宫腔相通，予1-0可吸收线"8"字缝合两层并加固一针。

2014年12月12日再次行2枚冷冻胚胎复苏移植妊娠，2015年1月12日相当于孕7周，突发下腹痛，伴阴道少量出血。B超：腹腔积液，宫内妊娠囊2.4cm×2.4cm×1.3cm，右附件区混合回声7.0cm×4.2cm，右卵管间质部无回声3.0cm×1.2cm，内见少许絮状低回声，未见明确胎芽及胎心搏动。当日行腹腔镜探查，术中见右附件直径约5cm血块与右侧升结肠、阑尾粘连成团，分离粘连后见右侧输卵管缺如，宫角部膨隆有破口，内可见部分绒毛，仍有活跃出血，盆腔积血约2000ml。行右侧宫角妊娠物清除和宫角缝合术，止血满意。术后即刻与家属沟通，解释因双侧宫角均部分切除并修补，日后存在宫内妊娠流产和子宫破裂的风险。考虑妊娠珍贵，家属要求保留宫内妊娠，术后平顺出院。

孕期平顺，加强产前检查。孕 34^{+5} 周提前入院待产，因 B 超提示双侧宫角肌层厚度分别为左 0.5cm，右 0.4cm，2015 年 7 月 31 日（孕 35^{+2} 周）行择期剖宫产终止妊娠，分娩早产女婴，体重 2580g，身长 46cm，Apgar 评分 10 分。术中探查右侧宫角肌层菲薄，左侧宫角及卵管根部瘢痕形成。

临床讨论

1. 警惕 IVF-ET 后的多部位妊娠，及时诊断和处理异位妊娠，可以不影响宫内妊娠的预后

自然妊娠的 HP 发病率极低（最高比率为 1 ∶ 3889），但 ART 后的 HP 发病率明显升高。据美国 1999—2001 年数据统计，ART 后 HP 的发生率为 152/100 000（约 0.152%）。宫角 HP 在 IVF-ET 妊娠中，约占 1 ∶ 3600。本院生殖中心 4152 例妊娠中，单纯宫外孕 57 例（1.4%），宫角 HP 3 例（0.07%）。

根据美国针对 1999—2002 年辅助生育登记病例的回顾性分析，同期 207 例 HP 与 132 660 例宫内妊娠相比，HP 更容易发生自然流产（RR=2.05，95%CI：1.67 ~ 2.51）或接受清宫术（RR=10.28，95%CI：6.76 ~ 15.65）。但两组在围产结局（包括早产、低体重儿和活产率等）的比较中无显著性差异。这一结果的提示意义：尽管针对异位妊娠的治疗对同时合并的宫内妊娠有一定的风险，包括药物、手术和麻醉等，但一旦维持到活产阶段，则与普通宫内妊娠无明显差别。

宫角 HP 经治疗后，宫内妊娠的总体活产率约 60%，与包括输卵管妊娠及其他部位妊娠在内的总体 HP 活产率（66.2%）相近。因此，积极诊断和处理 HP 中的异位妊娠（EP）而保留宫内妊娠，是完全可行且值得期待的。

宫角 HP 经早期、积极的药物和手术治疗，可以获得满意的围产结局。文献报道的病例中约 3/4 接受手术治疗，大多数在孕 6 ~ 17 周期间因急腹症、腹腔内出血行宫角切开和修补术，绝大多数行开腹手术。包括本院的 2 例，共有 6 例行腹腔镜下宫角妊娠物清除和修补术，均获得较圆满的分娩结局。宫角手术的病例最终均以剖宫产分娩，平均孕周 36.1 周（28 ~ 39 周）。还有约 1/4 的病例接受药物治疗，采用氯化钾向宫角妊娠的胎囊或胎心内注射，使用 20% 氯化钾 1 ~ 2ml，当胎心消失后抽出囊内液，相当于对宫角妊娠进行减胎术。其中 1 例还加用了 MTX（1ml 20%KCl 与 12.5mg MTX 混合注射）。药物治疗宫角妊娠后，成功继续妊娠的宫内孕除 1 例剖宫产外，均足月阴道分娩（文献中无明确孕周描述）。总体而言，手术或药物治疗的活产率和流产率相当，均约为 2：1。

2. 当合并 OHSS 时，宫外孕或宫内合并宫外妊娠更容易被漏诊或误诊

尽管医学知识、临床经验和生殖技术均不断进步，但对于 HP 的诊治仍富有挑战性。妊娠的停经、腹痛等症状并不特异，难以鉴别 HP、先兆流产或卵巢过度刺激综合征。超声的术前诊断率为 26% ~ 41%。尤其在同时合并卵巢过度刺激综合征时，HP 更容易被掩盖而漏诊或误诊。同时在宫内、宫外看到胎心搏动是 HP 重要的诊断依据，但十分罕见，而宫内孕的存在往往降低对可能同时存在的宫外孕的警惕性。另外，超声常将 HP 误诊为黄体囊肿等。

西班牙学者采用比较性文献综述，就 1994—2004 年 HP 的发生、诊断和治疗情况与 1971—1993 年进行比较，结果显示停经 9 周前的早期诊断率并无明显改善（74% *vs.* 71%）。所以，尽管早期的减胎术更理想且可行，但临床实践中并不能完全实现，部分病例仍需要手术补救治疗。

3. 时刻谨记急诊分诊标准

急诊分级标准（图 42-1）是评估急诊患者诊治优先权的一种工具，以二次四级分诊作为基本构架，首次预检初筛分流，二次分诊把关，根据病情和生命体征做认真而全面的评估，将患者分为四级：Ⅰ级是濒危患者（红色），Ⅱ级为危重患者（橙色），Ⅲ级是急性病患者（黄色），Ⅳ级是轻症患者（绿色）。对以上患者进行适时合理诊治，确保急诊患者就诊的安全。其中，休克体征是妇产科急诊最常见的濒危征象，务必重视、及时救治。

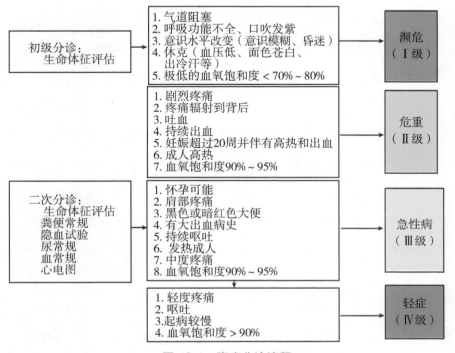

图 42-1　腹痛分诊流程

🏥 病例点评

借用法国外科医生 Henri Mondor（1885—1962）的箴言框架，改写一段警句做结束语："当接诊一位 IVF-ET 妊娠的患者时，要想到多部位妊娠的可能。即使总能想到它，仍会有始料未及的情况发生（When presented with a woman who has had IVF-ET, think about heterotopic pregnancy. When we always think about it, we're still not thinking about it enough）。"

我们也经历过一个类似的病例，前期有典型的 OHSS 症状和体征，后来再次发生腹胀加重伴呼吸困难、恶心呕吐，很容易误导人还考虑为 OHSS。在发生晕厥后，可能是超声看到宫内活胎，没有考虑到腹腔内出血而误诊为 OHSS 的腹腔积液，仍行保守治疗，导致后期反复晕厥，且出现明显的失血性休克体征，才考虑急诊手术，而宫内孕彼时也已经没有胎心搏动了，实在是很大遗憾。临床医生应该努力在两个节点争取扭转不良结局：①在妊娠早期，如能早期超声诊断宫内外同时妊娠，可行药物治疗去除异位妊娠；②初发晕厥时，及时手术，清除宫角部位妊娠并修补局部肌层，宫内孕或许可有生机。

参考文献

1. Clayton H B, Schieve L A, Peterson H B, et al. A comparison of heterotopic and intrauterine-only pregnancy outcomes after assisted reproductive technologies in the United States from 1999 to 2002. Fertil Steril, 2007, 87（2）: 303-309.

2. Habana A, Dokras A, Giraldo J L, et al. Cornual heterotopic pregnancy: contemporary management options. Am J Obstet Gynecol, 2001, 182（5）: 1264-1270.

3. Chin H Y, Chen F P, Wang C J, et al. Heterotopic pregnancy after in vitro fertilization-embryo transfer. Int J Gynaecol Obstet, 2004, 86（3）: 411-416.

笔记

4. Sills E S，Perloe M，Kaplan C R，et al.Uncoplicated pregnancy and normal singleton delivery after surgical excision of heterotopic（corneal）pregnancy following in vitro fertilization/embryo transfer.Arch Gynecol Obstet，2002，266（3）：181-184.

5. Ko J K，Cheung V Y.A 12-year experience of the management and outcome of heterotopic pregnancy at Queen Mary Hospital，Hong Kong，China.Int J Gynecol Obstet，2012，119（2）：194-195.

6. Barrenetxea G，Barinaga-Rementeria L，Lopez de Larruzea A，et al.Heterotopic pregnancy：two cases and a comparative review.Fertil Steril，2007，87（2）：417.

（邓　姗　整理）

病例 43. 宫角双胎妊娠破裂

病历摘要

患者，32岁，G3P0，因"停经10周，腹痛2小时"于2017年6月10日急诊入院。2017年4月本院IVF-FET 2枚，2017年4月28日测血hCG 3000$^+$mIU/ml，给予黄体支持，根据胎儿头臀长校正末次月经为2017年3月28日，2017年5月25日（孕8^{+2}周）超声检查：宫腔内见两个妊娠囊。胎囊1大小4.1cm×3.5cm×3.1cm，胎芽长2.2cm，可见胎心搏动。胎囊2大小3.5cm×3.0cm×2.5cm，胎芽长 2.0cm，可见胎心搏动。

2017 年 6 月 10 日 00：10 起无明显诱因出现下腹疼痛，2：55 就诊于本院急诊，BP 70/50mmHg，3：10 急诊超声提示：盆腔见两个妊娠囊，两妊娠囊位于子宫轮廓外，仅部分孕囊周边可探及子宫肌层回声。左下腹见液性暗区，深 1.5cm，考虑异位妊娠可能。3：30 行诊断性腹穿见不凝血，考虑异位妊娠破裂，失血性休克，遂行急诊抢救。5：00 全麻下行腹腔镜探查术，术中见腹腔内大量血块及游离积血，血块及积血中可见 4cm 透明胎囊，内可见胎儿及羊水。子宫直肠陷凹可见另一胎儿，大网膜中可见游离的胎囊及绒毛组织。左附件缺如，右卵巢较小，与右侧输卵管之间有膜状粘连。子宫左侧宫角可见破口 5cm×6cm，内可见大量绒毛组织（图 43-1）。行左侧宫角破裂修补＋诊刮术，清出组织送病理。入室血压 65/25mmHg，予多巴胺及去甲肾上腺素升压处理，术中血压维持 110～140/60～80mmHg，术程约 4 小时。术中入量 7195ml（晶体 2800ml，胶体 500ml，红细胞 1600ml，血浆 800ml，自体回输血 1495ml），出血 4000ml，尿量 470ml。术后带气管插管入 MICU 病房。

2017 年 6 月 11 日由 MICU 转回普通病房，查 β-hCG 16 167.8IU/L，根据身高体重计算体表面积，给予 MTX 80mg 肌注，观察无皮疹、发热、恶心、呕吐、脱发等不适，2017 年 6 月 12 日患者情况一般，腹部刀口愈合好，无红肿、渗出，阴道少量血性分泌物，嘱每周随诊血 hCG 至正常，出院门诊随诊。既往史：2004 年于外院行"开腹左附件切除＋右侧卵巢畸胎瘤剔除术"，术中输血（具体不详）；2015 年于外院行"宫颈息肉摘除术"，术后病理均不详；患者 2017 年 2 月于本院因原发性不孕行"腹腔镜盆腔粘连松解＋右卵巢成熟性囊性畸胎瘤剔除＋宫腔镜检查＋诊刮术"，术中见子宫常大，左前壁近宫角处外凸肌瘤约 2cm，左附件缺如，右卵巢囊肿直径 7cm，部分升结肠系膜粘连于卵巢表面，右输卵管未见明显异常，子宫直肠陷凹光滑。2016 年 1 月自然妊娠，停经 7 周因胚胎停育行清宫术，术后未送检绒毛染色体。诊断亚临床甲状腺功能减退症 5 年余，现规律口服雷替斯 25μg qd，甲功大致正常。

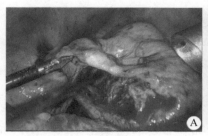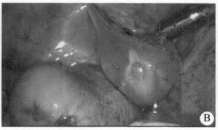

图 43-1　腹腔镜术中所见

注：A：子宫左侧宫角囊性膨大，可见 5cm×6cm 破口，内可见蜕膜样组织；B：腹腔内可见游离的胎囊。

临床讨论

1. 妇科常见失血性休克的病因

（1）异位妊娠破裂

受精卵在子宫腔以外着床称为异位妊娠，俗称宫外孕。根据受精卵种植部位，异位妊娠包括输卵管妊娠、宫颈妊娠、卵巢妊娠、腹腔妊娠、阔韧带妊娠等，其中以输卵管妊娠最常见，占 90%～95%。异位妊娠及破裂为妇产科最常见急腹症之一，其发病率高，并有导致孕产妇死亡的危险，一直被视为具有高度危险的妊娠早期并发症。

血清 β–hCG 值越高、包块直径越大，异位妊娠破裂的可能性越大。血清 β–hCG 值越高，表明胚胎存活可能性越大，滋养细胞活性程度高，侵蚀能力增强，故滋养细胞破坏输卵管管壁可能性越大，同时，大的混合性附件包块对诊断异位妊娠破裂有较高的灵敏度与特异度。此外，异位妊娠胚胎着床部位，是影响异位妊娠破裂的重要因素，受输卵管解剖因素的影响。间质部毗邻宫角，胚胎在发育的过程中，易于向宫角方向生长，故在 8 周时间内不易破裂，往往间质部妊娠破裂发生在妊娠 3 ~ 4 个月。峡部因管壁薄，管腔狭窄，张力大，最易发生破裂；伞端由于管腔增粗，壁厚，远端开放，故易于流产而不易破裂；壶腹部妊娠破裂发生率介于峡部和伞端之间。临床上观察到的异位妊娠破裂型壶腹部数量最多见，多于峡部。这是由于异位妊娠发生于输卵管各段的发生率明显不同而产生的偏倚。在排除了异位妊娠在输卵管各段的发生率后，异位妊娠破裂的易发部位依次为峡部、间质部、壶腹部、伞部。

异位妊娠临床表现以停经、阴道不规则出血及腹痛较为常见，但有时患者未足够重视以上临床表现，或症状极不典型时，易造成漏诊和误诊，患者可以急性失血性休克为首发症状就诊。

（2）黄体破裂

正常黄体为囊性结构，可使卵巢径线略增大。若囊性黄体持续存在或增长，或黄体血肿含血量较多，血液被吸收后，均可致黄体囊肿。黄体囊肿多孤立存在，突出于卵巢表面，囊肿壁稍厚，周边血管网丰富。黄体囊肿液不能被及时吸收，或内压过大时，则可以发生囊肿破裂。

黄体破裂的发生有一定的特点，多发生在已婚或有性生活的育龄妇女，与月经周期有关，大多数发生在月经周期的后半期，排卵后形成黄体，黄体细胞直径由 12 ~ 14μm 增大到 35 ~ 50μm，排卵后的 7 ~ 8d（相当于月经周期第 22 天左右）黄体体积达最高峰，直径 1 ~ 2cm，其破裂以外力、妇科检查挤压、性生活为常见诱因。

由于其起病急、以急腹症为主要表现，因此容易与异位妊娠、阑尾炎等相混淆，特别是对于月经推迟来潮或合并妊娠者。卵巢黄体破裂是妇科急腹症之一，发病急，常伴有急性腹腔内出血，严重时可引起失血性休克，危及患者生命。

（3）恶性妇科肿瘤

恶性妇科肿瘤，尤以晚期为著，如宫颈癌、子宫内膜癌、恶性滋养细胞肿瘤、子宫肉瘤，因局部血运丰富，组织坏死脱落，易发生大出血，部分肿瘤组织侵袭转移，与直肠粘连相通形成瘘管，同时并发直肠瘘引起肛门内大出血。以上情况均可出现急性大出血，来势凶险，不及时处理可危及生命。临床诊断有明确肿瘤病例诊断、治疗史，处理可采用静脉止血加用阴道填塞、球囊压迫、选择性子宫动脉栓塞术等。

2. 休克及其前兆的识别和处理

休克是机体受到强烈的致病因素侵袭后，导致有效循环血量锐减、组织血液灌注不足所引起的以微循环障碍、代谢障碍和细胞受损为特征的病理性症候群，是严重的全身性应激反应。根据病因可分为低血容量性休克、感染性休克、心源性休克、神经性休克、过敏性休克五类。根据病程分为以下三个阶段：

（1）休克前期

失血量低于20%（＜800ml），由于机体的代偿作用，患者中枢神经系统兴奋性提高，表现为精神紧张，烦躁不安，面色苍白，四肢湿冷；脉搏增快（＞100次／分），呼吸增快，血压变化不大，但脉压缩小 [＜4.0kPa（30mmHg）]，尿量正常或减少（25～30ml/h）。若处理及时、得当，休克可很快得到纠正。否则，病情继续发展，很快进入休克期。

（2）休克期

失血量达 20% ~ 40%（800 ~ 1600ml）。患者表情淡漠、反应迟钝；皮肤黏膜发绀或花斑、四肢冰冷，脉搏细速（> 120 次 / 分），呼吸浅促，血压进行性下降（收缩压 90 ~ 70mmHg，脉压差 < 20mmHg）；尿量减少，浅静脉萎陷、毛细血管充盈时间延长；出现代谢性酸中毒的症状。

（3）休克晚期

失血量超过 40%（> 1600ml）。患者意识模糊或昏迷；全身皮肤、黏膜明显发绀，甚至出现淤点、淤斑，四肢厥冷；脉搏微弱；血压测不出、呼吸微弱或不规则、体温不升；无尿；并发 DIC 者，可出现鼻腔、牙龈、内脏出血等。若出现进行性呼吸困难、烦躁、发绀，虽给予吸氧仍不能改善时，提示并发急性呼吸窘迫综合征。此期间患者常继发多系统器官功能衰竭而死亡。

处理原则应围绕尽早去除病因，迅速恢复有效循环血量，纠正微循环障碍，恢复组织灌注，增强心肌功能，恢复正常代谢和防止多器官功能障碍综合征为中心。失血性休克的处理原则是补充血容量和积极处理原发病，阻断出血。常需要在积极抗休克的同时施行手术，以赢得抢救时机，所以应在抗休克的同时积极做好术前准备。

3. 宫角妊娠的临床特点

宫角妊娠是指孕囊种植于输卵管口近宫腔侧或者输卵管间质部，但向宫腔方向发育而不在输卵管间质部发育，占异位妊娠的 2% ~ 4%。近年宫角妊娠的发病率逐年上升。宫角妊娠因其部位特殊，临床表现常常不典型，症状及体征出现晚，造成早期诊断困难，容易误诊、漏诊，但宫角部位血供丰富，一旦破裂可能对患者造成严重损害，危及患者生命，因此早期明确诊断并采取最合适的治疗方式意义重大。

目前多采用 Jansen 等在 1981 年确定的诊断标准：①腹痛伴有子宫不对称性增大，继以流产或破裂，部分可足月妊娠至分娩；②直视下宫角一侧扩大，伴圆韧带外移，病灶位于圆韧带内侧；③胎儿娩出后，胎盘滞留在子宫角部。符合以上三项中任何一项可考虑为宫角妊娠。

临床表现为停经、腹痛、不规则阴道出血及子宫不对称性增大，与异位妊娠极其相似，因此必须注意鉴别诊断。超声检查简单、快捷、易行、无创，是目前宫角妊娠重要的检查手段及鉴别诊断方法。Surekha 等提出宫角妊娠超声诊断标准：子宫腔内未见妊娠囊；妊娠囊位于膨隆的宫角，与子宫腔分离；妊娠囊周边为薄壁肌层，厚度< 0.5cm；妊娠包块与子宫内膜紧邻或相连。如果 B 超无法辨别时，可使用核磁共振明确诊断，可用以测量妊娠包块与周围组织之间的毗邻关系及子宫的外形，但因费用较高，尚未普及应用。

准确的临床及超声诊断是选择合理治疗方案的前提，应根据病情选择对患者创伤小、恢复快、预后好的治疗方法。选择应依据妊娠附着部位、包块大小、有无生育要求个体化综合决定，以微创、不影响生育为最佳选择。目前治疗方案包括药物保守治疗、B 超引导下清宫、腹腔镜直视下清宫、腹腔镜及开腹病灶切除，必要时术前或术中行双侧子宫动脉栓塞术。

病例点评

该患者系宫角妊娠破裂引起的失血性休克，发病急骤且凶险，超声在术前诊断给予了重要的提示作用，明确妊娠囊位于子宫外是诊断的关键。抢救迅速且果断，一方面全身抗休克维持血流灌注，另一方面更为重要的是尽快手术控制出血源头。术中应注意以下细节问题：①子宫破裂部位的修补应扎实确切，封闭瘤腔底部，为下次妊娠做好准备；②术中同时清宫是为了尽可能避免创面内妊娠组织的残留；③术中自体血回输节约了成本并减少异体血行传播感染的风险。回顾分析该疾病病史，难以分辨破裂处系前次左侧宫角肌瘤剔除术后的瘤腔部位还是输卵管根部的断端部位，但无论如何都是后期子宫破裂的高危因素，值得警惕。无论是宫角妊娠还是剖宫产瘢痕妊娠，尽管有着很大的随机性，但似乎也存在较明显的易发性，是否与瘢痕修复的新生血运形成等有关尚有待进一步观察和研究。

参考文献

1. Marion L L, Meeks G R.Ectopic pregnancy: history, incidence, epidemiology, and risk factors.Clin Obstet Gynecol, 2012, 55（2）: 376-386.

2. Yue J.Gynecotokology.7th ed.Beijing: People's Medical Publishing House, 2007.

3. 梁家智，蒲杰，郑殊娟，等 . 异位妊娠危险因素的分析 . 华西医学，2008，（5）：1017-1018.

4. 吴国豪 . 外科病人手术后合理液体治疗 . 中国实用外科杂志，2007，27（10）：848-850.

5. 中华医学会外科学分会 . 外科病人胶体治疗临床应用专家指导意见 . 中国实用外科杂志，2008，9（11）：907-909.

6. 顾美皎，戴钟英，魏丽惠 . 临床妇产科学 .2 版 . 北京：人民卫生出版社，2011.

7. Surekha S M, Chamaraja T, Singh N N, et al.A ruputured left cornual pregnancy: a case report.J Clin Diagn Res, 2013, 7（7）: 1455-1456.

（刘双环　史精华　整理）

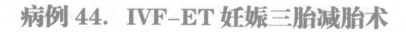

病例 44. IVF-ET 妊娠三胎减胎术

病历摘要

患者，G3P0，因"IVF-ET 妊娠，胚胎移植后三胎妊娠，拟行减胎术"入院。

患者既往因"阑尾炎"行阑尾切除术，术中发现双侧输卵管组织糟脆，行双侧输卵管切除术，患者于 2015 年、2016 年行 IVF-ET 妊娠，均失败。本次于 2017 年 5 月 11 日取卵，5 月 14 日移植鲜胚 3 枚，给予黄体酮支持治疗，移植后 10 天查血 β-hCG：435.92IU/L，移植后 25 天（2017 年 6 月 8 日）行 B 超检查：宫内 3 胎，均见卵黄囊，其中 2 个可见胎芽胎心，6 月 15 日复查 B 超：宫内 3 胎，均见胎芽胎心，胎芽长度分别为 5.1mm、9.7mm、9.4mm。患者于 2017 年 6 月 21 日在本院复查 B 超：宫腔内见 3 个胎囊，自右上至左下胎囊大小分别约 3.3cm×4.5 cm×2.3cm，3.6cm×3.7cm×1.9cm，3.6cm×3.5cm×2.0cm，内均可见胚胎，胎芽长度分别为 1.6cm、1.6cm、1.7cm，胎心规律，母体子宫前壁可见低回声，大小约 2.6cm×2.0cm，提示 3 胎，子宫小肌瘤。患者阴道少量出血，无腹痛及组织物排出，无明显恶心、呕吐。入院后于 2017 年 6 月 28 日在静脉麻醉下行"B 超引导下经腹部减胎术"，术中可见宫内 3 个胎囊，均有胎心，选择位置较低，胎芽较小的孕囊进行减胎，用 18 号穿刺针顺利穿刺预定的胎囊内的胎儿胎心部位，负压抽吸血性液体 1ml 及少许胎儿组织，注入生理盐水 2ml，继续负压抽吸血性液体 4ml 和少许胎儿组织，注入生理盐水 3ml，仔细观察穿刺胎儿无胎心搏动，再观察

5 分钟，仍无胎心搏动。术后给予黄体酮注射治疗。次日复查 B 超：宫腔内见 3 个胎囊。自右上至左下胎囊大小分别约 5.9cm×3.3cm，4.6cm×2.9cm，4.8cm×4.2cm，前 2 个均可见胎芽，长分别为 2.5cm、2.3cm，可见胎心搏动。左下胎囊内可见胎芽样结构，长约 2.0cm，未见胎心搏动。患者无腹痛、阴道出血、发热不适，顺利出院。

临床讨论

1.IVF–ET 中发生多胎妊娠的机制及流行病学数据

伴随着辅助生殖技术的开展，多胎妊娠（双胎及以上）的发病率明显增加。研究显示，在增加的多胎妊娠数目中高达 2/3 的病例归因于 IVF 及促排卵治疗。流行病学调查结果显示，在欧洲 376 971 个 IVF 周期中，发生多胎妊娠的比例高达 22.3%，其中 21.3% 为双胎，1% 为三胎。在美国的统计中也有类似的结果：108 130 次 IVF 周期中，多胎妊娠出现的机会达 35.4%，其中 31.8% 为双胎，3.6% 为三胎。英国生育协会的数据显示，2009 年、2010 年多胎妊娠的比例分别为 25.4% 及 22.2%。

多胎妊娠相对于单胎妊娠会显著增加母亲的死亡率（14.9/100 000 vs. 5.9/100 000），某些产科并发症，如妊娠期高血压疾病、贫血、产后出血、妊娠期糖尿病甚至难产，会在多胎妊娠中显著增加。

多胎妊娠对于新生儿的主要危险集中在早产。近一半的多胎妊娠会出现早产，这是新生儿发病率和死亡率的主要原因，相比之下，单胎妊娠的早产发生率只有 8%。与单胎相比，双胎与三胎妊娠的早产风险分别增加 6 倍及 10 ～ 20 倍。妊娠周数和出生体重也与胎儿数密切相关。双胎、三胎及四胎的妊娠平均周数分别为 35 周、

33 周及 29 周。在三胎及以上数目妊娠中，高达 90% 的胎儿出生体重 < 2500g，分娩后 78% 的三胎，48% 的双胎会转入重症监护病房，在单胎妊娠中，只有 6% 的新生儿出生体重 < 2500g，而转入 ICU 的比例只有 15%（表 44-1）。

表 44-1　多胎妊娠给母体及胎儿带来的并发症

并发症	单胎（%）	双胎（%）	三胎（%）
子痫前期	6	17	20 ~ 39
妊娠期糖尿病	3	5 ~ 8	> 10
NICU 比例	15	48	78
围产儿死亡率	10	27	62
新生儿颅内出血	0.4	1.9	5.6
呼吸窘迫综合征	1.6	8.0	20.4

多胎妊娠同样给卫生系统带来一定的经济负担，研究结果显示，相对于单胎、双胎及三胎妊娠带来的花费增加 4 倍及 10 倍，其中早产带来的相关风险是花费增加的主要因素。来自欧洲的数据显示，在 ART 患者住院费用中，单胎的费用为 4818 欧元，而双胎及三胎的费用分别为 13 890 欧元及 54 294 欧元。

2. 选择性减胎术的临床价值

多胎妊娠明显增加母体及胎儿的风险，因此，改善母体及胎儿的预后重点之一在于控制胚胎移植数目，与此同时并不减少胎儿活产率。最早的一项回顾性数据显示，三胚胎移植相对于双胚胎移植并没有显著增加胎儿活产率，相反显著增加了多胎妊娠率（$OR=1.6$，95% CI：1.5 ~ 1.8）。一项前瞻性的研究显示，在 45 例年龄超过 38 岁的患者中，23 例患者行双胚胎移植，22 例患者行三胚胎移植，两者的累积活产率分别为 47.3% 和 40.5%，但是在多胎妊娠方面存在显著差异（0 *vs*. 30%）。在临床操作中，通常建议严格限制胚胎移植数目，近期的美国生殖协会发布的指南中，在 35 岁预后良好的女性中，移植的卵裂期胚胎移植数目控制在 1 ~ 2 个。统计结果显示，在 2001 年欧洲所有的胚胎移植中，64% 是单胚胎或者双胚胎移植，而同期的三胚胎移植只占 1.5%。在美国也有类似的报道，2001 年单胚胎及双胚胎移植比例为 37%，而三胚胎移植比例为 3.8%。

对于已发生多胎妊娠的患者，可以通过减胎术控制多胎妊娠的数目减少流产和早产的风险，从而达到改善围产儿发病率和死亡率的效果。在一项纳入 148 例三胎妊娠的前瞻性研究中，83 例患者选择了期待保守治疗，而 65 例患者选择减至双胎。妊娠统计结果显示，减胎组最终在 28 周、32 周及 34 周之前发生早产的概率明显低于保守治疗组，且低出生体重儿明显减少，研究者认为减胎术能够显著减少早产，改善胎儿预后。在一项单中心 10 年的回顾性研究中，有 143 例三胎妊娠选择减胎至双胎，12 例三胎妊娠选择保守观察，并与同期的 812 例双胎妊娠作对比（2 个研究中心数目分别为 207 例、605 例）。统计结果显示，三胎妊娠保守观察组流产率高达 25%，而减胎组流产率为 6.0%，双胎组分别为 5.8%、6.3%。三胎妊娠组早产率为 25%，而三胎妊娠减胎组早产率仅为 4.9%，双胎组早产率分别为 7.7%、8.4%。从分娩周数来看，三胎保守观察组的周数明显低于三胎减胎组 [（32.9 ± 4.7）周 vs.（35.6 ± 3.1）周]，另外，前者的胎儿出生体重也明显低于减胎组（1636 ± 645）g vs.（2381 ± 602）g。作者认为在三胎患者中减胎术显著减少了早产和低体重儿发生率，改善了围产期发病率和死亡率。近期的一项前瞻性研究对比了三胎减至双胎与同期 IVF 后双胎组妊娠结局，统计结果显示减胎组早产率和双胎组类似（≤ 32 周，1.9% vs. 1.4%；≤ 34 周，15.1% vs. 19.2%），两组的分娩周数及新生儿体重也无明显差异，此外，母亲妊娠期糖尿病及胎儿宫内生长受限也无统计学差异。笔者认为三胎

笔记

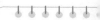

减至双胎的妊娠结局与未行减胎术的双胎妊娠相当。

3. 减胎术实施的时机、途径和方法的比较

目前常用的减胎技术包括孕早期（孕 6 ～ 8 周）的经阴道胎儿吸取法和孕中期（孕 11 ～ 14 周）的经腹胎儿胸腔内氯化钾注射法，研究认为两者在减胎方面效果和安全性相当。

Coffler 报道了 90 例孕早期（平均终止妊娠周数：7.5 周）多胎妊娠行阴道胎儿吸取法，其妊娠丢失率仅为 6.7%（< 24 周）。Ragaa 等报道了 75 例孕早期通过经阴道减胎法的效果（其中前 30 例是 B 超引导下注入氯化钾，后 45 例采取胎儿吸取法减胎），两者的妊娠丢失率分别为 8.8% 和 30%。作者认为孕早期 B 超监视下可比较容易地尽可能吸取掉胚胎成分，相比较于氯化钾注射法，残留的坏死物质较少，从而对剩余的胚胎影响较低。Liptz 和 Depp 分别报道了 43 例和 236 例 IVF 后多胎妊娠在孕 11 ～ 14 周采取在 B 超引导下经腹部胎儿胸腔内氯化钾注射法减胎的效果，与同期未经减胎的双胎妊娠相比较，两组妊娠结局无明显差异，显示了在孕 11 ～ 14 周腹胎儿胸腔内氯化钾注射法在减胎方面的有效性和安全性。最近乔杰教授报道了在孕 12 ～ 18 周间 B 超引导下经腹部胎儿颅脑内注入氯化钾减胎的效果，16 例患者采用胎儿颅脑内氯化钾注入，24 例患者采取传统的胸腔内氯化钾注入法，随访结果显示两者的妊娠流产率无统计学差异，但采取颅脑内注射氯化钾平均穿刺次数少于胸腔内穿刺法（胎儿颅脑直径大于胸腔），而且由于胎儿颅脑内血管系统丰富，给予氯化钾后可更快进入胎儿全身血液循环终止心跳，作者也注意到颅脑内注入氯化钾后胎儿心跳迅速停止的现象。相比较于孕早期终止的方法，孕中期可以行胎儿颈部透明带厚度监测，对于可疑病例采取绒毛活检（CVS）检测，获得染色体

结果后，对于异常的胎儿选择性终止妊娠。有报道对于多胎妊娠行减胎的患者，采取两步法终止妊娠，第一天获得胎儿绒毛组织，行FISH 快速检查，在获得结果第 2 天再选择合适的胎儿行减胎术。此外，部分多胎妊娠存在自发流产可能，对于此类病例则在观察期间避免了后期减胎手术。相比较而言，孕早期行减胎术则可能无法等到胚胎自然流产的机会，且存在早期无法观察到胚胎畸形情况（如NT 值异常）的局限等。

目前文献中关于孕早期及孕中期减胎法的对比研究较少，由于难以进行前瞻性的研究，因此对于减胎的时间途径及胎儿致毒物存在一定的争议。Lee 报道了一项回顾性经阴道多胎妊娠减胎的效果，按照减胎时间分为早期与晚期（< 8 周 *vs.* > 8 周），按照使用的方法分为非氯化钾组和氯化钾组，共计分为四组：早期吸取法（60 例）、早期氯化钾注射法（12 例）、晚期吸取法（21 例）、晚期氯化钾注射法（55 例），统计结果显示相比较氯化钾注射法而言，吸取法在胎儿活产率、早产率、未足月胎膜早破方面均存在优势；从减胎时间上而言，早期组在胎儿丢失率方面更低。综合结论，作者认为在孕早期行吸取法是多胎妊娠减胎术的合适选择。Haas 对比分析了在多胎妊娠中不同减胎方法的妊娠结局，其中 83 例采取早期经阴道吸取法减胎，125 例晚期经腹部注入氯化钾注射减胎的效果，所有患者均减少至双胎妊娠，关注的结果包括早期流产率、< 24 周的胎儿丢失、≤ 32 周早产、≤ 34 周早产、≤ 36 周早产、妊娠期糖尿病、妊娠期高血压及胎儿体重小于胎龄儿和未足月胎膜早破的差别。统计结果显示早期减胎法增加了单胎丢失的风险（残余双胎其中之一发生自发性流产，6% *vs.* 0.8%），但减少了小于胎龄儿的风险（6.5% *vs.* 19.2%），其他研究特征无统计学差异。当统计数据集中在三胎减至双胎时，早期减胎法同样增加了单胎丢失的风险（6.9% *vs.* 1%），

但的确显著减少了未足月胎膜早破的风险（5.2% *vs.* 20.4%）。当研究对象集中在三胎以上患者行减胎术时，两者只在 ≤ 32 周方面存在统计学差异。尽管不同的分组中，差异结果不同，但在分娩周数及胎儿出生体重并无差异。作者认为孕早期及孕中期减胎法在临床结局方面相似，具体选择取决于术者的经验及患者自身的选择。

病例点评

不孕患者行辅助生殖技术助孕后容易发生多胎妊娠，多胎妊娠对于母体及胎儿均有较大的风险，易发生妊娠期高血压、糖尿病、早产、低出生体重儿，新生儿围产期发病率及死亡率均较高。控制胚胎移植数及行减胎术是控制多胎妊娠的有效途径。

而一旦发生多胎妊娠，B 超引导下行减胎术是改善母体及胎儿预后的有效方法。孕早期经阴道吸取法与孕中期经腹部氯化钾注射法在减胎方面效果相当，着眼于早产率、活产率、小于胎龄儿、未足月胎膜早破等指标的临床结局也相似。但从产前筛查，优胜劣汰的角度考虑，中孕期（11 ～ 14 周）再减胎一方面可能等到多胎自然流产发生，避免不必要的人工干预，另一方面可完善胎儿 NT 筛查，对于可疑胎儿行绒毛染色体检查，进而针对性地减除有缺陷的胎儿在理论上似乎更可取。

参考文献

1. De Mouzon J，Goossens V，Bhattacharya S，et al.Assisted reproductive technology in Europe，2007：results generated from European registers by ESHRE. Hum Reprod，2012，27（4）：954–966.

2. Society for Assisted Reproductive Technology，American Society for Reproductive Medicine.Assisted reproductive technology in the United States：2001 results

generated from the American Society for Reproductive Medicine/Society for Assisted Reproductive Technology registry.Fertil Steril，2007，87（6）：1253-1266.

3. Bhattacharya S，Kamath MS.Reducing multiple births in assisted reproduction technology.Best Pract Res Clin Obstet Gynaecol，2014，28（2）：191-199.

4. Group TECW.Multiple gestation pregnancy.Hum Reprod，2000，15（8）：1856-1864.

5. Ombelet W，De Sutter P，Van der Elst J，et al.Multiple gestation and infertility treatment：registration，reflection and reaction – the Belgian project.Hum Reprod Update，2005，11：3-14.

6. Chambers G M，Chapman M G，Grayson N，et al.Babies born after ART treatment cost more than non-ART babies：a cost analysis of inpatient birth – admission costs of singleton and multiple gestation pregnancies.Hum Reprod，2007，22（12）：3108-3115.

7. Heijnen E M，Klinkert E R，Schmoutziguer A P，et al.Prevention of multiple pregnancies after IVF in women 38 and older：a randomized study.Reprod Biomed Online，2006，13（3）：386-393.

8. The Practice Committee of the American Society for Reproductive Medicine and the Practice Committee of the Society for Assisted Reproductive Technology.Criteria for number of embryos to transfer：a committee opinion.Fertil Steril，2013，99（1）：44-46.

9. Boulot P，Vignal J，Vergnes C，et al.Multifetal reduction of triplets to twins：a prospective comparison of pregnancy outcome.Hum Reprod，2000，15（7）：1619-1623.

10. Haas J，Hourvitz A，Dor J，et al.Perinatal outcome of twin pregnancies after early transvaginal multifetal pregnancy reduction.Fertil Steril，2014，101（5）：1344-1348.

笔记

11. Li R，Yang R，Chen X，et al.Intracranial KCl injection–an alternative method for multifetal pregnancy reduction in the early second trimester.Fetal Diagn Ther，2013，34（1）：26–30.

12. Lee J R，Ku S Y，Jee B C，et al.Pregnancy outcomes of different methods for multifetal pregnancy reduction：a comparative study.J Korean Med Sci，2008，23（1）：111–116.

13. Haas J，Barzilay E，Hourvitz A，et al.Outcome of early versus late multifetal pregnancy reduction.Reprod Biomed Online，2016，33（5）：629–634.

（王　丹　邓　姗　整理）

第六章　普通妇科常见病

病例 45. 黏膜下子宫肌瘤

病历摘要

　　患者，36 岁，G4P2，因"月经频发、量多 3 个月"来院。患者近 3 个月月经周期缩短为 15 ～ 20 天，伴月经量多，有血块，有时感乏力，血红蛋白（Hb）70 ～ 94g/L。妇科检查：宫颈光滑；宫体中位，稍大，质中，后壁宫底略突起无压痛，附件未及包块或压痛；阴道 B 超：子宫 6.2cm×6.4cm×5.9cm，宫内见节育器回声，位置正常，内膜厚约 0.5cm，肌层回声尚均。内膜下肌层内见低回声，

笔记

2.8 cm×2.7cm，形态规则，边界清，CDFI：周边及内部见点条状血流信号。考虑黏膜下子宫肌瘤，入院后行宫腔镜黏膜下肌瘤电切术+取环术，术中探宫腔深8cm，检查可见宫底黏膜下肌瘤（Ⅱ型），凸出于宫腔，内膜均匀，双侧输卵管开口可见，取出Ⅴ型金属环一枚，分次电切肌瘤并钳夹切除肌瘤（图45-1）。复查见宫腔平整，宫底创面稍凹陷，无活跃出血，少许渗血，予宫腔内放置Foley管（注射30ml生理盐水）压迫。术后次日拔除宫腔Foley管，观察阴道出血不多，平顺出院。

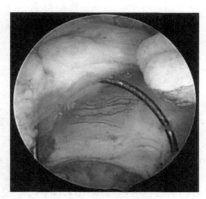

图45-1　宫腔镜下所见黏膜下肌瘤的瘤腔，图中粉红带血管的区域即为去除肌瘤后的平滑肌组织

临床讨论

1. 异常子宫出血的症状描述术语

国际妇产科联盟（FIGO）2007年发表了关于"正常和异常子宫出血相关术语"的共识，规范的月经指标至少包括周期的频率和规律性、经期长度、经期出血量4个要素，中华医学会于2014年也制定了中国的AUB标准，相关的描述术语如表45-1所列。

表 45-1　正常子宫出血（月经）与 AUB 术语的范围

月经的临床评价指标	术语	范围
周期频率	月经频发	＜21d
	月经频发	＞35d
周期规律性（近 1 年的周期之间的变化）	规律月经	＜7d
	不规律月经	≥7d
	闭经	≥6 个月无月经
经期长度	经期延长	＞7d
	经期过短	＜3d
经期出血量	月经过多	＞80ml
	月经过少	＜5ml

2. 异常子宫出血的 PALM-COEIN 分类

2011 年 FIGO 发表的"育龄期非妊娠妇女 AUB 病因新分类 PALM-COEIN 系统"，将异常子宫出血划分为 2 个大类 9 个类型，具体为子宫本身的结构性改变，包括子宫内膜息肉（polyp）所致 AUB（AUB-P）、子宫腺肌病（adenomyosis）所致 AUB（AUB-A）、子宫平滑肌瘤（leiomyoma）所致 AUB（AUB-L）、子宫内膜恶变和不典型增生（malignancy and hyperplasia）所致 AUB（AUB-M）；及非子宫本身结构改变的全身凝血相关疾病（coagulopathy）所致 AUB（AUB-C）、排卵障碍（ovulatory dysfunction）相关的 AUB（AUB-O）、子宫内膜局部异常（endometrial）所致 AUB（AUB-E）、医源性（iatrogenic）AUB（AUB-I）、未分类（not yet classified）的 AUB（AUB-N）。AUB-L 的肌瘤包括黏膜下（SM）和其他部位（O）。

这是一例异常子宫出血 – 子宫肌瘤（AUB-L）的病例。根据月经频发，经量增多，B 超检查，排除宫颈及内膜病变，诊断为黏膜下子宫肌瘤。

笔记

3. 子宫肌瘤的分类

子宫平滑肌瘤是常见良性肿瘤，其发生率占育龄妇女的20% ~ 25%。按照肌瘤的部位分浆膜下（60% ~ 70%）、肌壁间（20% ~ 30%）、黏膜下肌瘤（10%）。部位不同则会有不同的临床表现：无症状（肌壁间）、异常出血（量多、淋漓不尽）（黏膜下）、大小便习惯改变等压迫症状（浆膜下）。

黏膜下肌瘤：根据荷兰 Haarlem 国际宫腔镜培训学校的分类方法（表 45-2），按肌瘤与子宫肌层的关系分为三种亚型。0 型：有蒂黏膜下肌瘤，未向肌层扩展；1 型：无蒂，向肌层扩展 < 50%；2 型：无蒂，向肌层扩展 ≥ 50%。而根据不同型别黏膜下肌瘤的大小、位置等可以计分评估宫腔镜手术的难度（表 45-3，表 45-4）。

表 45-2　黏膜下肌瘤的分类

Type	Degree of intramural extension
0	No intramural extension
1	Intramural extension < 50%
2	Intramural extension ≥ 50%

表 45-3　黏膜下子宫肌瘤的评分系统及手术难度评估

	Size（cm）	Topography	Extension of the base	Penetration	Lateral Wall	Total
0	> 2 to 5	Low	≤ 1/3	0		
1	> 2 to 5	Middle	> 1/3 to 2/3	≤ 50%	+1	
2	> 5	Upper	> 2/3	> 50%		
Score	+	+	+	+	+	

表 45-4　黏膜下子宫肌瘤宫腔镜手术难度评估

Score	Group	Complexity and therapeutic options
0 to 4	I	Low complexity hysteroscopic myomectomy
5 to 6	II	High complexity hysteroscopic myomectomy.Consider GnRH use?Consider Two-step hystoroscopic myomectomy
7 to 9	III	Consider alternatives to the hysteroscopic technique

按照病理学分类：

（1）最常见的类型为平滑肌瘤。

（2）特殊组织类型。

①富细胞型平滑肌瘤：肌瘤中有丰富的平滑肌细胞，排列紧密，但细胞大小形态尚一致，个别细胞有异形，偶见分裂象，每10个高倍视野约 1 ~ 4 个分裂象。

②奇怪型平滑肌瘤：一种特殊的平滑肌瘤。肿瘤以圆形或多边形细胞为主，特征的变化为细胞多形性，核呈异形甚至出现巨核细胞，但没有分裂象。临床表现为良性。有文献报道应用孕激素药物后肌瘤细胞可以有异形性，发生奇怪型平滑肌瘤。

③血管平滑肌瘤：平滑肌瘤中血管很丰富，瘤细胞围绕血管排列，与血管平滑肌紧密相连。

④上皮样平滑肌瘤：平滑肌瘤由圆形或多边形细胞组成，常排列呈上皮样索或巢。

⑤神经纤维瘤样平滑肌瘤：肌瘤细胞呈栅栏状排列，像神经纤维瘤，在电镜下见到肌瘤细胞胞质内含微丝、致密小体及与胞膜联合的小空泡，证实为平滑肌细胞。

4. 子宫肌瘤的处理原则

任何干预的类型和时机应基于下列因素进行个体化处理，如症状及其严重程度；肌瘤的大小、位置；患者年龄；生育计划和产科相关病史。治疗的可选方案包括期待治疗；激素治疗 [促性腺激素释放激素拮抗剂、孕酮受体调节剂（醋酸乌利司他 / 米非司酮）、雷洛昔芬、达那唑、孕三烯酮]；手术（子宫切除术、腹腔镜或宫腔镜、开腹或阴式子宫肌瘤切除术、子宫内膜去除术、子宫动脉栓塞术、磁共振引导聚焦超声术、肌瘤消融术）。对无症状的子宫平滑肌瘤

笔记

通常进行随访而不干预，对于症状明显的患者，缓解症状（如异常子宫出血、疼痛、压迫感）是治疗的主要目的，如肌瘤压迫导致中度或重度肾积水的女性或有生育要求的黏膜下肌瘤的女性也应该手术。绝经后女性没有进行激素替代治疗时，肌瘤通常会变小且症状消失，因此，往往不需要采取干预措施。对存在新发或进行性增大的盆腔肿块的绝经后女性进行评估，以排除肉瘤的可能性，其发病率为 1% ~ 2%。

📋 病例点评

对于 0 型和 1 型黏膜下肌瘤及直径 < 4cm 的 2 型黏膜下肌瘤，首选宫腔镜下子宫肌瘤剔除。本例为黏膜下子宫肌瘤造成异常子宫出血 AUB-L，继发贫血，通过超声评估肌瘤位于黏膜下，但具体分型从单纯超声检查是很难确定的，MRI 具有一定的优势。肌瘤大小并非宫腔镜手术绝对适应证或禁忌证，较大者可于术前给予 GnRH-a 或重复手术切除达到较好的宫腔镜切除效果。> 4cm 的黏膜下肌瘤尤其是 2 型黏膜下肌瘤，属于宫腔镜四级手术，此类肌瘤基底较宽，先分辨肌瘤包膜和子宫肌层分界，划开包膜和肌层（俗称"开窗"），酌情给予缩宫素助其向宫腔外凸。电环在肌瘤侧方交替上下切割，使瘤体形成"沟槽"样结构，再以卵圆钳钳夹拧除瘤体。切忌通过电极向肌壁深层掏挖肌瘤，不强调一次切净，应避免操作时间过长，注意液体平衡，防止 TURP 综合征的发生。可以说，宫腔镜手术看似容易，实际操作却不简单，需要步步留心。一旦不慎，可能引起严重并发症，使微创造成巨创。

参考文献

1. 中华医学会妇产科学分会妇科内分泌学组. 异常子宫出血诊断与治疗指南. 中

华妇产科杂志，2014，49（11）：801-806.

2. 张以文. FIGO 关于月经异常相关术语的共识和异常子宫出血病因的新分类系统. 国际妇产科学杂志，2013，40（2）：105-107.

3. 曹泽毅. 中华妇产科学（临床版）. 北京：人民卫生出版社，2010.

4. Lasmar R B，Lasmar B P，Celeste R K，et al.A new system to classify submucous myomas：a brazilian multicenter study.J Minim Invasive Gynecol，2012，19（5）：575-580.

（舒　珊　王　涛　整理）

病例 46. 育龄期子宫肉瘤误诊为子宫肌瘤变性

病历摘要

　　患者，35 岁，G2P1。因"间断发热 2 个月余"在北京协和医院感染内科诊治。患者于 2016 年 9 月—2016 年 11 月间断发热，体温 37.5 ～ 40.2℃，发热时伴下腹部持续性隐痛和白带量增多，疼痛（VAS）3 分左右，持续数小时可自行好转。无明显畏寒、寒战、盗汗等不适。当地医院疑为"感染"，先后给予头孢西丁、左氧氟沙星、头孢美唑、替考拉宁治疗，疗效欠佳。后予甲强龙 40mg iv qd，6d 后改为地塞米松 7.5mg po 持续 6d，体温降至正常。既往史：2007 年发现子宫肌瘤，2008 年曾行剖宫产术，术中未处理肌瘤。平素月经周期规律，无经量增加、不规则阴道流血、流产病史。查体：生命体征平稳，全身浅表淋巴结未及，心肺腹查体未见明显异常，双下肢不肿。妇科查体：子宫增大如孕 14 周，表面凹凸不平，宫体有轻压痛，活动度可。血常规：WBC 由 28.47×10^9/L 降至 5.02×10^9/L，NEUT% 由 79.0% 降至 33.3%，Hb 由 123g/L 波动至 110g/L，PLT 由 549×10^9/L 降至 391×10^9/L；甲状腺功能、凝血功能正常，血涂片阴性。感染方面筛查：除肺炎支原体 IgG（＋）外，受结核分枝杆菌抗原刺激而活化的效应 T 细胞（T.SPOT.TB）、结核菌素（PPD）试验、1，3-β-D 葡聚糖试验（G 试验）、肺炎衣原体、嗜肺军团菌抗体、细小病毒 B19 IgM 抗体、巨细胞病毒 DNA（CMV-DNA）、EB 病毒 DNA（EBV-DNA）均阴性。免疫方面筛查：IgG 17.05g/L（↑）；抗核抗体（ANA）18 项：抗组蛋白抗体（＋＋），抗可溶性抗原抗体（ENA）（4+7）、抗中性粒细胞胞浆抗体（ANCA）、原发性胆汁性肝硬化（PBC）抗体谱、抗磷脂抗体谱、补体（－）；TB 细胞亚群：T4#1763/μl，T8# 1 176/μl，T4/T8 1.50%；肿瘤标志物筛查：神经元特异烯醇化酶（NSE）16.5ng/ml，甲胎蛋白（AFP）、癌抗原（CA）19-9、癌胚抗原（CEA）、CA125、CA15-3、CA242、鳞状细胞癌抗原（SCCAg）均阴性；血清蛋白电泳未见 M 蛋白；骨髓穿刺＋活检：未见明显异常。胸腹盆腔增强 CT：子宫体积增大并密度不均，多发子宫平滑肌瘤伴变性？盆腔及双侧腹股沟多发小淋巴结。盆腔常规＋增强 MRI：子宫体部后壁偏左见巨大混杂信号肿块，大小约 60.9mm×60.5mm×96.7mm，考虑变性；子宫体部前壁及后壁偏右见多发结节样、肿块样等 T1 短 T2 信号影（2 个），较大者位于子宫体部前壁，大小约 49.7mm×28.2mm×46.6mm。子宫双附件超声：子宫多发肌瘤。

入院后停用激素，予乐松对症退热；予抗生素治疗无效，考虑感染可能性小，发热原因不除外子宫肌瘤变性所致坏死吸收热，妇产科会诊考虑有子宫肌瘤手术指征，充分向患者及家属交代病情，结合尚有生育要求，决定行剖腹探查术＋子宫肌瘤剔除术，必要时二次手术。于 2016 年 12 月 22 日行开腹子宫肌瘤剔除＋粘连松解术，术中见大网膜与子宫宫底致密粘连，子宫不规则增大如孕 14 周，后壁明显向外均匀膨隆，表面充血，质地较软，子宫左前壁另可见直径 4cm 的肌瘤结节，凸向左侧阔韧带，双侧卵巢、输卵管外观未见明显异常。子宫前壁与膀胱腹膜返折致密粘连。于子宫后壁膨隆明显处注射稀释的垂体后叶素，电刀纵行切开子宫肌层，显露出局部质地糟脆的肌瘤样组织，肌瘤破溃处流出较多黄白色干酪样组织，留取细菌培养（未送冰冻）。仔细辨认肌瘤存在假包膜，分清层次后逐渐剔除大小约 6cm×10cm 肌瘤（图 46-1A-B），分层缝合瘤腔无特殊。同法剔除子宫左前壁直径 4cm 肌瘤。触摸探查，另在子宫右后壁剔除肌壁间 2.0cm×0.5cm 大小肌瘤。宫底另可见直径约 3mm 浆膜下肌瘤，予以剔除。共计剔除肌瘤 4 枚（图 46-1C），称重 268g。

术后病理：子宫平滑肌瘤及中分化平滑肌肉瘤。免疫组化结果：CD10（部分阳性），钙调素结合蛋白（Caldesmon）（部分阳性），雌激素受体（ER）（20% 弱阳性），肌间线蛋白（Desmin）（部分阳性），细胞增殖指数（Ki-67）（40% 阳性），孕激素受体（PR）（阴性），α-抑制素（inhibin）（阴性），平滑肌肌动蛋白（SMA）（阳性）。术后先后予甲硝唑、头孢美唑、舒普深抗感染治疗，恢复平顺后未再发热。2017 年 2 月 4 日在北京协和医院妇产科行腹腔镜下全子宫

＋双附件切除＋盆腔淋巴结清扫术＋盆腹腔粘连松解术。术后病理：子宫平滑肌肉瘤，浸润子宫肌壁，侵及左侧宫旁组织。术后分期ⅡB期，目前正在行顺铂—表柔比量—异环磷酰胺（PEI）化疗中。

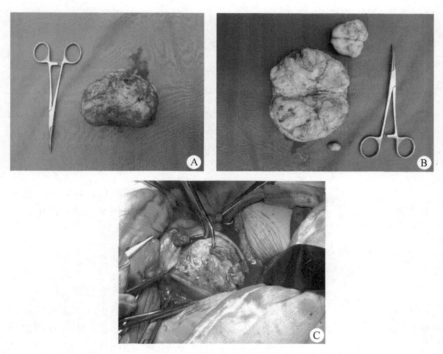

图 46-1　子宫肌瘤剔除术中所见肌瘤的大体外观

注：A：子宫肌瘤整体侧面观，形似肾形；B：最大肌瘤剖面，可见肌瘤包膜，但多处坏死灶，无典型编织状外观；C：术中后壁肌瘤破溃处有网膜覆盖，分离后可见干酪样坏死组织。

临床讨论

1. 子宫肌瘤及其变性与肉瘤的鉴别要点

（1）子宫肌瘤及子宫肉瘤鉴别：子宫肌瘤是女性生殖器最常见的良性肿瘤，由平滑肌及结缔组织组成，常见于 30 ~ 50 岁女性，至少有 20% ~ 30% 育龄妇女有子宫肌瘤，早期多无或少有症状。子宫肉瘤来源于子宫肌层、结缔组织和内膜间质，极少可继发于子宫平滑肌瘤（有报道平滑肌瘤肉瘤样变占肌瘤的 0.1% ~ 0.8%）。子宫肉瘤多发生在 40 ~ 60 岁，发病率低，占女性生殖道恶性肿瘤的 1%，占子宫恶性肿瘤的 3% ~ 7%。子宫肉瘤术前诊断较困难，常需术后石蜡病理检查才能明确，误诊率很高（表 46-1）。

表 46-1　子宫肌瘤与子宫肉瘤的鉴别诊断

项目		子宫肌瘤	子宫肉瘤
年龄		常见于 30 ~ 50 岁	常见于 40 ~ 60 岁
病史		肌瘤增长速度一般较慢，少数也可快速增大	肌瘤快速增大
症状		不规则阴道流血、盆腔痛、盆腔包块等	不规则阴道流血、盆腔痛、盆腔包块、阴道异常流液、阴道脱垂物等
体征		可表现为多发或单发，质地较硬，形态规则，边界清	子宫较大，肿块质地较软
影像学	B超	边界清晰的圆或椭圆形漩涡状中低回声，质地均匀，液化灶少见，血流信号为规则分布的点条状	体积较大的蜂窝样混合回声、边界模糊，形态不规则或分叶状，病灶多血流丰富，内部及周边分布可呈"镶嵌样"
	MRI	主要表现为 T1WI 均匀等信号，T2WI 均匀低信号，强化以均匀强化多见	主要表现为 T1WI 异质和低信号强度，T2WI 中等到高信号强度的 80%，早期异质增强
术中情况		漩涡状结构，边界清楚，假包膜	失去漩涡状结构，切面呈鱼肉状、烂肉样坏死，血管特别丰富

中国医科大学盛京医院选择 2008 年 11 月至 2014 年 11 月间共 10 248 例因"子宫肌瘤"行子宫切除术或子宫肌瘤剔除术的妇女进行研究，共发现 48 例意外的子宫肉瘤（UUSs），总发生率为 0.47%，这在 40 ~ 49 岁的女性中更常见（56.25%）。异常子宫出血（39.58%）为主要临床表现。超声提示盆腔肿块（12.5%）、丰富的血流信号（18.75%）和子宫肌瘤退变及变性可能（18.75%），表明 UUS 的可能性。

（2）子宫肌瘤变性及子宫肉瘤鉴别要点：子宫肌瘤变性发生率约为 6.5%，常见的变性类型包括囊性变、脂肪样变、玻璃样变、红色样变和钙化五种。肌瘤生长过快时相对供血不足，部分组织水肿变软，旋涡状结构消失被均匀的透明样物质所代替，即为玻璃样变。而在此基础上变性区域内组织液化，形成胶冻样乳液或透明圆形囊腔即为囊性变。透明变性后期或坏死后可发生脂肪变性。红色变性常见于妊娠或产褥期，是由于局部组织缺血、梗死、淤血或血栓阻塞造成局部组织贫血、溶血，血液渗入瘤体所致。肌瘤钙化往往是由于雌激素水平降低，肌瘤变小、变硬，钙盐沉积于瘤体，最常见于绝经期后妇女。

较大的子宫肌瘤及妊娠晚期合并肌瘤易发生变性，绝大多数的肌瘤变性为良性变化，最常见玻璃样变。红色样变比较特殊，可引起发热、腹痛，变性引起的不适常具有自限性，持续数日到数周不等，通常对非甾体类抗炎药有反应。超声可用于子宫肌瘤变性的初步诊断，盆腔增强磁共振成像也可以协助诊断，变性的子宫肌瘤显像一般不会增强。在切除的过程中，子宫肉瘤与子宫肌瘤相比，失去典型的旋涡状结构，质地均匀，质软，色黄，切开包膜时无膨起的表面，边界不清，肿块难以被切除，但某些肌瘤退行性变也可表现如此。

（3）误诊分析：子宫肉瘤误诊率高的原因：①临床表现、症状和体征缺乏特异性，与子宫肌瘤混淆；②辅助诊断缺乏特异性，尚无特异性肿瘤标志物或确定性影像学手段，诊断性刮宫是有效的诊断方法，但若瘤组织尚未累及宫腔，且诊刮取检范围有限，因此假阴性率较高；③未重视术中剖视；④术中冰冻具有局限性：一方面冰冻组织切片对子宫肿瘤的判断难以准确，另一方面冰冻切片取材有限，有可能遗漏恶变病灶。尽管如此，对可疑病变组织送冰冻切片仍可以在一定程度上降低误诊率。⑤患者为年轻的、症状不典型的育龄期患者，临床表现、体征及辅助检查结果均不特异，加之患者保留生育功能的愿望强烈，愿意承担二次手术风险，选择了一期子宫肌瘤剔除的保守性手术。

2. 子宫平滑肌肉瘤的处理原则和预后

（1）手术方式选择：综合以上，在选择治疗方式之前很有必要评估良恶性，当出现以下高危因素：病史上肌瘤快速增大；检查时子宫较大，肿块质地较软；超声和 MRI 影像有异常，如超声中混合回声、回声差、包块内坏死、混杂血流分布、低阻血流；MRI 中如高信号强度，分界不清；术中剖视发现失去旋涡状结构，切面呈鱼肉状、呈烂肉样坏死、血管特别丰富，应警惕子宫肉瘤可能。子宫肉瘤发病年龄范围较广，辅助术前诊断性刮宫及术中冰冻病理检查可提高诊断率，利于选择合适的手术方式，尽量减少术后才意外发现子宫肉瘤的情况，改善预后。但由于子宫肉瘤发病率低，即使综合高危因素、临床表现和辅助检查结果，子宫肉瘤也难以在术前诊断。对于无症状、术前无可疑的，不需要为了证实良恶性一律手术切除子宫。术中可疑肉瘤可送冰冻病理，除非冰冻结果为恶性，不建议改变原本手术计划。

（2）预后：子宫肉瘤的症状、体征与子宫平滑肌瘤相近，但预后完全不同。影响预后的因素包括年龄、肉瘤类型、临床分期、肿瘤大小（直径 > 5cm）、包膜情况（压迫型或侵犯型）、有无坏死、细胞核异型性程度、血管浸润、有无转移及治疗方法等（表46-2）。据报道，子宫平滑肌肉瘤的复发率为53% ~ 71%，首次复发部位 40% 为肺部，13% 为盆腔。中位生存期 10 个月，5 年生存率为 15% ~ 25%。旋 I 期和 II 期患旋者的 5 年生存率分别为 51% 和 25%，盆腔外转移的患者基本于 5 年内发生死亡。

表 46-2　子宫肉瘤的处理及预后

病理类型	初始治疗	辅助治疗	预后
子宫平滑肌肉瘤	（1）全子宫切除术，累及子宫外行减瘤术 （2）早期绝经前可保留卵巢 （3）切除淋巴结非必需	放疗可控制局部复发。晚期或复发可用阿霉素或多西他赛、吉西他滨化疗，他比特啶有效	差，复发率 53% ~ 71%。5 年生存率 15% ~ 25%，中位生存期 10 个月
子宫内膜间质肉瘤			
低级别	（1）全子宫＋双附件切除术 （2）可以不切除淋巴结	放疗，孕激素、芳香化酶抑制剂药物辅助治疗	良好
高级别	全子宫＋双附件切除术	激素治疗无效，应该加放化疗	差
未分化	全子宫＋双附件切除术	放疗＋化疗	很差，生存期＜2 年
腺肉瘤	全子宫＋双附件切除术	不需要	较好，25% 患者死于该病
腺肉瘤（恶性苗勒管混合瘤）	（1）早期：全子宫＋双附件＋盆腔淋巴结 ± 大网膜切除术 （2）晚期：减瘤术	异环磷酰胺和顺铂化疗，放疗仅能控制盆腔病变	差，5 年总体生存率 30%

（3）治疗及预后：治疗原则以手术为主，根据临床分期决定手术范围。辅助治疗对改善生存率的价值尚不明确。放射治疗可能对局部复发的控制有帮助。联合阿霉素或者多西他赛、吉西他滨化疗可用于晚期或复发患者，反应率27% ~ 36%。他比特啶（trabectedin）等靶向治疗用于晚期或者转移性平滑肌肉瘤曾获得较好的疾病控制率。

（4）本例病例反思：临床工作中，子宫肌瘤的随诊工作应被重视，该患者自发现子宫肌瘤到手术经过 10 年时间，期间未规律随诊，未在肿瘤进行性增大达手术指征时及时手术，而是当肌瘤发生变性才就诊，不得不手术，对患者是莫大的遗憾。本例中，术前虽考虑不排除子宫肉瘤的可能，但因患者年龄较轻，有生育要求，临床症状不典型，选择了一期的子宫肌瘤剔除术，好在是纵切口经腹肌瘤剔除，即便手术过程中肿瘤表面局部破溃，远较腹腔镜肌瘤分碎所造成的盆腔播散风险低，这一点也值得临床医生吸取经验，时刻谨记。患者二次手术的术后病理：子宫平滑肌肉瘤，浸润子宫肌壁，侵及左侧宫旁组织。术后分期ⅡB期，预后较差，5年生存率大约为25%，复发率53%～71%。目前正在行PEI化疗，虽可以一定程度控制复发，但总体预后仍可能不佳。

🏥 病例点评

　　尽管变性子宫肌瘤及子宫肉瘤之间很难鉴别，但在临床工作中，还是需要对具体病例进行尽可能的分辨及详尽分析。尤其是对于以反复发热等不典型临床表现为首诊症状，且辅助检查提示肌瘤变性者，即使为年轻患者，仍需警惕子宫肉瘤的可能性。对于有阴道脱垂物或肿物明显凸向宫腔的，可术前进行诊刮或活检。可疑的病例应避免行腹腔镜剔除手术，以减少术中播散风险。开腹手术过程中应秉持无瘤的防患原则，尽量使用保护套或隔离垫，避免术野内其他组织和器官的污染和播散。另外，术中应仔细观察切除的标本，及时发现可疑的迹象，借助冰冻病理争取及时诊断，即便结论不明确，也应第一时间向患者家属交代病情变化的可能性及二次手术的必要性。

参考文献

1. 欧婷，游泽山．子宫肉瘤误诊原因分析．新医学，2003，34（7）：435-436.

2. 林仲秋，梁金晓，林荣春．《FIGO 2015妇癌报告》解读连载四—子宫肉瘤诊治指南解读．中国实用妇科与产科杂志，2015，31（12）：1082-1087.

3. 徐惠成，梁志清．容易误诊为子宫肉瘤的肌瘤类型．实用妇产科杂志，2012，28（1）：17-19.

笔记

4.　高原，惠宁.子宫肉瘤 40 例临床分析.实用妇产科杂志，2013，29（3）：220-223.

5.　张爱萍，徐凯，庞建鑫，等.子宫肉瘤的 MRI 表现.中国 CT 和 MRI 杂志，2014，（7）：68-70.

6.　Zhao W C，Bi F F，Li D，et al.Incidence and clinical characteristics of unexpected uterine sarcoma after hysterectomy and myomectomy for uterine fibroids：a retrospective study of 10，248 cases.Onco Targets Ther，2015，8：2943-2948.

7.　Cui R R，Wright J D.Risk of occult uterine sarcoma in presumed uterine fibroids. Clin Obstet Gynecol，2016，59（1）：103-118.

8.　Anupama R，Ahmad S Z，Kuriakose S，et al.Disseminated peritoneal leiomyosarcomas after laparoscopic "myomectomy" and morcellation.Minim Invasive Gynecol，2011，18（3）：386-389.

9.　Yanai H，Wani Y，Notohara K，et al.Uterine leiomyosarcoma arising in leiomyoma：clinicopathological study of four cases and literature review.Pathol Int，2010，60（7）：506-509.

10.　Gockley A A，Rauh-Hain J A，del Carmen M G.Uterine leiomyosarcoma：a review article.Int J Gynecol Cancer，2014，24（9）：1538-1542.

11.　Schwartz P E，Kelly M G.Malignant transformation of myomas：myth or reality？ Obstet Gynecol Clin North Am，2006，33（1）：183-198.

12.　Moinfar F，Azodi M，Tavassoli FA.Uterine sarcomas.Pathology，2007，39（1）：55-71.

13.　Tulandi T，Ferenczy A.Biopsy of uterine leiomyomata and frozen sections before laparoscopic morcellation.J Minim Invasive Gynecol，2014，21（5）：963-966.

14.　Manxhuka-Kerliu S，Kerliu-Saliu I，Sahatciu-Meka V，et al.Atypical uterine leiomyoma：a case report and review of the literature.J Med Case Rep，2016，10：22.

（吕　炜　邓　姗　整理）

病例 47. 巨大子宫肌瘤的手术选择

病历摘要

患者，46 岁，因 "腹腔镜子宫肌瘤剔除术后大出血 1 天余" 急诊入本院。

患者适龄结婚，G0P0，2016 年 9 月 14 日 21：00 因 "原发不孕" 于外院行腹腔镜下子宫肌瘤剔除术，术中见子宫多发肌瘤，最大直径 30cm，手术时间 5 小时，术中出血 9500ml，输注红细胞 6U、血浆 1200ml、血小板 1U、纤维蛋白原 6g，自体血回输 4750ml，术中使用呋塞米后尿量 1000ml。术后持续无尿，并出现血压下降，外院考虑 DIC 不除外，给予补液、升压等对症治疗及肝素治疗，9 月 15 日下午出现右腹壁切口渗血，外院 B 超提示盆腔积液深 7cm，急送本院急诊。

本院急诊查心率 77 次 / 分、呼吸 24 次 / 分、血压 142/86mmHg、SpO_2 94%，检验结果显示血常规：WBC 14.79 × 10^9/L、NEUT% 84.7%、Hb 64g/L、HCT 18.6%、PLT 34 × 10^9/L；凝血：PT 21.2 s、INR 1.82、Fbg 1.38 g/L、APTT > 150s、TT > 150s、D-Dimer 71.08 mg/L FEU；肝功能及肾功能：ALT 67U/ L、Alb 32g/L、Cr（E）200 μ mol/L、Urea 8.57mmol/L；心肌四项：CK 6453U/L 、CKMB-mass 53.9 μ g/L、cTnI 1.423 μ g/L、NT-proBNP 1063pg/ml；超声：盆腹腔的大量积液，盆腔混合回声 16cm × 15cm，肝肾隐窝积液 6.3cm，急诊考虑诊断 "腹腔镜子宫肌瘤剔除术后大出血、多器官功能衰竭、弥漫性血管内凝血、急性肾损伤、急性心肌损伤、失血性贫血、原发不孕"，急诊

输注血浆 800ml、血小板 1U、红细胞 6U，对症治疗改善症状后，急诊行开腹探查 + 全子宫切除术 + 粘连分解术。

术中见：盆腹腔积血及血凝块约 3000ml；子宫不规则增大达脐上 1 指，几乎均被肌瘤样组织所占据，左侧肌瘤明显突入左侧阔韧带内，宫体可见肌瘤剔除后已经缝合的长约 10cm 切口创面，创面多处明显渗血；膀胱腹膜返折广泛致密粘连于子宫前壁，顶端达脐耻之间的位置，水肿明显，大部分膀胱腹膜反折被缝合于子宫切口处；双侧附件未见明显异常，右侧骨盆漏斗韧带周围明显积血、血肿、增粗，乙状结肠广泛致密粘连于左侧盆腹壁、左侧骨盆漏斗韧带和突入左侧阔韧带的肌瘤表面。手术标本如图 47-1 所示。术中出血约 2000ml，清理原有的盆腹腔积血及血凝块约 3000ml，输 RBC 悬液 8U，血浆 1400ml，血小板 1U，自体血回输 1036ml。术中同时清理出数个原手术散落的盆腹腔内的肌瘤碎块。术中尿呈血水样，约 5ml。

术后转 ICU，心肌损伤好转，但持续无尿，遂转入肾内科继续治疗 3 周，出院时仍持续无尿。术后病理：多发性子宫平滑肌瘤，部分伴出血及退行性变，增殖期子宫内膜，慢性宫颈及宫颈内膜炎。

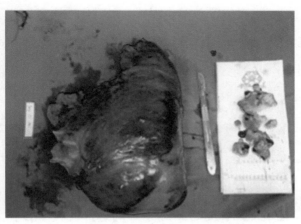

图 47-1　切除的子宫大体外观

临床讨论

1. 腹腔镜子宫肌瘤剔除术不是万能的，需要把握适应证

子宫肌瘤是女性最常见的良性肿瘤，可以引起月经过多、贫血、不孕、反复流产、早产、难产、盆腔痛、尿失禁等症状，甚至有恶变的风险。当女性年龄达 50 岁时，有约 70% 白人、80% 黑人至少有一个子宫肌瘤，而这些女性中有 15% ~ 30% 发展出严重症状。

对于需要保留生育功能的女性而言，子宫肌瘤剔除术是标准的治疗方法。开腹子宫肌瘤剔除术是经典的术式，相对于目前的腹腔镜手术而言，创伤较大，粘连并发症较多，术后恢复亦较慢。而大多数的子宫肌瘤可以实现腹腔镜下剔除，患者的住院时间及恢复时间短，术后疼痛较轻，发热发生率较低。在治疗效果上，两种手术方式的术后妊娠率与复发率无显著差异，因此被越来越多地采用。

尽管腹腔镜肌瘤剔除术具有上述优势，但其仍有较明确的适应证。通常而言，是否采用腹腔镜技术取决于子宫大小、肌瘤数量、单一肌瘤直径、肌瘤位置等客观因素，同时也取决于医生手术经验。目前针对腹腔镜肌瘤剔除术的排除标准通常为经验性意见，包括①子宫 < 14 ~ 20 周；②肌瘤数量不超过 2 ~ 5 个；③单一子宫肌瘤直径 < 6 ~ 15cm；④至少 50% 为浆膜下肌瘤；⑤子宫肌瘤不靠近子宫角或输卵管开口、宫颈、子宫动脉、阔韧带等。对于巨大子宫肌瘤剔除术是否适合采用腹腔镜，争议较大，由于肌瘤占据了过多空间，镜下的剥除、缝合、取瘤都会很困难，进而增加手术和麻醉的时间，也增加出血量，未尝是好的选择。关于腹腔镜下巨大肌瘤剔除的病例报道中，最大的子宫肌瘤直径 21cm，重 3400g。

另外，腹腔镜肌瘤剔除术通常使用肌瘤钻，若术中子宫肿瘤为未发现的子宫肉瘤（unexpected uterine sarcoma，UUS），则可能导致肿瘤的播散。2014年4月17日美国食品药品委员会（Food and Drug Administration，FDA）建议停止肌瘤钻的使用，然而UUS的发生率为0.09%～0.49%，与年龄的相关性最大，即75～79岁每1000人中肉瘤发生10.1例，<30岁每500人肉瘤发生<1例，而肌瘤大小及边界对术前肉瘤诊断意义不大，故选择腹腔镜肌瘤剔除时需充分评估肌瘤性质。而且，即便是良性肌瘤，近年来也有腹腔播散的报道。本例患者45岁，虽不存在肉瘤的绝对高危因素，但30cm的肌瘤经腹腔镜肌瘤钻粉碎取出的时间也是可观的，在此过程中瘤屑的飞溅是难以避免的，而肌瘤越大这种污染越多。

虽然腹腔镜技术的发展使腹腔镜下巨大肌瘤剔除成为可能，不少手术医生也发表自己的相关经验，但仍需根据患者和医生的具体情况把握手术的适应证，选择适宜的手术路径。就本例患者而言，选择腹腔镜剔除是冒险的选择，当证实手术困难，出血多时若及时转开腹手术，恐怕结局也会比现实好一些。

2. 微创是一种理念，而不单指腔镜技术

微创系指手术创伤小、出血少、时间短、痛苦小、恢复快等，是一种理念，而不单指腔镜技术。一项手术选择何种手术方式，取决于4个要素，即患者及其疾病、术者及其术式，这四项必须完全契合才是好的选择，如果某个疾病的处理不适合这种术式，甚至不适合这位术者，就应改变手术方式，或请更适合这种术式的术者施行，不可勉强为之。如今，微创子宫肌瘤剔除术（Minimally Invasive Myomectomy，MIM）迅速发展，其不仅指腹腔镜下肌瘤剔除术，还包括机器人肌瘤剔除术、腹腔镜或机器人辅助下微小开腹

肌瘤剔除术（mini-laparotomy）等技术，这些新型的手术方式为进一步实现微创提供可能，但是这些手术方式并不应成为炫耀的资本，微创的关键是术者，而不是手术方式，一个训练有素、技术精湛的术者，完美的开腹手术也可最大限度地减少损伤，当然合适的微创术式可以锦上添花。在术式选择时，根据患者情况，遵循疾病治疗原则，术者根据自身经验选择合适术式，避免由"微创"变为"巨创"。

3. 子宫肌瘤剔除术出血的防范措施

子宫肌瘤剔除术的出血发生在术中或术后，可以伴血肿形成。当出血量过大时，有时需要切除子宫以止血，并给予紧急输血治疗。

术中及术后减少出血的措施可分为 4 类：①作用于子宫动脉：腹腔镜下子宫动脉切断、子宫动脉栓塞、止血带、垂体后叶素、丁哌卡因联合肾上腺素、一过性夹闭子宫动脉；②子宫收缩剂：麦角新碱、缩宫素、米非司酮、硫前列酮；③子宫肌瘤剔除中激光或化学分离剂的使用，如 2- 巯基乙烷磺酸钠；④作用于凝血系统的药物：氨甲环酸、抑肽酶、氨基己酸、重组因子Ⅶa 和明胶 - 凝血酶止血密封剂。Cochrane 系统综述表明，这些止血措施中，中等质量证据证明米非司酮可减少 70.24 ～ 125.52ml 出血量，垂体后叶素可减少开腹术中 392.51 ～ 507.49ml 出血量及腹腔镜术中 121.73 ～ 172.17ml 出血量，其他措施有效性较低。

除了上述止血措施，术前使用促性腺激素释放激素抑制剂（GnRH-a）或选择性孕激素受体调节剂（SPRM）也是常见的方式。GnRH-a 为通过下调下丘脑 - 垂体 - 性腺轴抑制雌激素释放，从而引起闭经并减小子宫肌瘤体积，Cochrane 系统综述结果表明，GnRH-a 使用 3 ～ 4 个月可平均提高血红蛋白 1.3g/dl、减少子宫肌瘤体积

12.5ml，同时可以减少术中出血及手术时间，但是 GnRH-a 的使用产生绝经后症状，包括潮热、骨质疏松等。SPRM 常用的药物为醋酸乌利司他（ulipristal acetate），其可调节孕激素受体，而不会将雌激素抑制至绝经水平，并可抑制纤维细胞生长并促进其凋亡，每日使用 5mg/10mg 的醋酸乌利司他 3 个月可明显减少出血并缩小子宫肌瘤体积。比较两者，小型研究表明 GnRH-a 较 SPRM 减小肌瘤体积更显著（34.9% *vs.* 12.4%），但后者无绝经后症状。

病例点评

就本例而言，手术路径的选择是减少术中出血、保证术中快速止血的重要前提，而上述辅助措施所能起到的预防或补救效果有限。在开腹手术的情况下，可以使用宫旁止血带和垂体后叶素注射预防出血，切除肌瘤后，也可在宽阔的术野下迅速钳夹和缝合出血创面，这些优势是腹腔镜手术难以比拟的。对于巨大、多发的子宫肌瘤，尤其有生育要求的患者，开腹剔除是合理、正确的选择。

巨大子宫肌瘤是妇产科医生不定期就会面临的情况，由于瘤体巨大，常需要选择开腹的纵长切口完成手术，而在腔镜微创的时代，无论是患者还是医生都有可能不理智地选择不适宜的手术方式，反而导致严重的并发症，形成"巨创"。

参考文献

1. Bulun S E.Uterine fibroids.N Engl J Med，2013，369（14）：1344–1355.

2. Bhave Chittawar P，Franik S，Pouwer A W，et al.Minimally invasive surgical techniques versus open myomectomy for uterine fibroids.Cochrane Database Syst Rev，2014（10）：CD004638.

3. Seracchioli R, Rossi S, Govoni F, et al.Fertility and obstetric outcome after laparoscopic myomectomy of large myomata: a randomized comparison with abdominal myomectomy.Hum Reprod, 2000, 15（12）: 2663-2668.

4. Palomba S, Zupi E, Falbo A, et al.A multicenter randomized, controlled study comparing laparoscopic versus minilaparotomic myomectomy: reproductive outcomes.Fertil Steril, 2007, 88（4）: 933-941.

5. Sinha R, Hegde A, Mahajan C, et al.Laparoscopic myomectomy: do size, number, and location of the myomas form limiting factors for laparoscopic myomectomy?J Minim Invasive Gynecol, 2008, 15（3）: 292-300.

6. Holub Z.Laparoscopic myomectomy: indications and limits.Ceska Gynekol, 2007, 72（1）: 64-68.

7. Stoica R A, Bistriceanu I, Sima R, et al.Laparoscopic myomectomy.J Med Life, 2014, 7（4）: 522-524.

8. Donnez J, Dolmans M M.Uterine fibroid management: from the present to the future.Hum Reprod Update, 2016, 22（6）: 665-686.

9. Flyckt R, Coyne K, Falcone T.Minimally invasive myomectomy.Clin Obstet Gynecol, 2017, 60（2）: 252-272.

10. Sinha R, Hegde A, Warty N, et al.Laparoscopic excision of very large myomas. Am Assoc Gynecol Laparosc, 2003, 10（4）: 461-468.

11. Parker W H, Kaunitz A M, Pritts E A, et al.U.S.Food and Drug Administration's Guidance regarding morcellation of leiomyomas: well-intentioned, but is it harmful for women?Obstet Gynecology, 2016, 127（1）: 18-22.

12. Zhao W C, Bi F F, Li D, et al.Incidence and clinical characteristics of unexpected uterine sarcoma after hysterectomy and myomectomy for uterine fibroids: a retrospective study of 10, 248 cases.Onco Targets a Ther, 2015, 8: 2943-2948.

13. Brohl A S, Li L, Andikyan V, et al.Age-stratified risk of unexpected uterine

笔记

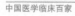 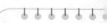
sarcoma following surgery for presumed benign leiomyoma.Oncologist，2015，20
（4）：433-439.

14. Ramos A，Fader A N，Roche K L.Surgical cytoreduction for disseminated benign disease after open power uterine morcellation.Obstet Gynecol，2015，125（1）：99-102.

15. 郎景和.推行微创观念 发展微创外科.中华妇产科杂志，2009，44（9）：650-654.

16. Kongnyuy E J，Wiysonge C S.Interventions to reduce haemorrhage during myomectomy for fibroids.Cochrane Database Syst Rev，2014，（8）：CD005355.

17. Lethaby A，Vollenhoven B，Sowter M.Pre-operative GnRH analogue therapy before hysterectomy or myomectomy for uterine fibroids.Cochrane Database Syst Rev，2001，（2）：Cd000547.

18. Lethaby A，Vollenhoven B，Sowter M.Efficacy of pre-operative gonadotrophin hormone releasing analogues for women with uterine fibroids undergoing hysterectomy or myomectomy：a systematic review.BJOG，2002，109（10）：1097-1108.

19. Donnez J，Hudecek R，Donnez O，et al.Efficacy and safety of repeated use of ulipristal acetate in uterine fibroids.Fertil Steril，2015，103（2）：519-527.

20. Lee M J，Yun B S，Seong S J，et al.Uterine fibroid shrinkage after short-term use of selective progesterone receptor modulator or gonadotropin-releasing hormone agonist.Obstet Gynecol sci，2017，60（1）：69-73.

（郭载欣　邓　姗　整理）

病例 48. 子宫肌瘤射频消融术后长期间断性下腹痛伴发热

病历摘要

患者女性，41 岁，G2P1，子宫肌瘤射频消融术后 4 个月，间断性下腹痛伴发热 4 个月余。患者平素月经规则，7 ~ 9 天/23 ~ 25 天，LMP：2013 年 9 月 28 日至 2013 年 10 月 5 日。2013 年 4 月体检 B 超发现多发子宫肌瘤，大小 1cm 左右，月经量较前多 1/3，无腹胀、腹痛、尿频、尿急等。于外院口服中药（具体不详）治疗，无明显疗效。于 2013 年 10 月行子宫肌瘤射频消融术，术前 B 超：宫体 6.0cm×6.4cm×5.3cm，前壁中段肌壁间近浆膜层可见 2.0cm×2.0cm×1.9cm 低回声，前壁上段肌壁间可见大小约 0.9cm×0.9cm×0.9cm 低回声，左后壁上端近宫底可见大小约 3.3cm×3.3cm×3.2cm 低回声，余肌壁回声不均，内膜 1.3cm，考虑到子宫内膜较厚，射频消融术前先予以诊刮术，诊刮病理示少量平滑肌组织，子宫内膜单纯性增生。射频消融术后予以口服米非司酮 3 个月，每日半片，停药后一直无月经来潮，有周期性下腹痛。其间在 2013 年 11 月曾出现剧烈下腹痛，发热，最高温度 38℃，阴道少量咖啡色分泌物，白带量多，无异味。复查 B 超：宫体 6.6cm×6.1cm，后壁上段近宫底可见大小约 2.4cm×2.9cm×2.5cm 低回声，前壁中段近浆膜层见 1.8cm×1.7cm×1.8cm 低回声，余肌壁间回声不均。内膜 0.6cm，右卵巢 2.6cm×2.5cm，其旁可见迂曲管状无回声，最宽处 1.2cm，内透声差，可见较多点状回声。左卵巢 3.1cm×2.5cm，其旁可见迂曲管状无回声，最宽处 1.7cm。内透声差，可见较多点状回声。考虑输卵管积液（积脓？），予以抗生素治疗后体温降低，腹痛缓解。后分别于 2014 年 2 月 1 日、2014 年 2 月 13 日、2014 年 2 月 26 日再次出现剧烈下腹痛伴发热，予以抗生素治疗后体温降低，腹痛缓解。

此次仍以间断发热，最高体温 38.6℃入院，查体：子宫如孕 8 周大小，质中，表面不平，压痛明显，活动差；左附件区可及一直径约 3cm 左右囊性包块，边界不清，右附件区增厚。B 超：子宫 6.0cm×6.6cm×5.2cm，内膜厚约 1.3cm，上部偏左宫腔内见低回声 2.6cm×1.5cm，CDFI：内见少许点状血流信号。肌层回声不均，见数个低回声，较大者位于前壁 1.5cm×1.2cm，CDFI：周边环绕，内部点状血流信号。宫颈见数个无回声，较大者直径 0.5cm。右卵巢 5.2cm×2.8cm，内见数个厚壁无回声，内充满点状回声，较大者 3.1cm×2.2cm。左卵巢 4.3cm×2.8cm，内见数个厚壁无回声，内充满点状回声，较大者 1.9cm×1.6cm。盆腔未见明确游离液性暗区。血 CA199 107.8U/ml，CA125 255.6U/ml。予以怡万之＋佳尔钠抗感染治疗后一周后复查血 CA199 49.2U/ml，CA125 101.9U/ml，但腹痛无明显缓解。一周后行全麻下腹腔镜联合宫腔镜检查。术中见子宫如孕 8 周大小，表面无明显突起，双侧输卵管呈腊肠样增粗，与卵巢粘连成团，与阔韧带后叶和直肠窝广泛粘连，分离粘连后证实为输卵管积血。与家属交代病情后，决定行双侧输卵管切除。剥除右卵巢囊肿，似有一腔为巧克力囊肿，囊壁可见黄体组织，另一腔为血水样囊液，肉眼难以分辨性质。宫腔镜探宫腔深 10cm，扩宫后可见血性液体流出，宫腔左侧壁可见外突的污秽坏死组织，部分区域可见编织状肌瘤组织，行宫腔镜肌瘤切除＋刮宫术。术后病理：（右卵巢囊肿Ⅰ）病变符合巧克力囊肿；（右卵巢囊肿Ⅱ）部分卵巢组织，伴出血；（左、右输卵管）输卵管组织慢性炎症；（宫腔坏死组织）

坏死物及少许子宫内膜和纤维组织；（宫腔刮出物）增殖期子宫内膜及纤维组织。术后继续予以怡万之＋佳尔钠抗感染治疗，术后2天复查血常规：Hb 114g/L，NEUT% 70.3%，WBC $6.05×10^9$/L，后期平顺出院。

临床讨论

1. 子宫肌瘤射频消融术的应用概述

射频消融是利用射频电流使人体的带电离子发生振荡而相互摩擦产热的原理，当温度超过45℃时，细胞的蛋白变性，脂膜溶解，细胞膜崩裂，细胞内外水分丧失，组织发生凝固性坏死。射频可以抑制阻止DNA、RNA及蛋白质的合成，改变组织内pH，使溶酶体、碱性磷酸酶和酸性磷酸酶的活性增加，促进组织细胞的自我消化。射频还可以造成进行性的微血管损伤及神经束和神经鞘膜施万细胞的凝固坏死，从而达到破坏消除子宫肌瘤的目的。由此可见，射频消融的子宫肌瘤与手术切除不同，需要一定的时间和过程在体内坏死与自我吸收，伴随此过程，表现一定程度的发热、阴道排液、腹痛症状是常见的。

射频消融的适应证和禁忌证及治疗效果，以黏膜下带蒂肌瘤最佳，其次为宫颈肌瘤，而这两种肌瘤同样也是宫腔镜手术的适宜指征。射频治疗以3cm以内肌瘤的效果最佳，个数也最好不超过3个，而此类肌壁间肌瘤，不常引起月经量多等症状，则并不需要治疗。而体积较大的（＞5cm）肌壁间肌瘤，射频消融治疗的效果以无效或好转为主，难以治愈，容易复发，且存在部位的局限性（前壁、宫底为佳，侧壁、后壁和宫角较差）。上述特点均无法比拟手术治疗的优势，因此，

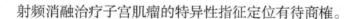

射频消融治疗子宫肌瘤的特异性指征定位有待商榷。

2. 射频消融术治疗子宫肌瘤的严重并发症

射频尽管微创，也存在出血、类人流综合征和腹痛等术中并发症风险，而术后并发症有时更明显和严重。据文献报道，术后并发症有如下 9 种情况：①阴道持续少量出血或分泌物增多，甚至可长达 1 个月以上；②感染；③宫腔粘连和宫颈管粘连；陈建梅等报道 1 例宫颈粘连，与切除肌瘤局部损伤较大有关；④大出血：王竞宇等报道 1 例因子宫大出血行全子宫切除术，术后病理诊断为子宫肌炎；⑤子宫穿孔，邻近脏器损伤；⑥脓毒血症：汤晓秋等报道 1 例因术后并发严重盆腔感染和脓毒血症，经抗生素治疗无效而行全子宫切除术，术中见射频消融后的子宫肌瘤周围组织坏死呈烂肉状；⑦肌瘤复发：对于直径在 3 ~ 5cm 的子宫肌瘤，单次凝固可使部分肌瘤 "逃避" 射频治疗，继续生长；⑧发热和下腹痛：为坏死组织阻塞宫颈口使液体积聚所致；⑨肾功能衰竭：张义红等报道 1 例，术后 1 天出现发热、阴道出血和急性肾功能衰竭的症状，考虑与射频治疗有关，后行全子宫切除术，术后予以对症治疗，患者痊愈出院。本例的情况符合第⑧条，坏死组织的阻塞不仅造成闭经、腹痛，且诱发经血逆流、输卵管积血和继发感染，非手术治疗难以纠正，恐怕是当初选择保守治疗所未预料到的。

🩺 病例点评

子宫肌瘤是女性生殖器最常见的良性肿瘤，除传统的手术治疗外，近 10 年间先后兴起射频消融、高频超声聚焦和介入治疗等微创治疗手段。这些治疗方法迎合了患者免于手术、保留子宫的愿望，但也存在诸多问题，不乏严重并发症的报道，值得反思，并从中汲取诊治经验。按正常规律，消融术后会有较长时间的少量出血和分泌物增多现象，而此患者术后继发闭经，尽管可以服用米非司酮解释，但结合其反复周期性下腹痛的症状，应及时考虑梗阻的可能，并行扩宫诊断和治疗，也许其后的病情转归会有所变化，一旦包裹性且感染性病灶形成，姑息治疗无益，应尽早手术清创引流。本例患者的术后转归亦证实了后期手术的必要性。

参考文献

1. 关铮. 微创妇产科. 北京：人民军医出版社，2004.

2. Nikfarjam M，Muralidharan V，Malcontenti-Wilson C，et al.Progressive microvascular injury in liver and colorectal liver metastases following laser induced focal hyperthermia therapy.Lasers Surg Med，2010，37（1）：64-73.

3. 廖云霞，葛春晓. 射频消融治疗子宫肌瘤的研究进展. 中国微创外科杂志，2006，6（4）：309-311.

4. 刘付强，刘萍，邵丽琴，等. B超声引导下自凝刀射频治疗子宫肌瘤204例分析 . 中国实用妇科与产科杂志，2004，20（3）：176-177.

5. 陈建梅，张继菊，陈焱，等. 超声引导下射频消融治疗子宫肌瘤疗效观察. 山东医药，2003，43（32）：14-15.

6. 王竞宇，叶德华，肖建平，等. 超声引导射频治疗子宫肌瘤的临床观察. 临床超声医学杂志，2003，5（6）：372-373.

7. 汤晓秋，刘广月. 射频消融治疗子宫肌瘤196例报告. 江苏大学学报（医学版），2003，13（4）：340-341.

8. 张义红，杨连卫. 射频消融术治疗子宫肌瘤致急性肾功能衰竭，中国妇幼保健，2005，20（3）：352.

（李志毅　邓　姗　整理）

病例 49. 子宫肌瘤变性坏死继发感染

病历摘要

　　患者女性，38 岁，G1P1，于 2017 年 4 月 25 日因"发现子宫肌瘤 6 个月，经期延长伴经量增多 4 个月"来院，LMP：2017 年 4 月 16 日。患者既往月经规律，4 ~ 7 天 /30 天，量中，无痛经。患者 2016 年 10 月体检发现子宫肌瘤，单发，约 8cm。近 4 个月自觉经期延长至 8 ~ 10 天，经量较前增加约 1/3，无月经周期的改变，无尿频、尿急，无排便困难。2017 年 3 月 28 日患者因"头晕、左下腹不适"于外院就诊查 Hb 44g/L，予输注红细胞 6U，血浆 1200ml 治疗。2017 年 4 月 6 日查血常规：Hb108g/L，HCT 30.0%。2017 年 4 月 25 日再次复查血常规示：Hb 95g/L，HCT 30.0%；阴道超声：子宫左后壁见低回声 6.2cm×7.3cm×7.0cm，向外突，略挤压内膜，宫颈内口另见等回声 3.9cm×4.8cm×3.5cm，内见较丰富血流。患者入院后完善相关检查，无手术禁忌，于 2017 年 4 月 28 日行腹腔镜下子宫肌瘤剔除（进宫腔）+ 左侧输卵管造口 + 盆腔粘连分解术，术中见子宫不规则增大如孕 12 周，多发肌瘤，最大位于左侧后壁肌壁间，质软。另见肌壁间及浆膜下肌瘤数枚。左侧输卵管增粗膨大积水，伞端包裹，与大网膜及卵巢广泛粘连，壁薄，左侧卵巢粘连包裹，大小未见异常。右侧输卵管及卵巢未见明显异常。子宫直肠陷凹及宫骶韧带基本光滑。分离肌瘤过程中，肌瘤质软，深达宫腔，与宫腔内的黏膜下肌瘤相连，呈分叶状。位于子宫下段，表面糟烂，有臭味。手术顺利，术中剔除肌瘤组织送病理并取拭子送细菌培养，术后给予头孢美唑、甲硝唑联合抗炎及补液、对症支持治疗。

　　患者于术后当晚开始出现发热，最高体温 38.8℃，术后第一天查血常规显示白细胞及中性粒细胞比例明显升高，遂改用头孢他啶 1g+ 甲硝唑 0.5g q12h 继续抗感染治疗 6 天，治疗期间患者仍有反复发热，以午后及夜间发热为主（图 49-1）。2017 年 5 月 4 日术中拭子培养显示：咽峡部链球菌，放线菌属。经内科会诊后改用阿莫西林/克拉维酸钾 1.2g q8h+ 甲硝唑继续抗感染，治疗期间有体温升高，伴血白细胞及中性粒细胞的升高（图 49-2）。3 天后遂换用泰能抗感染治疗，体温逐渐降至正常，并有血象明显好转。感染科建议继续使用青霉素 4MU q6h+ 阿米卡星 0.4g qd 巩固治疗。术后病理：（子宫肌瘤）符合平滑肌瘤，部分生长活跃（核分裂 7/10HPF），可见出血坏死。

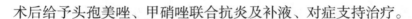

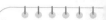

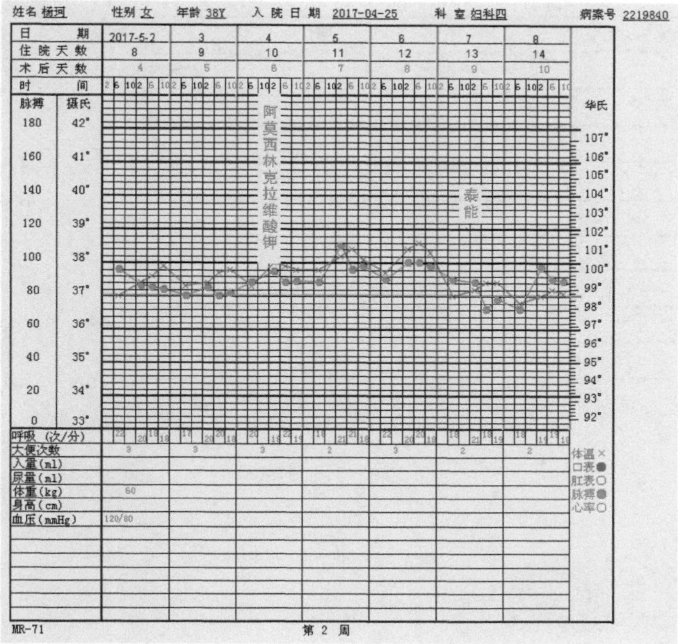

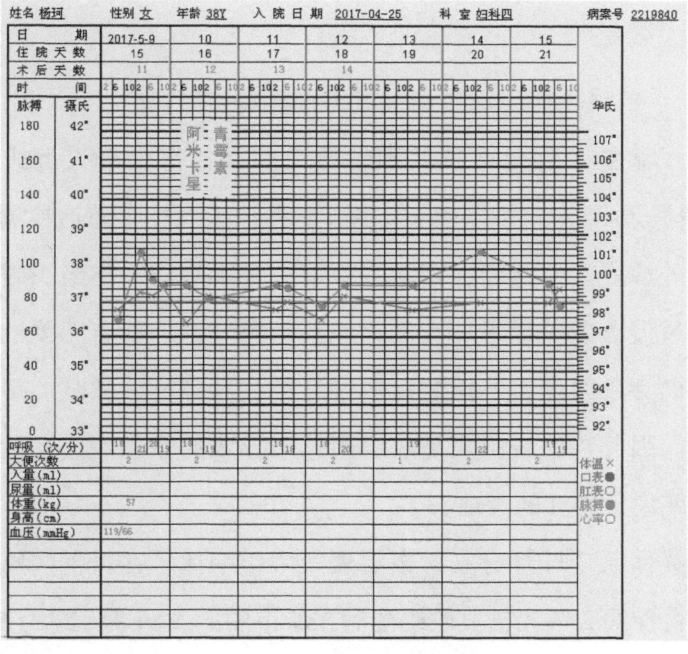

图 49-1　患者术后体温变化

注：红色为心率，蓝色为体温。

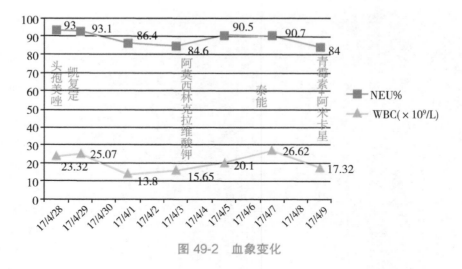

图 49-2　血象变化

临床讨论

1. 放线菌感染

（1）放线菌病原学特点及流行病学特点

放线菌是一种丝状革兰阳性厌氧菌，常寄生于人类或动物口腔、胃肠道和泌尿生殖道，但也有学者认为女性生殖道检测出的放线菌为外源性。放线菌在正常寄生部位可不致病，当组织破裂或坏死时通过侵袭破裂或者坏死的组织获得致病性。随着感染的进展，会形成肉芽肿组织、广泛的反应性纤维化和坏死、脓肿、引流窦道和瘘管。因此，放线菌病是放线菌感染导致的亚急性或慢性的多窦脓肿性或肉芽肿性的炎症。

放线菌系全球性分布，主要累及中年个体，在男性中感染更常见，是女性的 2 ~ 4 倍。放线菌病在城市中的发病率大约为 5/10 万，农村是城市的 10 倍。有报道研究结果显示，IUD 的使用可增加女性盆腔放线菌病的发生率。

（2）盆腔放线菌病的诊断

放线菌病的临床表现因病变部位不同而表现出不同的症状及体征，多较隐匿，非特异性，常常通过手术后才能诊断，女性腹盆腔放线菌病常常因腹部包块、腹痛、异常阴道分泌物、发热等表现就诊。总体来说，诊断较为困难。主要诊断依据：①慢性化脓性炎症的临床过程，伴肿块，广泛粘连及瘘管和窦道形成；②脓液中可找到硫结节；③脓液或硫结节中含有有菌丝体。其中硫结节的发现具有一定特异性。由于放线菌培养的阳性率不高，放线菌病的诊断可以病理诊断为依据。

（3）放线菌病的治疗

放线菌对多种抗生素敏感，因此首选药物治疗，而且首选青霉素治疗。治疗方案要求用药剂量要大，使用的时间足够长，每日静脉或肌内注射青霉素 1000 万 ~ 2000 万 U，持续 2 周以上后可改口服青霉素，持续 2 ~ 6 个月以上，并视病情情况及治疗效果进行合理调整。同时，放线菌病可合并感染大肠杆菌、克雷伯氏菌、链球菌和表皮葡萄球菌等其他细菌感染，所以早期治疗时还应广谱和多药联合治疗。青霉素过敏者采用四环素和红霉素类抗生素。

2. 子宫肌瘤变性、坏死继发感染

子宫肌瘤可因各种原因失去原有结构发生变性,如玻璃样变、囊性变、钙化、红色变性等，尤以直径为 4cm 以上瘤体因血供缺乏、营养不足易继发变性。子宫肌瘤导致感染常见于与外界环境相通时，如黏膜下宫颈肌瘤。其可能原因为：①肌瘤血管来自包膜，因其血管壁缺乏外膜，受压引起肌瘤血供障碍、营养缺乏，导致变性、坏死，形成局部感染灶；②肌瘤所属血管因受压、阻塞发生淤血，血管通透性升高或破裂，引起红细胞漏出，形成小灶性出血，导致感染灶形成；③肌壁间肌瘤虽未与外界相通，但瘤体体积大，压迫子宫内膜静脉导致淤血、炎性渗出继发感染；④巨大肌瘤压迫周围腹腔脏器，如肠管等，影响血供，致肠壁通透性增加，形成肠道菌群透壁性感染；⑤肌瘤变性坏死组织分解产物，可作为致炎因子导致感染、WBC 计数升高。因此，子宫肌瘤发生变性时，患者可有一般肌瘤症状（月经改变、腹部包块压迫症状等），但若伴下腹痛、WBC 计数升高等症状时，应考虑合并肌瘤坏死、感染，以革兰阴性的肠道杆菌等多见。术前超声检查可提示子宫肌瘤变性，但确诊为何种变性及变性程度，则需靠病理学诊断。

3. 有丝分裂活跃的子宫肌瘤

有丝分裂活跃的平滑肌瘤——这种变异体是根据仅单独存在一种与恶性肿瘤有关的特征进行定义的，即增殖活性增加。具体来讲，有丝分裂指数增加（有丝分裂象 > 5 个 /10HPF，但 < 15 个 /10HPF），但缺乏异型性或地图状肿瘤坏死的平滑肌瘤可被归类为有丝分裂活跃的平滑肌瘤。这些平滑肌瘤通常较小、边界清楚，几乎总是呈良性形式。有丝分裂活跃的平滑肌瘤经常细胞过多，而富细胞型平滑肌瘤经常有丝分裂活跃。当同时存在这两种特征时，通常首选诊断为有丝分裂活跃的平滑肌瘤。激素环境似乎可影响有丝分裂指数。在妊娠期、月经周期的分泌期或当女性接受外源性孕激素时切除的平滑肌瘤中，有丝分裂指数可能较高。

有丝分裂指数极高（> 15 个 /10HPF）的平滑肌肿瘤极罕见，但某些可能具有恶性结局。因此，对于极度增生性肿瘤，即使在缺少恶性肿瘤的其他组织学特点时，诊断为恶性潜能不确定的平滑肌肿瘤也是合适的。

一般地，有丝分裂活跃的平滑肌瘤的临床表现和治疗与普通平滑肌瘤相同。

病例点评

放线菌寄生于人体的生殖道、肠道、口腔等，症状往往不典型。既往的病例主要以有放环历史的女性之浸润性盆腔包块为表现，容易与恶性肿瘤相混淆。大体特点为木质样的浸润性包块及脓肿形成，且常见后腹膜的浸润累及输尿管而发生梗阻。而"硫黄颗粒"是其较特异的病理特征。如本例这样，黏膜下肌瘤继发放线菌感染的病例实属罕见，阴道持续出血可能是造成放线菌上行感染的诱因，但病因并不明确。术中发现肌瘤表面糟烂，有臭味，提示有肌瘤变性感染，病原体的诊断主要依赖于细菌培养和病理。本例只是从瘤体表面涂抹了拭子送检，事后经感染内科会诊，得到"应送大块组织送细菌室培养或鉴定"的建议，也是积累经验的过程。术中使用肌瘤钻粉碎肌瘤等操作可能造成了细菌的播散而导致术后发热，治疗的关键在于足量、足疗程的特异性抗生素治疗。放线菌最敏感的抗生素是青霉素，而且量程较长，通常需要 2 ～ 6 个月，对患者及医生均是挑战。

参考文献

1. 邓姗，黄惠芳.盆腔放线菌病.中华妇产科杂志，2003，38（3）：180-181.

2. 王立，刘正印，王爱霞.放线菌病九例临床分析.中华内科杂志，2007，46（5）：389-391.

3. 王玉珏，王红静.非孕期巨大子宫肌瘤严重变性、坏死致感染 1 例.中华妇幼临床医学杂志，2009，5（3）：322.

4. Tachdjian R，Tourangeau L，Schneider J L，et al.Urticaria associated with

necrotic uterine leiomyomas infected with salmonella.Obstet Gynecol，2010，

116（2）：491.

（李文慧　史精华　整理）

病例 50. 围绝经期双侧卵巢畸胎瘤

病历摘要

患者女性，51 岁，G4P1，发现卵巢囊肿 20 年来院就诊。患者既往月经规律，3 天 /28 天，量偏少，痛经（－）。20 年前查体发现单侧卵巢囊肿，直径 4cm，未作处理，也未定期复查。近 1 年出现月经紊乱，3 天 /1 ~ 4 个月，经量同前。2016 年 11 月体检超声提示：双侧卵巢囊肿增至 8cm 大小，考虑畸胎瘤可能性大。近两个月患者偶有轻度下腹痛，伴腰部酸痛不适，与月经无关。肿瘤标记物结果：CA125 22.2U/ml，AFP 1.4ng/ml，CA199 37.0U/ml（↑），CEA 5.49ng/ml（↑）。性激素六项（D15）：FSH 8.86IU/L，LH 9.25IU/L，E2 123.70pg/ml，PRL 17.90ng/ml，P 1.87ng/ml，T 0.49ng/ml。复查超声：子宫 5.1cm×4.3cm×4.0cm，内膜厚约 0.7cm，肌层回声欠均。双侧卵巢未显示，右附件区见无回声，范围约 9.7cm×8.0cm×6.4cm，内见强回声，左附件区见无回声，透声差，范围约 9.5cm×7.3cm×6.2cm，内

见团块状中高回声及强光点，盆腔未见明显游离液性暗区。提示双附件区囊实性包块，畸胎瘤可能。门诊以"双侧卵巢囊肿"收入院，并于 2017 年 3 月 24 日行腹腔镜双侧卵巢畸胎瘤剔除 + 双侧卵管切除术，术中所见如图 50-1 所示。术后 4 天患者恢复良好出院。术后病理：（左、右侧畸胎瘤）成熟性囊性畸胎瘤；（左、右侧输卵管）输卵管组织未见特殊。

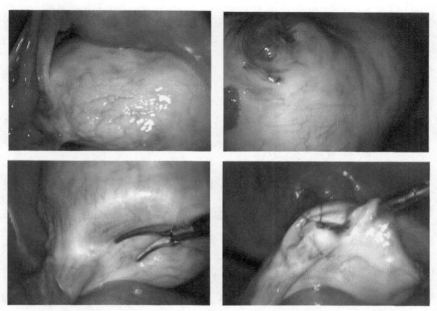

图 50-1 腹腔镜探查术中所见，双卵巢成熟性囊性畸胎瘤，囊壁光滑，内可见毛发

临床讨论

1. 卵巢成熟性囊性畸胎瘤的特点

卵巢畸胎瘤是育龄期女性常见的卵巢生殖细胞肿瘤，双侧卵巢受累的病例占 10% ~ 15%。成熟囊性畸胎瘤占所有卵巢畸胎瘤的 95% 以上，且几乎皆为良性，也称皮样囊肿。成熟囊性畸胎瘤包含

来自外胚层的成熟组织（如皮肤、毛囊、皮脂腺），中胚层成熟组织（如肌肉组织和泌尿组织）和内胚层的成熟组织（如肺、胃肠道组织）。恶性者在卵巢畸胎瘤中所占的比例 < 1%，危险因素包括年龄超过 45 岁（恶性畸胎瘤平均年龄 50 岁，而良性畸胎瘤平均年龄 33 岁），肿瘤的直径 > 10cm，生长迅速，影像学发现（如多普勒超声表现为肿瘤内部血流低阻力）。由于影像学对成熟性畸胎瘤的诊断准确率增高，对于未生育的女性，如囊肿 > 4 ~ 5cm，因畸胎瘤不会自动消失，且可能扭转，建议手术剔除；对较小的畸胎瘤可以定期观察，除非合并不孕或扭转等并发症；已完成生育的女性则采取保守性卵巢囊肿剔除或输卵管卵巢切除术等方式。

2. 输卵管预防性切除的渊源

越来越多的证据表明，卵巢上皮性肿瘤可依据可能的起源位置分为两类：卵巢起源和输卵管起源。第一类是可能起源于卵巢的恶性肿瘤，包括子宫内膜样、黏液性、透明细胞性、交界性和低级别浆液性，可能是从皮质包涵体进展到囊性腺性纤维瘤，再进展至交界性和低级别浆液性癌。第二类癌包括子宫外盆腔浆液性癌，特别是高级别且预后差的癌症。传统上认为这些癌症是原发性卵巢癌，少数被视为输卵管癌（若癌肿大部分在输卵管）或腹膜癌（若卵巢或输卵管疾病极少或不存在）。目前有证据表明很多该类肿瘤可能都起源于输卵管。因此接受预防性双侧输卵管切除可能降低其患盆腔浆液性癌和卵巢癌的风险，尤其是高级别卵巢浆液性肿瘤的发生。

3. 卵巢囊肿与月经失调的关系

卵巢囊肿多发生于绝经前女性，良性居多，恶性风险随年龄而增加。常见的有滤泡囊肿、黄体囊肿、卵巢浆液性囊腺瘤、黏液腺瘤等。大多数滤泡囊肿会在 1 ~ 2 个月时自发消退。对于超声检查显示 < 6cm 的无症状的单纯性囊肿，可以观察并给予或不给予口服避孕药治疗。应通过双合诊或超声检查每月对患者进行评估。如果充满液体的囊肿增大、大小超过 6cm 或引起症状，可能有必要行腹腔镜囊肿切除术。< 6cm 的囊肿可能自发消退，因此观察是一种替代选择。如果进行了囊肿切除，则应将囊肿壁送病理学检查。6 ~ 10cm 的无症状的单纯性囊肿也可能自发消退，可以安全地进行观察。如果囊肿复发或需要手术干预，则手术应该是保守性的，并且保留尽可能多的卵巢组织。

黄体囊肿也很常见。黄体囊肿由排卵后黄体正常形成所致，直径可达 5 ~ 12cm。在没有疼痛和腹膜内出血的情况下，观察 2 周至 3 个月，并且可能采用口服避孕药治疗是恰当的。口服避孕药会防止新的囊肿形成，但对已有囊肿的消退没有帮助。大多数黄体囊肿将在 2 周至 3 个月的观察期间退化。进行观察的囊肿没有大小的上限，即使较大的黄体囊肿也可以进行观察，而不需要进行手术干预。持续性或非退化性卵巢囊肿应当给予手术处理，切除囊肿和囊肿壁，并保留卵巢。即使较大（> 10cm）的囊肿也可采用卵巢囊肿剔除处理，并保护展开的正常卵巢皮质，保留正常卵巢组织。

卵巢囊肿患者多无明显症状，也可以表现为盆腔痛、下腹不适、月经紊乱等。其中有功能的卵巢囊肿与不规则阴道流血相关。因此，卵巢囊肿发生与月经失调不一定有直接关系。当新发月经紊乱的患者初次发现 5cm 以下的卵巢囊肿，应高度警惕生理性囊肿，结合激素水平和药物（黄体酮或 OCs），经后复查超声，可能自然消退，不急于手术。

病例点评

　　该患者发现双侧卵巢囊肿 20 年，增长较缓慢，复查超声提示：双侧囊肿直径约 8 ~ 9cm，考虑畸胎瘤；查肿瘤标记物无明显增高，综合考虑良性畸胎瘤可能性大。患者 51 岁，无生育要求，双侧卵巢畸胎瘤可选择行附件切除，鉴于患者性激素六项提示卵巢功能尚可，切除双侧卵巢可能出现明显绝经期症状，且患者保留卵巢意愿强烈，故予以囊肿剔除。但术前需向患者充分交代卵巢囊肿复发、发生恶性肿瘤的风险，向患者强调定期检查卵巢的必要性。患者近一年来的月经紊乱跟畸胎瘤的直接关系不大，更可能是围绝经期排卵功能障碍的表现，此次术后，卵巢功能有可能进一步下降，需要告知并指导患者观察月经，并借助药物平稳过渡至绝经的方法。另外，凡是完成生育，且有手术机会的女性，从减少卵巢癌发生率而言，均应给予同时切除双侧输卵管的提议，知情选择。

参考文献

1. David M Gershenson.Ovarian germ cell tumors：Pathology，clinical manifestations，and diagnosis.In：UpToDate，Post，TW（Ed），UpToDate，Waltham，MA，2016.

2. Christopher P Crum.Pathogenesis of ovarian，fallopian tubal，and peritoneal serous carcinomas.In：UpToDate，Post，TW（Ed），UpToDate，Waltham，MA，2015.

3. Michael G Muto.Approach to the patient with an adnexal mass.In：UpToDate，Post，TW（Ed），UpToDate，Waltham，MA，2016.

（李文慧　范　融　整理）

病例 51. 妊娠合并卵巢囊肿

病历摘要

患者，26 岁，G0P0，LMP：2017 年 1 月 25 日。宫内孕 17^{+2} 周，发现右卵巢畸胎瘤 2 个月余。平素月经规律，7 天 /35 天，量中，痛经（-）。2017 年 3 月 23 日孕期体检 B 超提示宫内早孕，妊娠囊 3.8cm × 1.2cm，胚胎存活，右侧附件区偏强回声 8.1cm × 5.8cm，考虑畸胎瘤可能。患者无自觉不适，观察随诊。2017 年 5 月 12 日就诊于本院，查体：子宫脐下二指，子宫右后方可及囊性包块，界限不清。B 超提示宫内早中孕，右侧附件区混合回声包块 10.4cm × 8.3cm × 5.7cm，畸胎瘤不除外（图 51-1）。肿瘤标志物：AFP 24.1ng/ml，余均正常。患者自患病来无腹痛及阴道流血，入院后在全麻下行腹腔镜下右侧卵巢囊肿剥除，术中见右卵巢张力较低的光滑囊肿，最大直径约 10cm，囊肿分两房，内为稀薄的油脂，未见明显毛发（图 51-2）。将右卵巢经右侧 Trocar 口提出腹壁外侧行囊肿剥除，缝合止血后还纳盆腔。术后给予黄体酮注射液 40mg im qd，达芙通 10mg po bid。观察 3 天无腹痛、出血后逐渐停药，每日听诊胎心正常。

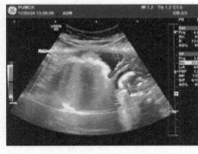
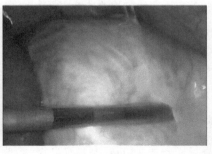

图 51-1　B 超所示的右附件包块　　图 51-2　腹腔镜术中所见的右卵巢囊肿

临床讨论

1. 妊娠合并卵巢肿瘤的常见类型

研究显示，妊娠合并附件包块的发病率为 0.2% ~ 2%，1% ~ 6% 为恶性。一项回顾性研究纳入了 151 例剖宫产术中同时行附件包块手术的患者，发现其中 148 例为良性。构成比优势排列的组织病理类型包括皮样囊肿（24%）、输卵管系膜囊肿 / 卵巢冠囊肿（19%）、单纯浆液性囊肿（15%）、黏液囊腺瘤（11%）、浆液囊腺瘤（7%）、黄体囊肿（5%）、子宫腺肌瘤（5%）和纤维瘤（5%）。其中 3 例恶性肿瘤包括 2 例颗粒细胞瘤和 1 例黏液腺癌。

大部分妊娠期附件包块为直径 < 5cm 的良性单纯性囊肿，这类囊肿多为功能性卵巢囊肿（卵泡或黄体囊肿）。约 70% 发现于早期妊娠的附件囊性包块到中期妊娠早期时会自行消退，而持续存在附件包块以成熟性畸胎瘤最为多见（约 > 30%），巧克力囊肿约占 20%。卵巢囊肿在孕期较非孕期更容易发生扭转、破裂，可引起流产、早产；分娩时梗阻产道而导致难产、滞产而危及母儿安全。妊娠期卵巢囊肿扭转的发生率约 12%，其中 50% 为成熟性畸胎瘤，超过 70% 的扭转卵巢因坏死而需切除。在所有妊娠期卵巢恶性肿瘤中（图 51-3），卵巢上皮性肿瘤大约占 1/2，生殖细胞卵巢恶性肿瘤约占 1/3，其余则为性索间质肿瘤及各种其他类型肿瘤（如肉瘤、转移性肿瘤）。大约 50% 的妊娠期卵巢上皮细胞瘤为低恶性潜能（以前被称为"交界性"肿瘤），另一半则为侵袭性肿瘤。大约有 3/4 的妊娠期卵巢生殖细胞肿瘤为无性细胞瘤；其余则为内胚窦瘤、未成熟畸胎瘤和混合型生殖细胞瘤。大约有半数的妊娠相关性间质肿瘤为颗粒细胞瘤，1/3 为支持细胞 – 间质细胞瘤，其余则为未分类的间质肿瘤。10% ~ 15% 的间质肿瘤可分泌雄激素，使患者出现男性化。虽然肿瘤也分泌雌激素，但是高雌激素状态的症状常被妊娠期本来就较高的雌激素浓度所掩盖。

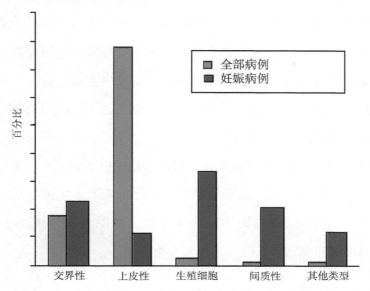

图 51-3　不同组织类型卵巢癌在所有患者与妊娠妇女中的比例对比

2. 妊娠合并卵巢肿瘤的处理原则

（1）期待治疗

既往研究发现妊娠期卵巢囊肿的自然消退率约为 69% ~ 71%，特别是直径 < 6cm 的卵巢肿瘤在孕期大多维持原样甚至逐渐缩小，这些孕妇在期待治疗过程中，无一例发生卵囊扭转、恶变，妊娠结局良好。因此，对直径 < 6cm 的良性肿瘤，可期待治疗。在剖宫产术中或分娩 6 周后再考虑手术切除。

（2）超声介导下囊肿抽吸术

此方法诊断的准确性受质疑，而且在抽吸过程中存在一定风险，可致肿瘤细胞溢出到盆腹腔，导致肿瘤种植扩散。因此，妊娠期间不推荐采用这种方法。

（3）手术治疗

原则：①卵巢囊肿扭转或破裂，应急诊手术。②妊娠合并卵巢良性肿物，观察至中孕期持续存在，肿瘤直径 6 ~ 8cm，定期复查超声显示肿物持续存在或增大。③高度怀疑恶性者，应尽早手术。卵巢恶性肿瘤超声特点如下：直径 > 7cm，实性或混合性肿物，乳头状突起，肿瘤内见分隔带（特别是瘤壁厚或内含血管者），双侧对称，边界不清，血供丰富，低阻血流，腹水。④剖宫产术中行相应处理，但不作为剖宫产的指征。

2016 年 ACOG 关于妊娠期非产科手术达成以下共识：①无论孕龄，不应该拒绝孕妇进行有指征的手术；②择期手术应推迟至分娩后；③如果可能，应在妊娠中期进行非急诊手术，这个阶段很少发生早产宫缩与自然流产。

3. 妊娠期腹腔镜手术的时机选择和注意事项

（1）手术时机选择

①卵巢囊肿扭转或破裂者，一旦发生即有手术指征，需急诊手术。术中将卵巢肿瘤剔除，将卵巢复位；若确定卵巢已坏死，需行切除术。

②一般认为，妊娠 16 周之后，胎盘已能分泌足够的孕激素维持妊娠，手术后的流产率明显低于孕早期，而孕 24 周以后进行手术，早产发生率高，所以妊娠合并良性的卵巢肿瘤择期手术宜选择在 16 ~ 24 孕周进行。

③对高度怀疑恶性者，应及时实施手术。妊娠合并卵巢恶性肿瘤处理与非孕时相似，以手术为主，辅以化疗。终止妊娠的时机主要取决于孕周，结合孕妇与家属意愿决定。在早孕期发现恶性肿瘤，应尽快终止妊娠；在中孕期，若病情允许，可期待治疗以提高胎儿

存活率；在晚孕期，估计胎儿成熟可终止妊娠。产科医生应与肿瘤科医生、麻醉科医生、新生儿科医生等根据患者病情共同制定具体的治疗方案，把握以下原则：尽量维护母体身心健康，尽力治疗可治恶性肿瘤，尽量减轻肿瘤治疗对胎儿或新生儿的有害影响，尽可能保护母体的生理和生育功能。

（2）手术操作的注意事项

①穿刺点的选择：随着孕周的增加，应选择较高位置如脐部与剑突之间或左上腹（Palmer）点进第一 Trocar，也可采取开放式腹腔镜或在超声的引导下穿刺，以避免"盲穿"造成损伤。

②孕周较大时，患者采取左侧卧位可减少子宫对下腔静脉的压迫。头不宜过低，以免加重膈肌抬高。

③腹腔内压力应尽可能低，< 12mmHg 为宜，以减少腹压对下腔静脉的压迫，进而减少对胎盘血供的影响。

④术中监测孕妇潮气末 CO_2 量，并正压给氧，以防止胎儿高碳酸血症及酸中毒。

⑤操作尽量轻柔，盆腔粘连视情况而定是否分离，如为巧克力囊肿可行囊肿穿刺，仔细观察囊腔有无乳头等，一般不强求剥除囊壁。

⑥术中可用双极电凝或超声刀操作，但不应使用单极电器。

⑦冲洗液最好加温至接近体温，较冷的液体会刺激子宫收缩。

⑧尽量缩短手术时间。术后不需要常规应用止痛药和抗宫缩药，仅在需要时使用。

🔲 病例点评

该患者系妊娠合并卵巢囊肿，孕期囊肿持续增大无缩小，手术指征明确。因无扭转、破裂等急症，理想的是选择在孕中期手术，此阶段孕激素已经由卵巢黄体分泌转为胎盘分泌，胚胎状态最稳定，流产或早产的风险相对最低，子宫也未占据太大腹腔空间，使孕期手术相对最安全，而腹腔镜亦恰当可行。术中为减少腹腔内操作对子宫的刺激及对腹腔的污染，囊性为主的包块可经 Trocar 切口提出腹腔外剥离缝合。而实性包块的操作困难增加，术前应结合包块大小和性质慎重选择路径。以往孕期开腹手术后，会常规使用6 小时 / 次的哌替啶 100mg 肌内注射和黄体酮注射性保胎，现在大多数孕期囊肿手术可以经腹腔镜完成，患者术后很少疼痛，哌替啶已很少应用了。黄体酮的过渡是否必要，难以有高质量的对照研究证据，保险起见还是会短期使用。

参考文献

1. Baser E，Erkilinc S，Esin S，et al.Adnexal masses encountered during cesarean delivery.Int J Gynaecol Obstet，2013，123（2）：124-126.

2. Schmeler K M，Mayo-Smith W W，Peipert J F，et al.Adnexal masses in pregnancy：surgery compared with observation.Obstet Gynecol，2005，105（5 Pt 1）：1098-1103.

3. 邓姗，郎景和.协和妇产科临床思辨录.北京：人民军医出版社，2015.

4. Heesen M，Klimek M.Nonobstetric anesthesia during pregnancy.Curr Opin Anaesthesio，2016，29（3）：297-303.

5. 王子莲，吴艳欣.妊娠合并卵巢肿瘤和子宫肌瘤的诊断与处理.中国实用妇科与产科杂志，2011，27（10）：785-788.

（王 遥 史精华 整理）

病例 52. 子宫切除术后附件包块

病历摘要

　　患者，61 岁，G3P1，于 2017 年 7 月 7 日因"全子宫切除术后
23 年，发现双附件包块 7 个月"入院。患者 1994 年因子宫腺肌症
于本院行开腹全子宫切除术，术后恢复平顺。2016 年 12 月体检 B
超发现双侧附件区囊肿，左侧直径 5cm，右侧直径 3cm，无不适，
未予处理，定期随访，2017 年 2 月 9 日盆腔 MRI 提示双附件区囊性
病变，左侧较大者长径 5.11cm，2017 年 3 月 1 日肿瘤标志物 CEA、
CA199、CA125、AFP 均阴性，予口服桂枝茯苓胶囊 3 粒，tid，
30 天，2017 年 4 月 14 日复查超声提示双侧卵巢多发囊肿，左侧较
大约 5.9cm×3.8cm，右侧较大约 3.5cm×3.4cm，患者无自觉不适，
2017 年 5 月至 7 月间在本院门诊复查超声随访，末次超声提示双附
件区囊性为主的实性包块，左侧 3.9cm×2.0cm，右侧 3.8cm×2.2cm，
遂决定行腹腔镜探查术。

　　术中见子宫缺如，左侧附件被粘连的乙状结肠和直肠遮挡
（图 52-1），松解粘连后，见左侧卵巢位于直肠窝，体积稍
大，表面可见假囊形成（图 52-2），右侧卵巢稍大，粘连于右
侧盆壁，与右侧输尿管关系密切，表面可见多发囊性滤泡，直径
0.5 ~ 1cm，液体尚清亮（图 52-3，图 52-4），双侧附件区未见
明确输卵管结构。子宫直肠陷凹粘连封闭。另大网膜致密粘连于
前腹壁，上达脐周（图 52-5，图 52-6）。手术行双侧附件切除
尚顺利，术中出血不多，术后腹腔留置引流管，给予预防感染、

笔记

317

补液、对症治疗，患者恢复平顺。术后病理：（左右附件）病变符合双卵巢浆液性囊腺瘤。

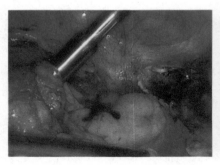

图 52-1　左侧附件被乙状
结肠与直肠粘连覆盖

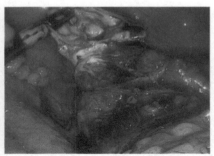

图 52-2　左侧卵巢

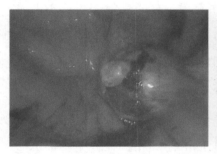

图 52-3　右侧卵巢粘连于侧盆壁

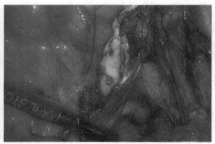

图 52-4　右侧卵巢与输尿管关系密切

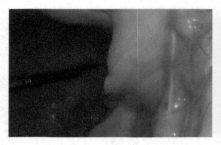

图 52-5　大网膜致密粘连
于前腹壁

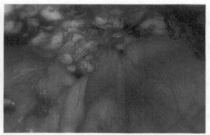

图 52-6　大网膜致密粘连
于前腹壁上达脐周

笔记

临床讨论

1. 残留卵巢综合征

因各种子宫良性病变而行子宫切除术的患者，保留一侧或双侧卵巢组织，日后出现残留卵巢持续性增大，产生慢性盆腔痛等症状，被称为残留卵巢综合征（residual ovarian syndrome，ROS）。ROS 的临床表现包括盆腔痛、盆腔包块和性交困难。文献报道，ROS 可以在术后 11 周至 10 年出现。

子宫切除术后残留卵巢血供减少，导致卵巢水肿囊性变，由于盆腔或卵巢周围炎性粘连，使卵巢包裹于粘连组织中，干扰了卵巢正常的生理功能，致使卵泡发育障碍或不排卵，导致卵巢囊性增大或组织异常增生，是导致残留卵巢综合征的主要原因。

2. 全子宫切除术后盆腔包块的病理类型

子宫肌瘤和子宫腺肌病为临床上常见子宫切除原因，子宫切除术中保留附件的患者，术后随访发现盆腔包块多位于附件区，常考虑为炎性疾病或卵巢肿瘤，除再次手术取得病理证据以外，其诊断常较困难。

全子宫切除术后发生的盆腔包块可有盆腔包裹性积液、输卵管或卵巢炎症、卵巢良性肿瘤、盆腔子宫内膜异位症、卵巢癌及残留卵巢综合征等。

输卵管或卵巢炎症中，可见输卵管积水、输卵管卵巢囊肿或输卵管卵巢脓肿。卵巢良性肿瘤中，可见卵巢冠囊肿、卵巢单纯囊肿、卵巢子宫内膜异位囊肿、卵巢浆液性囊腺瘤和卵巢黏液性囊腺瘤。

一般认为子宫切除术后卵巢癌发生率并不高于未切除者，良性病变行子宫切除术后卵巢癌发生率为 0.15% ~ 0.34%，其中，以卵巢上皮性癌多见。

残留卵巢综合征的组织学检查中，主要是滤泡囊肿、闭锁卵泡、出血性囊肿或黄体囊肿，多伴有卵巢周围炎，术后出现残留卵巢综合征的发生率为 0.88% ~ 8.00%。

🔳 病例点评

子宫切除术后附件包块的诊断和处理是临床工作中经常遇到的问题。处理附件包块时考虑的焦点问题是包块的性质，即良性或恶性。子宫切除术后发生的附件包块除了与没有切除子宫患者一样，有可能为生理性、良性或恶性的卵巢和输卵管肿物外，还有可能是术后的粘连包裹积液或残留卵巢综合征，诊断的金标准是术后病理。

本例患者术后 23 年出现双侧附件区包块，发现包块至手术时间为 7 个月。包块起初为囊性，随诊过程中包块变小。末次影像学检查包块为囊实性，且仍为双侧，不除外恶性可能，因此决定手术探查。正如术前推测，盆腔粘连严重，右侧包块与输尿管关系密切，需游离输尿管后方可安全切除右侧附件，这也是子宫切除术后附件包块手术的难点之一。术后病理为双侧浆液性囊腺瘤，也证实了手术的必要性。

参考文献

1. 李立兴 . 子宫切除术后盆腔囊肿的诊治体会 . 实用医技杂志，2008，15（8）：985-986.

2. 孙建群，汪光慧，李玉立 . 25 例子宫切除术后发生盆腔包块原因分析 . 皖南医学院学报，2009，28（5）：361-362.

（王晓洁　滕莉荣　整理）

病例 53. 巨大卵巢成熟性畸胎瘤合并卵巢甲状腺肿

病历摘要

　　患者，35岁，未婚，否认性生活史，因"发现腹围增大11个月，盆腔包块2个月"入院。

　　患者2016年9月份自觉腹围增大，无腹痛、腹胀，无明显恶心、呕吐不适，排气好，偶有便秘，未予处理，自觉腹围逐渐增大，至2017年4月自觉腹围增大明显，伴腹胀、纳差，无恶心、呕吐。2017年6月7日在外院行腹盆腔B超：腹盆腔内见巨大混合性回声包块，占据大部分腹盆腔，边界清，以无回声为主，内可见少量分隔及实性成分，分隔上可见少许血流信号。肝脏明显受压上移，双侧肾脏大小正常，肾盂及输尿管无扩张。患者于2017年6月13日在外院查腹盆腔增强CT：腹盆腔内见巨大囊实性肿物，上缘达肝门水平，下缘位于盆腔内，肿物边界清，大小为23.2cm×13.9cm×36.5cm，内见线样分隔及类圆形稍高密度壁结节影，周围尚可见少量脂肪密度影；周围脏器受压，病变与子宫及右侧附件分界欠清，腹盆腔未见明显积液及肿大淋巴结。盆腔少量积液，双侧胸腔积液，心包少量积液。考虑腹盆腔巨大囊实性占位，右侧附件考虑畸胎瘤，囊腺瘤合并畸胎瘤？肿瘤标志物：CA125 106.1U/ml，CA19-9 119.1U/ml。患者腹部膨隆似足月妊娠，面容消瘦似恶病质。入院后予肠道准备后行开腹探查，采用左旁正中脐下纵切口纱垫保护切口，显露部分囊壁，做小切口，慢速引流囊内液，总计引出稀薄暗咖啡色液体 7800ml。随后完整将整个囊肿提出切口外，证实其来源于右侧卵巢，囊肿内壁光滑，局部分房，切除大部分多余囊皮组织送冰冻，冰冻回报：（右卵巢）畸胎瘤，可见甲状腺肿，冰冻切片未见未成熟成分。沿囊肿与卵巢间界限剥除残余囊皮，1-0 可吸收线分次荷包缝合卵巢内壁，使卵巢回缩重塑，剩余卵巢组织约 8cm×4cm×4cm。探查左侧卵巢一个直径约 2cm 的囊肿，予以剥除，另左侧宫骶韧带处多发蓝紫色结节予单极电凝烧灼。手术顺利，恢复平顺。术后石蜡病理：（右卵巢）成熟性囊性畸胎瘤，可见甲状腺肿。

临床讨论

1. 巨大盆腹腔囊性包块的病理类型

（1）卵巢黏液性肿瘤

良性黏液性肿瘤多见于 30 ~ 50 岁女性，一般较大，为多房，直径 3 ~ 50cm，最重者可达数十千克。由于肿瘤较大及较重，容易出现盆腔内器官压迫症状；蒂部扭转时出现急腹症；有时候甚至伴随肿瘤破裂囊内容物出现腹膜刺激症状。病理形态上，肿物外表光滑无乳头，打开可为单房 / 多房，含黏液；约 3% ~ 5% 患者合并有皮样囊肿。囊壁被覆单层柱状黏液上皮，有的上皮类似宫颈的黏液柱状上皮，有的为相似小肠的明显杯状细胞的黏液上皮。黏液性交界瘤（Mucinous Borderline Tumors，MBTs），卵巢黏液性肿瘤约 12% 为交界性，按上皮分化可以分为肠型和宫颈样型，其中肠型合并恶性的比例相对较高。肠型 MBTs 肿瘤大部位为（90% 以上）单侧发生，患病平均年龄为 46 岁，通常体积较大（平均直径约 17cm），3/4 呈多房囊性，部分区域呈不同程度的致密蜂窝状。宫颈样 MBTs 少见，仅占 MBTs 的 5% ~ 15%，临床病理特点更像浆液性交界瘤，可伴有微乳头结构、微浸润、腹膜种植和累及淋巴结。此型患者发病年龄较轻（28 ~ 34 岁），较多见双侧性（40%）。大体上肿瘤体积较小，呈单房，常可见表面乳头。在 Shapell 报道的 54 例此类患者中，肿瘤平均直径为 11cm，双侧达30%。影像学方面，卵巢黏液性囊腺瘤各房内密度可不均，在 CT 上平扫为囊内高密度，MRI 的 T1WI 上呈高信号，代表囊内含黏蛋白物质。

（2）卵巢浆液性肿瘤

约占卵巢肿瘤的 24%，约占浆液性肿瘤的 80%。多见于育龄期妇女，较少见于绝经期。约 12% ~ 20% 为双侧卵巢受累。外观上肿瘤呈圆形，表面光滑，乳白或粉红色，直径为 1 ~ 30cm（中位数为 10cm）。临床上大体可分为以下类型：剖面若为单房壁薄囊肿，充盈透明或草黄色液体，则属浆液性囊腺肿；若直径 < 1cm，则为浆液性包涵囊肿；若呈多房性伴厚薄不等纤维间隔，则属浆液性囊腺瘤；若囊内壁有乳头簇，则属浆液性乳头状囊腺瘤；若呈分叶状实性肿块，则属浆液性腺纤维瘤；若分叶状实性肿块附着囊内壁，则属浆液性乳头状囊性腺纤维瘤。

（3）卵巢黏液性囊腺癌

患者发病年龄偏大，边界不清，包膜不完整，影像学上囊腔内可见突起软组织肿块影，实性成分可见不规则坏死，增强 CT 扫描可见不规则强化。多数患者伴有腹腔内脏器、大网膜组织等部位转移，晚期患者可伴有恶病质。

（4）卵巢子宫内膜异位症

患者往往伴有痛经病史，CT 表现为双侧附件多房性肿块，囊内密度因出血时间不同而表现不一，囊壁厚薄不均，边缘不清，形态不规则，与周围组织粘连。部分患者伴有肿瘤标志物血 CA125 轻度升高。

（5）卵巢冠囊肿

依据其起源可以分为间皮型（68%），副中肾管型（30%）及中肾管型（2%）。间皮型大小不等，小者位于输卵管顶端，呈泡状附件，较大者文献报道可达 32cm，中肾管及副中肾管囊肿直径在 0.15 ～ 17cm（平均 4.7cm），卵巢冠囊肿与卵巢囊肿手术前难以鉴别。手术后检查标本有明显区别：①卵巢完全与囊肿分开，囊肿较大时，卵巢因被挤压而变薄，贴近囊壁；②输卵管被扩张的囊肿所伸长，环抱于囊肿的上端或者后方，可与阔韧带的后叶共同组成囊肿之蒂部；③囊壁内有平滑肌纤维，而正常卵巢致密纤维结缔组织中无平滑肌纤维束存在。

2. 卵巢甲状腺肿的临床特点

卵巢甲状腺肿是起源于女性生殖细胞的单胚层高度特异性的成熟性畸胎瘤，占卵巢畸胎瘤的 2.7%。其好发年龄为 23 ～ 71 岁，平均为 49 岁。常常为单发，双侧少见。

临床上常表现为腹痛、腹胀、盆腔包块及阴道出血，部分患者合并有胸腹水，肿瘤切除后胸腹水消失，被称为假性 Meigs Syndrome。部分患者伴有甲状腺功能亢进的表现。卵巢甲状腺肿只要符合以下 1 条即可诊断：①肿瘤完全由甲状腺组织构成；②肿瘤大部分由甲状腺组织构成（50% 以上）；③甲状腺组织未超过 50%，但是合并明显甲亢症状；④成熟畸胎瘤标本中有肉眼可见甲状腺组织。

影像学检查常提示为单侧附件区囊实性包块，囊实性分界清晰；BUS 提示实性部分呈中等、高或强回声，实性内可见血流信号，可见较多分隔；CT 表现为囊性部分较膀胱液体密度高，实性部分呈中度以上强化。目前国内外的报道均认为卵巢甲状腺肿手术前难以诊断，确诊需依靠术后病理。不同于卵巢上皮性肿瘤，卵巢甲状腺肿无特异性肿瘤标志物，血 CA125 多位于正常水平。

卵巢甲状腺肿首选手术治疗，依据患者年龄、生育要求、病变性质及有无合并症决定手术方式和范围。对于良性卵巢甲状腺肿，患侧附件切除或卵巢囊肿剥除是安全的。在北京协和医院总结的 64 例良性卵巢甲状腺肿的病例中，卵巢囊肿剥除 25 例，患侧附件切除 15 例，2 例行双侧附件切除术，22 例行全子宫切除 + 单侧或双侧附件切除术，中位随访时间为 5.4 年（6 个月～21 年），所有患者均未复发，提示对于良性卵巢甲状腺肿，可以缩小范围，仅仅行卵巢囊肿剥除术或单侧附件切除术。

病例点评

卵巢甲状腺肿并不常见，对于单侧的囊实性包块，肿瘤标记物正常的囊实性界限清晰者可考虑此病，然而无特异性，手术前诊断率较低，术中冰冻是最好的诊断提示。鉴于其一般为良性，预后较好，可考虑缩小手术范围行卵巢囊肿剥除或单侧附件切除，最大可能地保护患者的卵巢和生育功能。然而也应该注意恶性卵巢甲状腺肿，缺乏标准的治疗方案，具有远期复发的风险，需严密随访。此外，部分患者合并甲状腺功能亢进，而颈部和甲状腺检查无异常，当卵巢囊肿合并甲亢症状时也应考虑卵巢甲状腺肿的诊断。

笔记

参考文献

1. 连利娟. 林巧稚妇科肿瘤学.4 版. 北京：人民卫生出版社，2006.

2. 郭丽娜. 妇产科疾病诊断病理学.2 版. 北京：人民卫生出版社，2014.

3. 邓姗. 协和妇产科临床思辨录. 北京：人民军医出版社，2015.

4. Roth L M，Talerman A.The enigma of struma ovarii.Pathology，2007，39（1）：139–146.

5. 王永学，潘凌亚，黄惠芳，等. 卵巢甲状腺肿 68 例临床分析，中华妇产科杂志，2014，49（6）：451–454.

（王　丹　史精华　整理）

病例 54. 双侧卵巢子宫内膜异位囊肿

病历摘要

患者，42 岁，G2P1，发现子宫肌瘤 13 年，卵巢囊肿伴月经淋漓不尽 1 年。既往月经规律，月经周期为 5 天 /28 天，量中等，痛经（－）。13 年前查体发现子宫肌瘤，直径 1cm，后定期复查，子宫肌瘤缓慢增大。患者自 1 年前出现月经淋漓不尽，经期延长至 10 天，近半年月经淋漓不尽可持续整个月经周期，月经量无明显增多，无贫血，偶有轻度下腹钝性疼痛。超声提示子宫

7.2cm×6.4cm×5.8cm，内膜厚约 0.9cm，肌层回声欠均，左后壁见低回声，5.5cm×4.3cm×3.7cm，向外突，右侧壁见低回声，1.3cm×1.4cm。子宫左右侧见无回声，大小分别为 6.1cm×3.9cm、6.3cm×4.9cm，内充满均匀光点，另见较多不完全分隔，未见明确异常血流信号。患者就诊本院门诊，肿瘤标志物结果：CA125 24.1U/ml，AFP 6.7ng/ml，CA 1998.3U/ml，CEA 1.28ng/ml；性激素六项（D4）：FSH 6.76IU/L，LH 3.94IU/L，E2 77pg/ml，PRL 10.69ng/ml，P 0.2ng/ml，T 0.42ng/ml。患者入院完善相关检查，于 2017 年 3 月 31 日全麻下行腹腔镜双侧卵巢囊肿剥除术＋宫腔镜检查＋诊刮术，术中见子宫前位，饱满，呈腺肌症样改变，后壁与双侧附件及直肠前壁致密粘连。双侧输卵管卵巢分辨不清，致密包裹粘连于盆壁及子宫直肠陷凹，子宫直肠陷凹完全封闭，致密粘连，乙状结肠与左侧盆壁广泛粘连。手术过程顺利，术后建议放置曼月乐 1 枚。

临床讨论

　　子宫内膜异位症是指子宫内膜腺体或间质出现在子宫以外的部位。1%～7% 的正常育龄妇女可有子宫内膜异位现象。子宫内膜异位症的临床病理类型主要分为腹膜型内异症或腹膜内异症、卵巢型内异症或卵巢子宫内膜异位囊肿、深部浸润型内异症、其他部位的内异症。最典型的临床症状是盆腔疼痛，70%～80% 的患者有不同程度的盆腔疼痛；40%～50% 的患者可以合并不孕；17%～44% 的患者合并盆腔包块（子宫内膜异位囊肿）。子宫内膜异位症的治疗主要有药物治疗和手术治疗两种。

1. 子宫内膜异位症的诊治流程（图 54-1）。

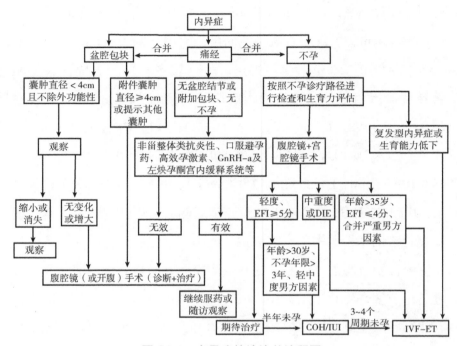

图 54-1　内异症的诊治总流程图

2. 卵巢子宫内膜异位囊肿的手术治疗

（1）保守性手术：即病灶切除术。保留患者的生育功能，手术尽量切除肉眼可见的病灶，剔除卵巢子宫内膜异位囊肿及分离粘连。适合于年龄较轻或需要保留生育功能者。保守性手术以腹腔镜作为首选。

（2）子宫及双侧附件切除术（根治性手术）：切除全子宫、双侧附件及所有肉眼可见的病灶。适合年龄较大、无生育要求、症状重或者复发后经保守性手术或药物治疗无效者。

（3）子宫切除术（半根治性手术）：切除全子宫，保留卵巢。主要适合无生育要求、症状重或者复发后经保守性手术或药物治疗无效，但年龄较轻希望保留卵巢内分泌功能者。

（4）神经阻断手术：如宫骶韧带切除术（LUNA）、骶前神经切除术（PSN）。由于手术的治疗效果不够理想，以及手术的风险，目前已经不再是治疗子宫内膜异位症相关疼痛的主要术式。

子宫内膜囊肿的药物治疗可能使囊肿大小不变或暂时性缩小，但是当子宫内膜异位症症状仍然存在时，还需要明确的手术治疗。即使无症状，卵巢囊肿 > 4cm 时也需要手术治疗，进行组织病理学诊断，明确卵巢囊肿性质。

病例点评

该患者 41 岁，发现子宫肌瘤 13 年。根据 PALM-COEIN，异常子宫出血（AUB）可分为子宫内膜息肉所致 AUB（AUB-P）、子宫腺肌病所致 AUB（AUB-A）、子宫平滑肌瘤所致 AUB（AUB-L）、子宫内膜恶变和不典型增生所致 AUB（AUB-M）；全身凝血相关疾病所致 AUB（AUB-C）、排卵障碍相关的 AUB（AUB-O）、子宫内膜局部异常所致 AUB（AUB-E）、医源性 AUB（AUB-I）、未分类的 AUB（AUB-N）。此次手术的主要指征是针对双侧卵巢囊肿，而月经淋漓不尽是否与卵巢囊肿相关并不明确，所以同时行宫腔镜检查。患者已完成生育，又有多发肌瘤，从预防内异症和肌瘤复发的角度，可考虑行子宫切除＋囊肿剔除，但患者知情选择保留子宫，从保持盆底支撑结构和卵巢血供，进而维持卵巢的内分泌功能角度也是合理的。在此基础上，预防复发可选择术后辅助GnRH-a 或宫内放置曼月乐环。

参考文献

中华医学会妇产科学分会子宫内膜异位症协作组.子宫内膜异位症的诊治指南.中华妇产科杂志，2015，50（3）：161-169.

（李文慧 范 融 整理）

病例 55. 腹壁子宫内膜异位症

病历摘要

患者，37 岁，因"发现腹部硬块 6 个月余，伴腹痛 1 个月余"入院。G2P2，分别于 2010 年和 2013 年行两次剖宫产。半年前发现腹部肿块，约鸽蛋大小，开始不痛，未重视。一月前月经来潮时出现明显下腹疼痛，VAS 评分 7～8 分，伴腰痛，无恶心、呕吐等伴随症状，经量正常。体表肿物超声：剖宫产切口上方 5cm 处腹中线右侧腹壁肌层内见低回声，4.2cm×3.4cm×1.4cm，边界模糊，形态不规则，内散在无回声区，CDFI：周边及内部条状血流信号。腹壁肌层内混合回声，考虑子宫内膜异位病灶可能。盆腔 MRI：右侧腹直肌内不均质团块（图 55-1），宫底多发小结节灶稍高信号影，另子宫前壁下部局部变薄，厚仅约 5.8mm，内膜局部憩室样突入变薄处，深约 4mm，直径约 6mm，结合带完整。提示剖宫产瘢痕处憩室形成，腹壁子宫内膜异位症。既往史：2010 年行剖宫产＋子宫肌瘤切除术，2013 年行剖宫产＋左侧卵巢子宫内膜病灶切除术，2015 年行甲状腺乳头状癌根治术，术后规律口服优甲乐 87.5μg qd。体格检查：耻骨联合上方横行切口，长约 12cm，切口上方约 8cm 处可及肿块，直径约 4cm，周围界限不清，不活动，无波动，有轻压痛。妇科检查：宫体：中位常大，质中，固定；双附件：未及异常；三合诊：（－）。2017 年 3 月 30 日行腹壁子宫内膜异位灶切除术；沿原切口进入，充分分离前鞘，探查腹壁包块完全位于腹直肌内，约 5cm×6cm，于病灶外侧约 0.5cm 完整切除，部分累及腹膜，但腹腔

笔记

面光滑。顺势探查腹腔，子宫双附件未见明显异常，根据患者及家属要求，同时行输卵管绝育术，腹壁以中线腹直肌缺损最明显，采用5cm×8cm疝修补片修补腹直肌缺损处，并与前鞘归位缝合固定。常规分层缝合腹壁切口，筋膜层之下留置负压吸引器管。

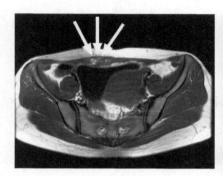
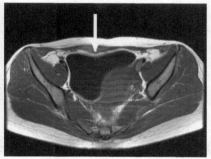

图55-1　MRI右侧腹直肌内不均质团块，宫底多发小结节灶稍高信号影

临床讨论

1. 腹壁子宫内膜异位症的临床特点

腹壁切口子宫内膜异位症（abdominal wall endometriosis，AWE）最常继发于剖宫产手术，国外报道发生率为0.03%～0.45%，其中14.3%～26.0%AWE合并盆腔内异症。发生AWE的主要危险因素包括内膜碎片的遗传特质、生物学活性及局部或全身因素，并不完全取决于切口是否被"污染"，当然规范的剖宫产技术，认真地清洗腹壁切口仍是必要的。AWE的病灶多位于腹直肌鞘前后，病灶若位置表浅，可侵犯甚至穿破皮肤，月经来潮时可见病灶出血。累及筋膜者最多，其次为腹直肌。其病理诊断具有以下特点：病灶内含内膜样腺体、内膜间质和（或）吞噬含铁血黄素的巨噬细胞。结合剖宫产等手术病史，以及切口区域的周期性腹痛包块的显著特征，

诊断 AWE 通常不困难。治疗原则以手术切除病灶及其周围部分组织为最佳选择。病变常与腹直肌筋膜、肌层甚至腹膜有紧密和广泛粘连，手术常需切除部分筋膜或腹膜，切除的边缘应距离病灶至少 0.5 ～ 1.0cm，以使病灶切除干净，并推荐用生理盐水清洗切口，防止复发。对较大的腹壁和筋膜缺损可采用补片或皮瓣移植。

2. 腹壁子宫内膜异位症的手术要点

AWE 手术要点主要是充分切除病灶和确切修复腹壁两方面。术前的评估对于病灶位置和大小的评估都非常重要。为避免复发，切除的病灶边缘至少应该达到 0.5cm 以上，而随着切除范围的扩大，腹壁的缺损范围也随之增大，于是可能需要人工补片的支撑。对于病灶位置、大小的评估，手触诊有一定感知，但不够敏感、准确。超声检测则对手触诊有重要的补充作用，相对更加客观准确，而且能够提供与周围组织关系的信息。回顾性病例分析发现，超声所提示的病灶最长径对判别切除术后腹壁缺损程度、进而是否需要补片具有良好的预测价值，警戒阈值为" > 3cm"。本例患者病灶的最长径 4.2cm，所以基本确定术前要准备好相应的补片。

大多数 AWE 以侵犯前鞘筋膜为主，而本例大部分病灶均位于腹直肌内，是其特点。补片的作用是接续和加固筋膜，减轻张力，伤口的张力过大可能导致愈合不良或后期断裂、缺损。修复腹壁过程中，务必分清层次，恢复解剖对位，避免留有死腔，另外局部留置引流，充分引流十分重要。术后还要加强腹壁加压包扎和抗生素预防感染等综合护理。

🔲 病例点评

　　本例患者为年轻女性，二次剖宫产术后出现腹壁肿物伴疼痛，尽管患者没有典型的周期性腹痛症状，但结合病史、查体及辅助的超声和 MRI 检查，首先考虑腹壁子宫内膜异位症，本例特殊之处是病灶体积较大，位置偏高，下缘在切口上方约 5cm，上缘靠近脐部。原剖宫产切口为耻骨上横切口，一般可沿用此切口，充分分离筋膜，使其外翻，即可暴露病灶。必要时也可沿切口上方设计一横行月牙状切口，两端延长至髂前上棘内侧，将原腹壁瘢痕连同病灶整体切除。手术切除应在病灶外 0.5cm 以上，范围大，位置深，因而可能进入腹腔，探查有无腹膜受累，进腹后需探查子宫双附件及盆腔，若发现异常可同时处理。> 2cm 的病灶筋膜缺损较大，常常需要网片加固筋膜，可先游离筋膜边缘，再应用 Prolene 网片，裁剪至合适的大小（超出筋膜 1 ~ 2cm），以不可吸收线间断缝合至筋膜，使其与筋膜部分重叠，确切止血，网片下方也可放置防粘连的材料，从而加固腹壁，减轻筋膜张力，并留置筋膜下皮片或负压引流管，引流减少创面积液，促进愈合。伤口一旦感染，处理起来将非常棘手。术后可采用腹带加压包扎，患者屈髋屈膝位。

参考文献

1. 赵学英，郎景和，冷金花，等. 腹壁子宫内膜异位症的临床特点及复发相关因素分析. 中华妇产科杂志，2004，39（2）：97-100.

2. 邓姗，冷金花，郎景和，等. 腹壁子宫内膜异位症术前预测补片的可行性分析. 国际妇产科学杂志，2013，40（4）：364-368.

（舒　珊　王　涛　整理）

病例 56. 绝经后女性宫颈原位腺癌

病历摘要

患者女性，53岁，G1P1，平素月经规律，5天/30天，绝经2年。2017年5月5日因"体检发现宫颈病变2个月"入院，2017年3月体检行宫颈细胞DNA定量检测，可见DNA倍体异常细胞（≥3个），外院进一步行宫颈活检提示（宫颈6、7、8、9点处）慢性宫颈炎伴CINⅡ~Ⅲ级。（宫颈3、12点处）慢性宫颈炎伴CINⅡ级。2017年5月2日来本院就诊，病理会诊结果：活检宫颈（1、2、3）CINⅢ；伴少许原位腺癌；小块鳞状上皮黏膜显慢性炎，上皮增生，可见挖空细胞。为行宫颈锥切术入院，入院后补充HPV DNA检测，提示HPV16（+），于2017年5月8日行分段诊刮+宫颈锥切术，术后病理：（锥切宫颈）3点、4点CINⅡ，累腺；8点、12点局灶CINⅡ；4点、5点、6点原位腺癌，6点紧邻内口切缘；其余各点宫颈及宫颈内膜显慢性炎；（宫颈管刮出物）少许宫颈内膜组织；（宫腔刮出物）少许纤维结缔组织。拟后期行全子宫切除术。

临床讨论

1. 宫颈病变的三阶梯筛查流程

目前国际上通用的方法为三阶梯诊断步骤，即细胞学检查 – 阴道镜检查－组织学检查，组织病理学检查是确诊的依据。一般将宫颈细胞学检查与 HPV-DNA 检测相结合，设为一线预筛查，较为经济，特异性高，阴道镜阳性率高，但具有敏感性较低、对腺癌不敏感等局限性，可能在筛查起点时遗漏一些病变。在我国现有条件下，宫颈癌筛查及病变的临床管理多参考欧美国家的指南进行。

根据美国癌症协会（ACS）、美国阴道镜和病理协会（ASCCP）、美国临床病理协会（ASCP）、美国预防服务工作组（USPSTF）发表指南的基础上，2016 年美国妇产科学会（ACOG）发表的宫颈癌筛查和预防指南的推荐意见（A 级证据）：①宫颈癌筛查应从 21 岁开始。除了感染 HIV 的女性，不论开始性行为的年龄大小或存在其他行为相关危险因素，＜ 21 岁的女性都不应该进行筛查。②对 21 ~ 29 岁女性，每 3 年进行一次单独宫颈细胞学检查。30 岁以前不应进行联合筛查。不应每年进行筛查。③对 30 ~ 65 岁女性，最好每 5 年进行一次宫颈细胞学及 HPV 联合检查，或每 3 年单独进行液基宫颈细胞学检查。不应每年进行筛查。④液基细胞学和传统细胞学方法用于筛查都是可接受的。⑤既往筛查有足够阴性证据和没有 CIN Ⅱ 或以上级别病变病史者，65 岁以后应停止任何形式的筛查。足够的阴性筛查结果定义为：过去 10 年连续 3 次细胞学检查阴性或连续 2 次联合筛查阴性，且最近一次筛查于 5 年之内。⑥进行过切除宫颈的子宫切除术（全子宫切除）并且从未有过 CIN Ⅱ 或以上级别病变者，应停止常规细胞学筛查和 HPV 检测，并且不应以任何理由重新开始筛查。⑦具有以下任何危险因素的女性，需要比常规筛查指南推荐的更频繁的宫颈癌筛查：HIV 感染者；免疫力低下者（如接受实体器官移植的患者）；宫内暴露于己烯雌酚者；既往治疗过 CIN Ⅱ、CIN Ⅲ 或宫颈癌者。

推荐意见中还提到（B 级证据）：①既往有 CIN Ⅱ、CIN Ⅲ

或原位腺癌的女性应该在病变自发消退或适当治疗后继续筛查满
20年，甚至筛查年限会超过65岁。②全子宫切除术患者过去20年
有CIN II或以上病变者，以及任何时间内有宫颈癌者，都应该继
续筛查。在上述病变初始治疗结束后每3年一次细胞学筛查，持续
20年似乎是合理的。③25岁及以上年龄女性，采用FDA批准的
HPV检测方法进行初始筛查可以考虑作为现今基于细胞学的筛查
方法的替代。细胞学单独筛查和联合筛查依旧是目前主要专业协
会指南的推荐措施。如果采用HPV检测作为单独筛查，应该遵循
ASCCP和SGO的过渡指南。④细胞学为ASC-US而HPV阴性人
群（不管是后续HPV检测还是联合HPV检测），CIN风险较低，
但略微高于联合筛查阴性人群，推荐3年后再次联合筛查。⑤≥30
岁细胞学阴性但HPV阳性的联合筛查结果应该按下述两种方法之一
进行处理：a.12个月后再次联合筛查。如果再次联合筛查为ASC-
US或以上病变，或者HPV依旧阳性，应该行阴道镜检查。否则，
该患者3年后再次联合筛查。b.即刻HPV分型以鉴定HPV16或
18型。HPV16或18阳性者直接行阴道镜检查。如果2种高危型均
阴性，那么12个月后再次联合筛查。再次筛查结果按照《2012年
修订版ASCCP异常宫颈筛查结果处理指南》进行处理。接种HPV
疫苗者和未接种疫苗者采用相同的筛查方法和策略（C级证据）。

　　理想的宫颈癌筛查方法是最大限度筛查疾病，并有较高的敏感
度和特异度，筛查所需费用低，并且操作简单、容易。目前在中国，
尚未建立全部适龄妇女的宫颈癌筛查制度，筛查方法仍处于多种筛
查方法并存状态。各地区应根据自身经济发展现状、医务人员技术
水平及群众对宫颈癌筛查的认知度，因地制宜，制定适当的宫颈癌
筛查方法。

2. 常用的宫颈筛查方法和原理

（1）宫颈薄层液基细胞学检查（TCT）

采用离心沉淀技术制片，通过滤过，薄层制片，使细胞分布均匀，涂片清晰便于诊断。应在宫颈外口鳞柱交界处（或移行区或临床处）取材。诊断报告采用 TBS 分类法。

（2）传统细胞学方法

巴氏涂片检查自 20 世纪 50 年代开始应用以来，传统的巴氏涂片作为宫颈癌筛查的主要方法，使宫颈癌的发生率和病死率显著下降。但受取材方法、涂片等因素的影响，其敏感性低，漏诊率较高。巴氏涂片作为宫颈癌筛查的主要方法越来越受到挑战，正逐渐被各种新的筛查方法取代，目前仅在少数发展中国家和经济欠发达地区应用。但是，一项包含 8 项研究的 Meta 分析没有发现液基技术和传统细胞学筛查技术在发现 CIN 敏感性和特异性方面有明显差异。

（3）DNA 体检测

肿瘤的发生与细胞内 DNA 和染色体的改变有关，异倍体细胞的出现象征着染色体结构和数量发生异常变化，是细胞恶变的早期特征。DNA 倍体检测通过计算机系统对细胞核的 DNA 水平与倍体状况进行测定，可在细胞形态学改变之前发现宫颈病变。采用 DNA 倍体分析的细胞学检测技术进行宫颈癌筛查，可更好地筛选出可疑病例，发现高危人群。王刚等研究报道，联合应用 TCT 及 DNA 倍体分析技术对 CIN Ⅱ 的检出率明显高于传统细胞学检查，单独 TCT 检查与单独 DNA 倍体分析比较，前者诊断 CIN Ⅱ 的特异性较高，而后者敏感性较高，两者结合在宫颈癌的早期筛查方面有更大的优势。

（4）HPV 检测方法

HPV DNA 的检测方法多样，包括杂交捕获、细胞学法、原位杂交、斑点印迹和聚合酶链反应等，最常用的是杂交捕获法和核酸杂交检测法两种。目前经美国 FDA 批准用于宫颈癌筛查的 HPV DNA 检测技术有第二代杂交捕获法（hybridcapture 2，HC-2）高危型 HPV 检测（2003 年）、酶切信号放大法 Cobas4800HPV 检测（2011 年）及 Cervista HPV 检测（2009 年）。

① HC-2 DNA 检测：通过化学发光法对抗体捕获的信号放大后进行检测，可检测出 13 种常见的高危型 HPV 亚型。该技术敏感性高，阴性预测值达 99%，可进行定量检测。该技术是目前世界范围内应用最广泛，最早经美国 FDA 批准上市的 HPV 检测方法，可作为临床大规模宫颈癌筛查的方法。其缺点是不能进行 HPV 的分型检测，仅能做出阳性与阴性结果的判断。

② HPV 分型检测：Cervista HPV 检测是利用 DNA 扩增产生的荧光信号检测特异性核酸系列的一种技术，包括 Cervista 高危型和 Cervista16/18 型 HPV 检测两种，2009 年经美国 FDA 批准用于临床 HPV 检测。Cervista 高危型 HPV 检测可检测 14 种高危型 HPV 亚型。新型 Cervista 酶切信号扩大法高危型 HPV 检测能检测 14 种不同分组的高危型 HPV 亚型，检测结果按 HPV 构型分为三组。其中 A9 组包括中国人群中最常见的 HPV 亚型，含 HPV16、52 和 58 亚型。

③ cobas 4800 HPV DNA 检测：是基于实时聚合酶链反应检测 HPV DNA 的技术，2012 年经美国 FDA 批准用于 HPV 的检测。该技术能同时检测 14 种高危型 HPV 亚型，并鉴别出 HPV16、18 两种高危 HPV 亚型，有助于更好地判断宫颈癌及癌前病变发生的风险。

④ CareHPV 检测：HC-2 DNA 检测敏感性高，但需先进的检测设备且费用较高，不适合卫生资源条件较差地区的推广应用。近年

来 CareHPV 检测（HPV 快速检测）方法的出现，为经济水平欠发达地区采用 HPV 检测进行宫颈癌筛查提供了可能。CareHPV 检测方法能快速捕获特异核酸序列，通过化学发光信号放大方法进行抗体检测，能检测 14 种高危型 HPV 亚型，是一种快速、准确、价廉的 DNA 检测方法。

（5）阴道镜检查

将充分暴露的阴道和宫颈光学放大 10 ~ 40 倍，直接观察这些部位的血管形态和上皮结构，以发现与癌变有关的异型上皮、异型血管，对可疑部位行定位活检，以提高宫颈疾病确诊率。方法是移动阴道镜物镜距阴道口 10cm，对准宫颈或病变部位，打开光源，调整焦距使物像清晰。先用低倍镜观察宫颈外形、颜色、血管及有无白斑。然后行醋酸白试验和碘试验在异常图像部位或可疑病变部位取多点活检送病理检查。

（6）宫颈组织病理学检查

诊断宫颈病变的"金标准"，包括宫颈活检、宫颈管内膜刮术（ECC）、宫颈锥切术等的病理检查。

3. 宫颈锥切的指征

诊断指征：①阴道镜无法看到病变的边界；②阴道镜未见鳞柱交界；③主要的病灶位于子宫颈管内；④超出阴道镜能检查到的范围；⑤宫颈刮片为 CIN Ⅱ或 CIN Ⅲ；⑥子宫颈管搔刮术所得标本病理报告为异常或不能肯定者；⑦细胞学、阴道镜和活检检查结果不同；⑧细胞学、阴道镜和活检可疑浸润癌；⑨疑为子宫颈腺癌。

治疗指征：①宫颈上皮内瘤变Ⅰ、Ⅱ、Ⅲ级；②宫颈原位鳞癌；③宫颈原位腺癌；④Ⅰa 期宫颈癌。

4. 宫颈腺癌与鳞癌的鉴别诊断要点

（1）HPV 类型：HPV18 与宫颈腺癌最具相关性，HPV16 则与宫颈鳞癌密切相关。

（2）发生部位：鳞癌主要集中在外转化区，而腺癌往往生长在宫颈管里，所以从取材方面来说可能腺癌更容易被漏诊，所以，对于宫颈癌除了通过阴道镜下取材活检，一定要注意宫颈管骚刮，以免腺癌被漏诊，避免一叶障目的问题。

（3）宫颈鳞癌与宫颈腺癌临床表现相差无几，病理诊断终究才是"金标准"。

（4）宫颈鳞癌与腺癌肿瘤生长方式存在差异；宫颈腺癌淋巴结转移和卵巢转移都明显高于鳞癌患者；宫颈鳞癌和腺癌 FIGO 分期，总体分化程度，宫旁浸润无明显差异。

🗂 病例点评

根据 ACOG 指南，绝经后女性应每 5 年进行一次细胞学和 HPV 联合筛查预防宫颈癌。宫颈细胞 DNA 倍体检测是一种比较新的筛查方法，目前未列入宫颈癌筛查指南。本例患者为绝经后女性，宫颈细胞 DNA 倍体检测结果异常，阴道镜下活检提示宫颈病变（HSIL），本院病理会诊提示原位腺癌，锥切手术指征明确。不主张直接切除全子宫，否则如果已有宫颈癌扩展，可能会导致手术范围不足。对于本例病例，宫颈锥切不仅是诊断方法，也可能达到治疗目的。因为宫颈活检病理提示腺细胞来源，因此锥切术前行分段诊刮术除外宫颈管内膜及子宫内膜病变。锥切术后病理仍提示原位腺癌，6 点病灶临近切缘。考虑患者已无生育要求，以全子宫切除为宜。

参考文献

1. 韩钦，郭红燕．宫颈癌筛查方案的研究进展．微创医学，2016，11（2）：216-218.

2. 魏丽惠，赵昀，沈丹华，等．中国子宫颈癌筛查及异常管理相关问题专家共识（一）．中国妇产科临床杂志，2017，（2）：190-192.

3. 王刚，王莉，石松荔，等．DNA倍体分析技术在宫颈癌早期筛查中的临床应用价值．中国肿瘤临床，2012，39（21）：1639-1642.

4. 孙建衡，蔡树模，高永良．妇科肿瘤学．北京：北京大学医学出版社，2011.

5. Chan P K S, Alejandra P M, Hong C T, et al.Laboratory and clinical aspects of human papillomavirus testing.Crit Rev Clin Lab Sci，2012，49（4）：117-136.

6. Luhn P, Wentzensen N.HPV-based tests for cervical cancer screening and management of cervical disease.Curr Obstet Gynecol Rep，2013，2（2）：76-85.

7. 沈铿．妇科肿瘤面临的问题和挑战．北京：人民卫生出版社，2002.

8. 何惠华，张芳华．HPV不同高危亚型在宫颈腺癌、宫颈鳞癌中的表达及临床意义研究．中国医学创新，2014，11（14）：4-6.

9. 翟明慧，胡尔西旦·尼亚孜，张宋安，等．中国女性宫颈鳞癌与腺癌生物学行为比较的系统评价．现代肿瘤医学，2014，22（3）：609-614.

（任　冉　滕莉荣　整理）

病例 57. 输卵管妊娠（流产型）单剂MTX治疗失败

病历摘要

患者，31岁，G1P0，平素月经不规律，6～7天/40～60天，LMP：2016年12月10日。2017年3月10日因"停经88天，下腹痛伴阴道流血20天"就诊，β-hCG 833.7IU/L，超声提示子宫内膜厚0.5cm，右侧卵巢旁不均质中等回声2.5cm×1.6cm，形态欠规则，内探及血流信号，盆腔未见明显游离液体。当日行诊刮术，未见明确绒毛组织，次日查β-hCG 666.8IU/L，予MTX（50mg/m^2）单次肌内注射，用药第4天复查β-hCG为683IU/L，用药第7天复查β-hCG降至449IU/L，考虑保守治疗有效，拟进一步观察。患者用药后第8天出现下腹痛，伴肛门坠胀感，胸膝位可缓解，急诊就诊，查体：宫颈举摆痛（+）；宫体压痛（+）；右附件区增厚，压痛（±）。动态监测血常规提示血红蛋白4小时内由132g/L降至120g/L，β-hCG 285IU/L。阴道超声：右附件区混合回声5.4cm×2.8cm，盆腔见游离液性暗区2.3cm。

入院后期待治疗过程中，患者一直存在下腹钝性疼痛及轻度腹胀，盆腔超声提示包块有增大、盆腔游离积液增多趋势，考虑药物治疗效果较差，预期随诊过程较长，决定行急诊腹腔镜探查。术中右输卵管未见膨大，右侧阔韧带后叶可见一团3cm×3cm机化组织及血块致密粘连（图57-1），子宫直肠陷凹少量积血。术后病理：（盆腔妊娠组织物）凝血、纤维结缔组织及蜕变的绒毛。

结合术中所见及病理诊断为右输卵管妊娠（流产型）。术后第2天复查 β-hCG 36.1IU/L（β-hCG 变化，图 57-2），出院。

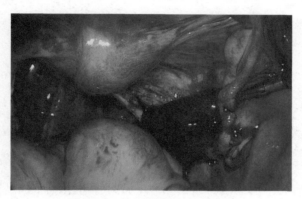

图 57-1　腹腔镜探查术中情况

注：术中右输卵管未见膨大，右侧阔韧带后叶可见一团 3cm×3cm 机化组织及血块致密粘连，子宫直肠陷凹少量积血。

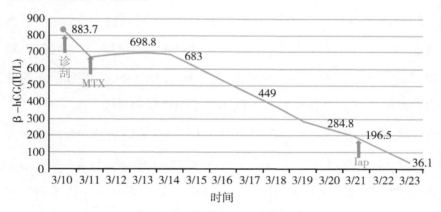

图 57-2　病程中 β-hCG 变化

临床讨论

1. 异位妊娠药物治疗的指征

①无药物治疗的禁忌证；②输卵管妊娠未破裂、血流动力学稳定、无明显内出血；③输卵管妊娠包块直径 ≤ 4cm；

④血 hCG ≤ 2000IU/L；⑤无胎心搏动；⑥肝肾功能，血红细胞、白细胞及血小板计数正常；⑦愿意并可依从治疗后随访。

2. 单次 MTX 治疗失败的高危因素

（1）hCG 的浓度高：基线 hCG 浓度高（> 5000mU/mL）的患者可能需要更多个疗程的药物治疗，或更可能出现治疗失败。初始 β-hCG 在 2000 ～ 5000IU/L 时，药物治疗失败的 *OR*=4.38，当 β-hCG ≥ 5000IU/L 时，*OR*=16.79，此类患者 EP 破裂的可能性较大，应向患者及家属交代风险并做好手术治疗的准备。治疗失败的原因，一方面高水平血 hCG 使得 EP 滋养细胞更有活力，容易侵入输卵管组织深至肌层或浆膜层；另一方面侵入输卵管深层的滋养细胞由于良好的血供和营养供应，进一步提高血 β-hCG 浓度造成恶性循环。然而，初始 β-hCG 浓度并非是预测滋养细胞侵入输卵管壁深度的绝对指标，研究中部分低水平 β-hCG 患者保守治疗失败可能为妊娠滋养细胞侵入输卵管组织肌层而导致。

（2）前次 EP 史：可能是全身 MTX 治疗失败的独立危险因素。

（3）异位病灶较大：虽然经常将异位妊娠的病灶较大（≥ 3.5cm）作为排除药物治疗方案的标准，但该限制是根据几项小样本研究作出的，其方案和结果并不一致。研究通常将 MTX 仅用于异位包块 < 3 ～ 4cm 的患者，因此，有关较大异位包块的研究很少。如一项观察性研究发现，与异位包块介于 3.5 ～ 4cm 的患者相比，异位包块 < 3.5cm 的患者采用全身性 MTX 治疗的成功率略高。

（4）腹腔积液：超声检查中发现游离腹腔积液，是 MTX 治疗异位妊娠的另一项常用的排除标准。腹腔积液可能是血液；有积液并不总能区分是输卵管妊娠破裂还是输卵管妊娠流产所致。在一项大型病例系列研究中，局限于盆腔的游离液体与药物治疗失败无关。

通常对结肠旁沟或上腹部存在游离液体的患者进行手术治疗是明智的，但仅是直肠子宫陷凹（道格拉斯陷凹）存在局限性积液是否一定手术需要具体病例具体分析。

（5）其他：一些初步研究列举了多种可能与治疗失败有关的其他因素。这些因素包括停经时间＞8周、超声检查中卵黄囊的证据、峡部异位妊娠包块（而不是壶腹部）、治疗前叶酸水平高、治疗前和治疗后几日内 hCG 上升或下降的速率。这些发现尚需进一步研究进行验证。

3. 持续性宫外孕的临床特点

持续性异位妊娠（persistent ectopic pregnancy，PEP）是指输卵管妊娠行保守性手术治疗后，β-hCG 滴度不下降或反而上升。约半数患者需进一步治疗。由于滋养细胞对周围组织的破坏，可继续腹腔内出血。

PEP 发生的高危因素，包括停经时间短、孕龄小、异位妊娠病灶的体积较小、盆腔粘连。术前 β-hCG、孕酮水平过高表明滋养细胞活性强。异位包块直径＜2cm 或停经时间＜42 天保守性手术后的患者发生 PEP 概率高，要高度警惕，密切监测 β-hCG，以诊断 PEP 的发生。

PEP 的主要临床表现无特异性，主要是异位妊娠经保守性手术后仍旧表现为下腹疼痛，未破裂者表现为隐痛或胀痛，少量出血，血液聚集在子宫直肠陷凹处而出现肛门坠胀感。有时可见腹腔内继续出血，破裂时出现下腹部撕裂样疼痛，血多时流向全腹引起全腹疼痛、恶心呕吐，血液刺激横膈出现肩胛部放射性疼痛，称 Danforth 征；阴道流血量少、点滴状、色暗红或深褐色；腹部体征、盆腔体征与异位妊娠相同。

4. 后穹隆穿刺对于诊断异位妊娠的价值

过去曾使用后穹隆穿刺评估继发于异位妊娠破裂或卵巢囊肿破裂的腹腔积血，或者用于评价盆腔感染。然而，现在这一用途在很大程度上已被盆腔影像学、影像学引导的体液抽吸和微创手术的评估方法所取代。位于直肠子宫陷凹处的血液可能来自尚未破裂或已经破裂的输卵管妊娠导致的出血，然而也可能是卵巢囊肿破裂的结果。因此，后穹隆穿刺术检测血液结果为阳性不具有诊断性。超声检查已在很大程度上取代了后穹隆穿刺术，因为其能准确识别是否存在腹腔 / 盆腔积液、患者感觉更舒适并能提供更多关于盆腔的信息（如是否存在附件肿物或子宫内妊娠）。在结合实验室检查结果（如全血细胞计数和妊娠试验）进行解读时，超声检查结果尤其有用。然而，当没有条件施行超声检查时，后穹隆穿刺术可能有用。抽出不凝血提示活动性腹腔内出血。测定血细胞比容：血细胞比容超过 15%，最有可能是异位妊娠破裂出血或卵巢黄体破裂活动性出血；而血细胞比容 < 8%，则更可能是卵巢囊肿破裂或盆腔炎导致的带血液体。

病例点评

本例患者停经、腹痛、阴道流血症状典型，首先高度警惕异位妊娠。经诊断性刮宫初步排除宫内孕后，结合患者 β -hCG 水平及超声提示的包块大小，MTX 药物保守治疗适应证明确。但在保守观察过程中，曾出现过一过性腹痛，因 β -hCG 下降符合药物治疗一般规律，予以继续保守观察。药物治疗后第 8 天再次出现明显的下腹疼痛，盆腔查体提示有腹腔内出血（宫颈举摆痛阳性），伴血红蛋白一过性下降又趋平稳，本可继续观察，但结合预期随诊过程较长，不定数较多而且 B 超提示包块有增大，盆腔游离积液增多趋势，决定行急诊腹腔镜探查。术中证实为输卵管妊娠流产型，虽腹腔内已无活动性出血，但积血亦不少，及时清理对预防盆腔感染和粘连还是有好处的。而妊娠组织估计在前次腹痛时就有部分排出，手术探查时已经表现为机化、致密粘连于阔韧带后叶，如果不借助手术机械清除，恐怕 hCG 的自然下降仍会较慢。总之，本例虽然步步遵循临床处理的原则，仍不乏决策的纠结犹豫。又应了那句老话"典型宫外孕的临床表现是不典型"。

参考文献

1. 沈铿，马丁.妇产科学.3 版.北京：人民卫生出版社，2015.

2. 黄丽，洛若愚，龚豪，等.甲氨蝶呤单剂量肌内注射治疗异位妊娠的临床研究.国际妇产科学杂志，2012，39（1）：84-87.

3. Lipscomb G H，Givens V A，Meyer N L，et al.Previous ectopic pregnancy as a predictor of failure of systemic methotrexate therapy.Fertil Steril，2004，81（5）：1221-1224.

4. 徐冬，张信美，赵小环，等.输卵管切除术后持续性宫外孕 2 例分析.现代妇产科进展，2007，16（11）：871-872.

5. 肖群.异位妊娠保守性手术后持续性异位妊娠 3 例临床分析.现代妇产科进展，2006，15（9）：718.

（王 遥 范 融 整理）

病例 58. 输卵管间质部妊娠与宫角妊娠
鉴别诊断陷阱

病历摘要

病例 A

患者，34 岁，因"胚胎停育清宫术后 3 个月，腹痛 1 天"急诊入院。

患者 2015 年 10 月因"胚胎停育"在外院行清宫术，清宫组织未送病理检查，术后未复查 β-hCG。自诉复查 B 超未见异常，清宫后无性生活。患者于 2015 年 11 月月经来潮，LMP：2015 年 12 月 28 日。末次月经来潮后持续阴道少量出血至 2016 年 1 月 20 日，同时伴有轻微腹痛。2016 年 1 月 31 日出现剧烈腹痛，伴恶心、呕吐，自行缓解。2016 年 2 月 1 日当地医院检查 β-hCG > 10 000IU/L，B 超示子宫左侧壁近宫角处不均质实性包块 3.4cm×3.1cm。2016 年 2 月 2 日无明显诱因出现左下腹疼痛，伴少量阴道出血至本院急诊。2016 年 2 月 2 日于本院查 β-hCG 21 463.5IU/L，经阴道 B 超提示子宫 6.4cm×5.7cm×5.3cm，内膜厚约 0.7cm，肌层回声尚均；左侧宫角可见中高回声，2.5cm×2.3cm，内见少许无回声，CDFI：周边可见条状血流。左侧卵巢 3.0cm×1.4cm，右侧卵巢 3.1cm×1.6cm，双侧附件区未见明确囊实性包块。盆腔未见明显游离液性暗区。患者适龄婚育，G3P1，2007 年外院行剖宫产术。

手术中所见：

先在超声引导下试图行清宫术，但妊娠组织偏左侧宫腔外，吸引器可触及妊娠组织下缘，但不能吸出，后改行腹腔镜探查（图58-1）。可见左侧输卵管间质部明显外突，表面可见丰富的血管；右侧附件及左侧卵巢均未见异常。单极电刀在表面横行切开，可见出血活跃。吸引器水分离后可见较多的妊娠组织，分次将妊娠组织取出，大小约为 3cm×3cm，未见胎芽。出血活跃处双极电凝止血，后用 1-0 可吸收线缝合子宫创面，同时行左侧输卵管切除术。术后病理可见绒毛组织。

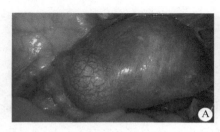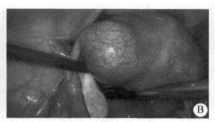

图 58-1　腹腔镜术中见左侧输卵管间质部明显外突

病例 B

患者，34 岁。因"停经 42 天，下腹痛伴恶心呕吐 3 小时"急诊就诊本院。

患者平素月经规律，4 天 /28 ～ 30 天，LMP：2015 年 12 月 28 日。患者于 2016 年 2 月 8 日中午 12 点左右，进餐过程中突发下腹剧烈疼痛，脐周明显，伴大汗淋漓、恶心呕吐、头晕，无明显心慌，无阴道流血，无肛门坠胀感。因腹痛不缓解于 13：43 至本院急诊，测血压为 87/60mmHg，心率 109 次 / 分。体格检查提示肌紧张明显，伴有全腹压痛及反跳痛，宫颈举痛明显。接诊后立即抽取全套术前化验，并给予膀胱灌注后进行超声检查。于 14：53 完成盆腹腔 B 超，提示子宫 7.0cm×5.5cm×5.0cm，内膜厚约 0.7cm；子宫后方及左侧周围混合回声包块 9.7cm×5.5cm×4.4cm，右卵巢囊肿 2.6cm×2.0cm，盆腔积液 3.4cm，腹腔积液 6.4cm。此时患者腹痛症状加重，复测血压降至 73/55mmHg，于 15：15 转入抢救室。术前化验血 Hb 为 110g/L，血 β-hCG 为 27 261.2IU/L。15：30 行腹部穿刺抽出不凝血。考虑腹腔内出血，失血性休克，异位妊娠破裂出血可能性大。因有出血性休克，于 16：00 给予股静脉置管并用多巴胺维持血压。完善术前准备，后于 16：30 急诊行腹腔镜探查术。麻醉后复查末梢血血常规提示 Hb 为 54g/L。

术中见子宫直肠陷凹、肝周、脾周大量游离积血，大网膜表面、肠间隙有大量的血块。连接 CELL SAVER，吸引器尽量吸净盆腹腔积血。可见右侧输卵管间质部稍膨隆，颜色为紫蓝色，表面破裂，有新鲜活跃出血，破口处可见绒毛组织。将病灶部分切开扩大，将绒毛组织完整取出，可见新鲜绒毛组织约为 2cm×2cm，双极电凝出血点，并切除右侧卵管。1-0 可吸收线缝合子宫创面。术中盆腹腔积血量约为 2500ml，血块约为 500ml。CELL SAVER 洗出红细胞为 1050ml。术中输血 RBC4U，血浆 400ml。术后第二天复查血红蛋白为 95g/L。

🔬 临床讨论

1. 输卵管间质部妊娠是相对少见的输卵管妊娠类型，但由于局部肌层血供丰富，一旦破裂可致短期内大量出血，继而出现失血性休克而危及生命，更需要及时救治

异位妊娠是妇产科常见的急腹症之一。根据受精卵着床的部位不同，分为输卵管妊娠、宫颈妊娠、卵巢妊娠、腹腔妊娠、阔韧带妊娠等，其中以输卵管妊娠最常见，占 90% ~ 95%。输卵管妊娠多发生在壶腹部（75% ~ 80%），其次为峡部，伞部及间质部少见。

输卵管间质部妊娠占输卵管妊娠的2%～3%,死亡率占2.0%～2.5%,但却占所有异位妊娠相关死亡的20%。

腹腔内出血是妇产科急诊探查的绝对指征,而造成腹腔内出血最常见的原因就是异位妊娠,妇产科急诊医生应时刻保持高度警惕性。观察病情进展,尤其是失血迅猛的迹象,也提示相应特殊部位异位妊娠的可能,需要提前做好人员和设备的准备,如手术人员应具备腔镜下熟练缝合的技术;麻醉医生应具备休克状态下全麻诱导的经验及准备自体血回输的设备等。

2. 输卵管间质妊娠与宫角妊娠的鉴别要点

宫角妊娠是指胚胎种植于宫腔的侧上方,而输卵管间质妊娠是指胚胎种植于输卵管走形于宫角肌层内的近端部位。两者虽然在语义学上有所区别,但临床中常很难鉴别。

英文文献中"cornual pregnancy"和"interstitial pregnancy"经常是通用或可互换的,读者也很难分辨具体部位。而大多数情况下,两者的处理原则差别不大,如果出现破裂内出血,都需要急诊探查。但如病例A,由于对两者鉴别诊断的不充分,可能导致手术路径的选择上出现偏差。而事实上,缺乏绝对可靠的鉴别手段,二维超声准确率低,三维超声或核磁共振可有帮助,但在急诊处理中资源受限。两者的鉴别要点见表58-1。

笔记

表 58-1　输卵管间质部妊娠与宫角妊娠的鉴别要点

	输卵管间质部妊娠	宫角妊娠
英文检索词	Interstitial/intramural/cornual	cornual
位置	输卵管走行于宫角肌层的部分	宫腔侧上方
实质	异位妊娠	宫内妊娠
妊娠结局	①破裂 ②流产	①发展为宫内妊娠 ②破裂 ③流产
破裂孕周	通常＜12周（平均6.9周） 20%也可＞12周	通常＞12周
超声标准	敏感度（Se）40%，特异度（Sp）90% ①宫腔空虚 ②胎囊偏离宫腔最侧壁＞1cm ③孕囊周围肌层＜5mm	

病例点评

　　尽管两种部位的妊娠较难鉴别，我们还是需要有意识对具体病例进行尽可能的分辨和详尽描述，以免造成对宫角妊娠的过度处理或是经宫腔干预输卵管间质部妊娠而走弯路。

参考文献

1. Molinaro T A，Barnhart K T.Ectopic pregnancies in unusual locations.Semin Reprod Med，2007，25（2）：123-130.

2. Tang A，Baartz D，Khoo S K.A medical management of interstitial ectopic pregnancy：a 5-year clinical study.Aust N Z J Obstet Gynecol，2006，46（2）：107-111.

3. Sargin M A，Tug N，Ayas S，et al.Is interstitial pregnancy clinically different from corneal pregnancy?A case report.J Clin Diagn Res，2015，9（4）：5-6.

4. Malinowski A，Bates S K.Semantics and pitfalls in the diagnosis of corneal/

interstitial pregnancy.Fertil Steril，2006，86（6）：11-14.

5. 蔡晶，杨菁，李洁，等.宫内外同时妊娠合并右侧宫角妊娠破裂一例并文献复习.
   中华临床医师杂志（电子版），2013，7（13）：6143-6145.

（邓　姗　整理）

病例 59. 持续性异位妊娠

📋 病历摘要

病例 A

患者，27 岁，G1P0。因"左输卵管开窗术后 23 天，监测 β-hCG 下降不良"入本院治疗，患者平素月经规律，LMP：2015 年 3 月 22 日。2015 年 6 月 24 日因"停经 13^{+3} 周，阴道出血 5 天"于外院就诊，查血 β-hCG 11 116IU/L，B 超提示左盆腔不均质回声团，盆底积血，考虑异位妊娠，遂行腹腔镜下左输卵管开窗取胚术，术中见左输卵管壶腹部膨大，紫蓝色，无破口，伞端有积血块，盆腔积血 400ml，切开左输卵管壶腹部膨大处见妊娠组织及血凝块，取出组织及凝血块。诊断左输卵管壶腹部妊娠。术后病理见绒毛组织。术后第 3 天血 β-hCG 3099IU/L，遂出院。出院后每周复查血 β-hCG，随访至术后第 23 天，β-hCG 连续两周呈升高态势（图 59-1）；超声提示左附件可见一囊性回声，大小 3.2cm×2.6cm×2.2cm，其内见分隔，左卵巢与子宫之间 1.7cm×1.5cm×1.8cm 低回声团。考虑持续性异位妊娠，予 MTX 80mg 肌内注射，后期 β-hCG 不降反而持续升高，一周后再次予 MTX 85mg 肌内注射治疗，此次治疗后初期 β-hCG 下降满意，而间隔近一个月后再次上升，β-hCG 由最低值 651IU/L 再次缓慢升高至 1701IU/L，2015 年 8 月 25 日（距末次 MTX 41 天）于全麻下行腹腔镜探查＋左卵管切除＋盆腔陈旧性机化组织物取出术，术中见左卵管壶腹部可见陈旧性的开窗创面，未见明显绒毛组织或膨大，术后病理：（左卵管）见蜕变绒毛及蜕膜样组织；输卵管显慢性炎。术后 β-hCG 逐渐降至正常。

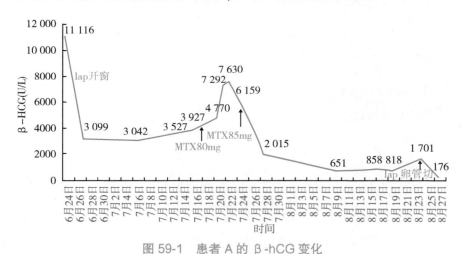

图 59-1　患者 A 的 β-hCG 变化

病例 B

患者，35 岁，G3P0。因"停经 43 天，下腹痛伴阴道出血 1 周余"入院，患者平素月经规律，LMP：2016 年 4 月 27 日。停经 35 天出现下腹痛，伴有少量阴道出血，持续时间短，查 β-hCG 612.2IU/L，未予重视，停经 43 天因阴道持续出血至本院急诊，急诊查 β-hCG 2053.6IU/L，经阴道超声：子宫内膜厚 1.4cm，宫腔内未见明确孕囊样回声，左卵巢旁见不均质低回声，大小 4.1cm×2.0cm，内见小无回声。当日行诊刮术，肉眼未见绒毛组织，诊刮次日 β-hCG 1933.6IU/L，遂予 MTX 75mg 肌内注射治疗，用药后第 4 天 β-hCG 2994.7IU/L，考虑药物治疗失败可能大，知情同意后于 2016 年 6 月 13 日在全麻下行腹腔镜下左侧输卵管开窗术＋左侧输卵管系膜囊肿剔除＋子宫肌瘤剔除术＋内异灶烧灼术，术中见左卵管壶腹部膨大 3cm×2cm，蓝紫色，伞端可见部分蓝紫色组织物，术后病理见绒毛组织。术后连续 3 天 β-hCG 不降反而逐步升高（图 59-2），遂补充 MTX 75mg 肌内注射，此后 β-hCG 逐渐下降至正常范围，并有月经恢复。

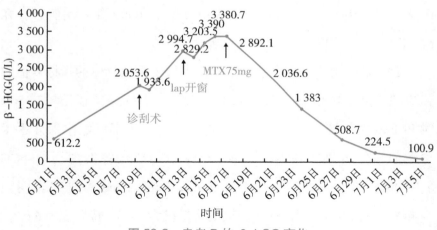

图 59-2　患者 B 的 β-hCG 变化

临床讨论

1. 输卵管保守手术发生持续性异位妊娠的高危因素

持续性异位妊娠（PEP）是指异位妊娠保守性手术后残余的滋养细胞持续存在并继续生长。1977 年，Kelly 等首次描述了该疾病，

1987 年，夏威夷学者将其命名为持续性异位妊娠，报告的发生率为 3% ~ 29%。临床表现为保守性手术后再次出现腹痛、腹腔内出血，严重者可危及生命，最主要的特点是人绒毛膜促性腺激素滴度下降缓慢或上升。

1997 年 Seifer 针对 PEP 的综述，至今仍是国内外教材引用最多的原始文献，其中指出 PEP 的高危因素包括停经时间短（< 42 天）、妊娠囊直径小（< 2cm）、血清 β-hCG 水平高（> 3000IU/L）等，分别提示早期种植的滋养细胞在输卵管的种植部位可能分界不清，容易出现分离困难乃至残余，或滋养细胞活性高，侵袭性强而容易残余。本文所述两例患者，均不存在停经时间短或妊娠囊小的高危因素，但病例 A 术前血清 β-hCG 值高于 10 000IU/L，病例 B 存在 MTX 无效史，均提示高滋养细胞活性。

近年来的相关研究在前述基础上提供了更加具体的指标界值和相应的诊断效能信息。Kayatas 研究表明，当妊娠囊直径 < 3.35cm 时 PEP 发生率增加，输卵管壶腹部、峡部、伞部妊娠中保守手术失败的概率分别为 0.3%、7.1%、25%；Fujishita 等发现当 β-hCG > 10 000IU/L 时，PEP 发生率为 100%；Rabischong 等研究表明当 β-hCG > 1980IU/L 时，诊断 PEP 的灵敏度为 47%，特异度为 67%。但是，在每一方面都存在着不支持的结论。

2. 手术细节的注意事项

除了上述 PEP 易发的高危因素，手术经验和技巧的差异也可能导致 PEP 的发生，但缺乏相应的评价指标。自 19 世纪 80 年代以来，异位妊娠保守手术方式并无太多变化，从预防原位残留的角度而言：①在手术中建议使用单极高频电热针，而非单极剪刀或其他引起更大创面的器械，从而保证更加精细的操作，减少周围组织的损伤；

②在手术过程中，手术切口需超过异位妊娠病灶，达到输卵管血肿的近子宫端，研究表明滋养细胞组织更容易种植于输卵管近子宫端，且在手术中易被忽略；③输卵管切口需要足够大（10～15mm），从而保证滋养细胞组织顺利取出，不建议采用挤压法（"milking"），该方法的 PEP 发生率更高。从预防其他部位种植的角度考虑：①手术中应尽量吸净所有的血凝块及残存组织碎片，并充分冲洗腹腔；②减小术中头低足高位的角度，尽量避免滋养细胞种植到上腹腔；③对于异位妊娠体积较大并行输卵管切除术的患者，腹腔镜手术时最好用收集袋取出组织。

3. 由 PEP 引发的临床问题

（1）输卵管妊娠的保守性术式是否有保留价值

欧洲异位妊娠手术研究（European Surgery in Ectopic Pregnancy study，ESEP study）（2013 年 2 月结束）提示，保守手术和根治手术在累积妊娠率上无显著差异（意向治疗分析，ITT 60.7% *vs.* 56.2%，*P*=0.678）；符合方案分析 PP62.3% *vs.* 56.2%，*P*=0.492），但其重复性异位妊娠率（8% *vs.* 5%；*RR*=1.6，95% *CI*：0.8～3.3）和 PEP 发生率（7% *vs.* < 1%，*RR*=15.0，95% *CI*：2.0～113.4）增加，故推荐行根治手术，但这个结论不被所有人认可，在法国的大型前瞻性研究中，保守手术较根治手术累积妊娠率高 9%，对于 > 35 岁差异更加显著，故对于希望保留未来生育能力，尤其是年龄 > 35 岁、有不孕病史及对侧输卵管缺如或损伤的患者，保守手术仍不失为一种合理的选择。

（2）有无可能行预防性药物辅助治疗，以减少保守性手术后的 PEP 风险

Graczykowski 研究证实，输卵管妊娠保守手术后如果常规使

用氨甲蝶呤（MTX）1mg/kg，PEP 的发生率显著降低（1.9% *vs.* 14.5%，*P* < 0.05）。另外，国内的研究发现输卵管保守术后使用米非司酮、天花粉等也可以降低 PEP 的发生。但是保守手术后常规使用 MTX 存在安全性顾虑，Cochrane 系统分析表明，MTX 可以引起无症状的肝酶增高，甚至药物性肝炎（1%），如果为减少 PEP 常规使用 MTX，反而增加人群内 MTX 不良反应的发生，是个得不偿失的举措。除此之外，卫生经济学问题，这个问题在国外可能更受关注，常规使用 MTX 增加了药物的费用，但可能又减少了后期检测血 β-hCG 的相关费用，其卫生经济学合理性仍需探究。国外异位妊娠术后 MTX 的使用率平均为 5.1%，而国内倾向于将 MTX 作为保守术后 PEP 发生的补救措施，一般为 $50mg/m^2$ 单次肌注，通常不作为常规用药。也有学者推荐异位妊娠保守性手术治疗后对高危人群 24h 内预防性地单次 MTX（1mg/kg）给药，可减少此 PEP 的发生，并缩短随诊时间。

（3）PEP 的临床转归

关于 PEP 的治疗预后，Hoppe 研究显示，19 例 PEP 患者均通过单剂量 MTX（$50mg/m^2$）治愈，未采用手术治疗，且通常情况下，在用药前 3 天出现 β-hCG 的短暂上升，然后出现 β-hCG 的下降，其中有两例患者因腹痛入院观察。刘珠凤等对北京协和医院 1995—2000 年 7 例 PEP 患者的结局进行统计，2 例最终因为异位妊娠包块破裂行腹腔镜下患侧输卵管切除，另外 5 例经单次 MTX（$50mg/m^2$）治愈。

病例点评

持续性异位妊娠是继发于输卵管妊娠保守手术后的一种并不

罕见的并发症，为此患者可能面临重叠用药、药物不良反应增加及重复手术的风险。术中应重视提高手术技巧，减少原位残留；术后结合 PEP 高危因素，有针对性地予以 MTX 辅助治疗，可显著减少 PEP 的发生；即使 PEP 发生，MTX 药物治疗也多数可成功。

参考文献

1. 朱兰，王含必 . 持续性异位妊娠 . 现代妇产科进展，2008，17（6）：410-412.

2. 朱兰 . 持续性异位妊娠 . 实用妇产科杂志，2009，25（4）：202-204.

3. Kayatas S，Demirci O，Kumru P，et al.Predictive factors for failure of salpingostomy in ectopic pregnancy.J Obstet Gynaecol Res，2014，40（2）：453-458.

4. Fujishita A，Khan K N，Kitajima M，et al.Re-evaluation of the indication for and limitation of laparoscopic salpingotomy for tubal pregnancy.Eur J Obstet Gynecol Reprod Biol，2008，137（2）：210-216.

5. Rabischong B，Larrain D，Pouly J L，et al.Predicting success of laparoscopic salpingostomy for ectopic pregnancy.Obstet Gynecol，2010，116（3）：701-707.

6. Suzuki T，Izumi S，Nakamura E，et al.Persistent ectopic pregnancy after laparoscopic salpingotomy：a manageable complication to preserve reproductive tubal function.The Tokai J Exp Clin Med，2009，34（3）：112-116.

7. Lund C O，Nilas L，Bangsgaard N，et al.Persistent ectopic pregnancy after linear salpingotomy：a non-predictable complication to conservative surgery for tubal gestation. Acta Obstet Gynecol Scand，2002，81（11）：1053-1059.

8. Capmas P，Bouyer J，Fernandez H.Treatment of ectopic pregnancies in 2014：new answers to some old questions.Fertil Steril，2014，101（3）：615-620.

9. Mol F，van Mello N M，Strandell A，et al.Salpingotomy versus salpingectomy in women with tubal pregnancy（ESEP study）：an open-label，multicentre，randomised controlled trial.Lancet，2014，383（9927）：1483-1489.

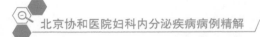

10. De Bennetot M，Rabischong B，Aublet-Cuvelier B，et al.Fertility after tubal ectopic pregnancy：results of a population-based study.Fertil Steril，2012，98（5）：1271-1276.

11. D'Hooghe T，Tomassetti C.Surgery for ectopic pregnancy：making the right choice.Lancet，2014，383（9927）：1444-1445.

12. Farquhar C M.Ectopic pregnancy.Lancet，2005，366（9485）：583-591.

13. Hajenius P J，Mol F，Mol B W，et al.Interventions for tubal ectopic pregnancy. Cochrane Database Syst Rev，2007，（1）：CD000324.

14. 曹慧莲，彭川伟，郑建伟.腹腔镜下保守性手术联合米非司酮防治输卵管妊娠后持续性异位妊娠.中国妇幼保健，2010，25（14）：1927-1928.

15. 曹崇玲.腹腔镜术后肌肉注射天花粉蛋白预防持续性异位妊娠72例.中国药业，2014，（21）：85-86.

16. Hoover K W，Tao G，Kent C K.Trends in the diagnosis and treatment of ectopic pregnancy in the United States.Obstet gynecol，2010，115（3）：495-502.

17. 刘珠凤，孙正怡，杨佳欣，等.持续性异位妊娠的诊断及治疗.中华医学杂志，2001，81（20）：1261-1263.

（郭载欣　邓　姗　整理）

病例 60. 处女膜闭锁

病历摘要

患者女性，9 岁，因"间断腹痛发作两次"入院。患者于 4 月 24 日突感腹痛，伴便意，无发热。就诊于当地医院，抗感染治疗后症状有所改善。5 月 27 日患者再次腹痛，伴恶心呕吐，就诊于本院门诊。B 超提示"膀胱后方相邻中等回声，积血的阴道及宫颈可能性大，宫腔积血"。以"阴道闭锁可能"收入本院。病程中精神睡眠可，大小便正常，食欲欠佳。患者为足月顺产儿，两年前开始身高加速。查体：身高 156cm，体重 44kg，乳房 Ⅱ 级，外阴幼稚，未见阴毛，阴裂中见尿道口，未见阴道开口。该区域隐约可见处女膜缘结构，中间有膜性组织封闭，轻微透蓝。肛诊发现近肛门上方可触及囊性包块，触痛阳性，张力大。2017 年 6 月 1 日经腹部超声：膀胱后方见相邻中等回声，下方者 10.8cm×7.8cm×5.9cm，内呈均匀点状回声，上方者 8.6cm×7.1cm×6.0cm，内呈均匀点状回声。CDFI：未见明确血流信号，其上方见子宫宫体样回声，5.0cm×3.6cm×3.1cm，宫腔线分离，宽约 1.6cm×4.3cm。左侧卵巢 2.7cm×1.4cm，右侧卵巢 2.8cm×1.4cm，盆腔未见明显游离性暗区。提示膀胱后方中等回声，积血的阴道及宫颈可能性大，宫腔积血。2017 年 6 月 1 日全血细胞：WBC 14.88×10^9/L，LY% 6.1%，NEUT% 91.2%，PLT 305×10^9/L，RBC 4.98×10^{12}/L，Hb 146g/L；2017 年 6 月 1 日 Ca^{2+} 2.02mmol/L，Glu 6.5mmol/L，ALT 5U/L，K$^+$ 4.0mmol/L，Alb 48g/L，Cr（E）54μmol/L；2017 年 6 月 2 日超声：肝胆胰脾未见异常，右肾区未见明确正常肾组织，可见混合回声，2.8cm×1.9cm，中心无回声范围约1.8cm×1.3cm，CDFI：未见明确血流信号，提示右肾区混合回声，萎缩肾组织伴积水，左肾未见明显异常。

患者入院后急诊行处女膜切开术，术中见阴道内大量黏稠的咖啡色液体，引流后以宫腔镜探查阴道，宫颈过度扩张，外形难以识别，但似有边缘，术后腹痛消失。术后完善骨龄（图60-1）、腹部MRI、激素、甲功等检查。

住院期间其他检查结果：

（1）骨龄：13～15岁。

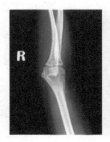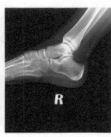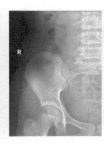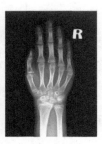

图60-1　13～15岁骨龄片部位依次为肘、足、髋和手

（2）性激素：促黄体生成素（LH）：3.68IU/L；促卵泡激素（FSH）：6.33IU/L；雌二醇（E2）：52.89pg/ml；孕酮（P）：0.53ng/ml；睾酮（T）：<0.1ng/ml；泌乳素（PRL）：13.74ng/ml；硫酸脱氢雄酮（DS）：42.8μg/dl。

（3）甲功：T3 1.080ng/ml，T4 8.60g/dl，FT3 3.53pg/ml，FT4 1.420ng/dl，TSH：1.579μIU/ml

（4）腹部MRI：胆汁瘀积可能，右肾缺如，左肾饱满。

临床讨论

1. 处女膜闭锁的诊断要点

（1）月经初潮前多无症状，偶有阴道积液引起的处女膜膨隆，有下腹坠感。

（2）青春期表现为原发性闭经，有周期性下腹痛。阴道积血时肛门与阴道胀痛，进行性疼痛加重。

（3）积血较多时导致宫腔积血，耻骨联合上方触及压痛肿块。宫腔积血逆流至输卵管使伞端粘连，形成输卵管血肿。

（4）查体时可见处女膜闭锁，呈蓝紫色向外膨出。肛诊可触及阴道长形肿物，有囊性感，穿刺可见黏稠暗红色陈旧血液。

（5）结合 B 超、MRI 辅助诊断，并与阴道横膈、阴道闭锁及其他生殖道或泌尿道畸形鉴别。

2. 处女膜闭锁与阴道闭锁的鉴别

处女膜闭锁与阴道闭锁的临床表现较为相似，主要为原发性闭经、周期性下腹疼痛、阴道积血。严重时均可形成宫腔积血及输卵管积血。两者的主要鉴别在于查体时处女膜闭锁可见处女膜结构，伴阴道积血时呈蓝紫色向外膨出，肛诊时可触及血肿，但结构完整；阴道闭锁虽然具备处女膜结构，但常可见处女膜缘的阴道窝或小陷凹。肛诊时无法触及中线结构。同时 B 超可发现阴道缺如，可伴宫颈和子宫缺如，多伴有泌尿系异常（单侧肾缺如、盆腔肾、马蹄肾等）。

3. 处女膜闭锁的手术步骤

（1）切口：左手顶起阴道，避免损伤直肠。在闭锁的处女膜凸出部作"X"形或"十"字形切开，充分排除阴道内潴留经血。

（2）排出积血：闭锁处女膜切开后即可见经血流出。用纱布拭净积血，查看宫颈，如宫颈管粘连，应用扩张器以扩张，使宫腔内积血排出。

（3）缝合切口边缘：剪去切口周围多余的黏膜，用可吸收线缝合其边缘。

4. 性早熟诊断

青春期发育开始的年龄比平均年龄提前 2.5 ～ 3 个标准差。

（1）第二性征提前出现：女孩 8 岁前乳房发育，10 岁前初潮。

（2）血清促性腺激素水平升高达青春期水平。

（3）性腺增大。

（4）身高线性生长加速。

（5）骨龄超越年龄 1 年或 1 年以上（本患者符合）。

（6）血清性激素水平升高至青春期水平（本患者符合）。

病例点评

女童出现周期性下腹痛而无月经来潮时，要考虑到生殖道畸形的可能。有此种临床表现的常见畸形包括处女膜闭锁、阴道闭锁、阴道斜隔等。鉴别诊断主要根据临床表现查体和影像学检查的结果。临床处理的要点是要在腹痛发作，即积血症状最严重时行处女膜切开术。本例临床表现典型，手术适时并且及时，可起到立竿见影的缓解腹痛症状的效果。

由于副中肾管的发育与泌尿生殖窦密切相关，因此，子宫阴道畸形时常伴有泌尿系统的畸形，临床上会常规筛查泌尿系超声。正如本例患者超声和 MRI 检查均提示右侧肾脏发育不良，后期的功能肾图显像也正是该侧肾脏已无功能。尽管治疗上无用武之地，但早期发现单侧肾脏对于患者日后防患药物损伤及其他手术事件都有好处。

另外，本例患儿年仅 9 岁，已月经来潮，并且第二性征发育已有两年，因此考虑真性性早熟，而骨龄已明显超前，很可能对其终身身高有不利影响，强烈建议其术后使用 GnRH-a 治疗，门诊随诊。

参考文献

1. 朱兰，FelixWong，郎景和，等 . 女性生殖器官发育异常的微创手术及图谱 . 北京：人民卫生出版社，2010.

2. 沈铿，马丁 . 妇产科学 .3 版 . 北京：人民卫生出版社，2015.

（屈　昊　滕莉荣　整理）

第七章　妇科内分泌疑难杂症

病例 61. 子宫内膜病变导致阴道持续排液

病历摘要

患者，G2P1，因"阴道持续流液 8 年余"入院。

2008 年因"宫颈糜烂"在当地医院行 LEEP 术，手术后逐渐出现阴道流液，呈水样、透明，不黏稠，无异味，无外阴瘙痒，无腹痛或腹胀，无明显腰酸，近两年逐渐加重，至当地医院就诊，2015 年 4 月 B 超提示宫腔积液，宫颈多发囊肿；2015 年 7 月当地医院宫腔镜检查及诊刮提示内膜息肉；手术后阴道排液无改善，2015 年

12 月 25 日 TCT、宫颈 HPV 正常，2015 年 12 月 28 日复查 B 超：峡部肌层往宫腔突起囊肿 1.9cm×1.3cm，宫腔积液，宫颈多发囊肿；检查肿瘤标志物 CA199、CA125 正常；2015 年 12 月 31 日宫腔镜检查未见异常。后因工作繁忙未再就诊。2017 年 2 月 B 超提示宫颈纳氏囊肿，最大直径 4.66cm；2017 年 3 月 1 日膀胱美蓝试验阴性。患者于 2017 年 3 月 23 日在本院行"腹腔镜检查＋盆腔粘连分解＋双侧输卵管切除＋宫腔镜检查＋宫颈囊肿切除术"。

手术中情况：子宫直肠陷凹少许淡血性游离积液，乙状结肠广泛粘连于左侧盆壁，双侧输卵管走形迂曲，卵巢萎缩，外观未见明显异常。分离粘连，切除双侧输卵管。宫腔形态正常，内膜平整，双侧输卵管开口可见，宫颈管内未见明显内突的囊性结构。结合 MRI 仔细检查，自宫颈前唇膀胱沟打开，上推膀胱，分离膀胱宫颈间隙，亦未见明显外突的囊性结构，细针局部穿刺有囊性感，可抽出清亮液体。再次宫腔镜检查，距宫颈外口 1～2cm 处 8°～9° 可见轻微凹陷，并可见小孔，挤压见持续排液。在此凹陷处切开，扩大小孔，见 2～3cm 囊腔，并在此囊腔上见小孔开放，依次打开，可见多房囊腔，电针切开，暴露全部囊腔，电切囊腔分隔及囊壁，电凝底部囊壁。冲洗，无活跃出血，囊腔内速即纱填塞。病理回报：宫颈管局灶上皮异型性，结合免疫组化考虑腺上皮增生。

患者术后阴道排液状况未见明显改善，于 2017 年 6 月 2 日在本院行腹腔镜全子宫切除＋粘连松解术。手术顺利，台下切开子宫，宫腔内膜仍未见特殊，宫颈右前壁直径 1.5cm 大小囊腔，内陷形成憩室样结构。术后病理回报：增殖期子宫内膜，部分复杂性增生伴中度不典型增生及黏液性化生；多发性子宫平滑肌瘤，慢性宫颈炎及宫颈内膜炎。患者术后阴道排液症状消失。

临床讨论

1. 阴道排液的鉴别诊断

（1）妇科炎症：许多妇科炎症可引起分泌物增多，如急性阴道炎、宫颈炎、宫腔积脓（分泌物增多且质稠伴臭味）。

（2）妇科恶性肿瘤：某些妇科恶性肿瘤可伴阴道分泌物增多。

①宫颈癌：如宫颈腺癌、晚期宫颈癌，合并感染时分泌物增多，持续且伴有奇臭味。

②子宫内膜癌：绝经后女性，往往伴随有绝经后阴道出血。

③输卵管癌：间歇性排出清澈或者黄红色液体，伴随有腹痛、腹部包块（输卵管癌三联征）。

2. 从临床病理学角度认识子宫内膜增生伴黏液性化生

子宫内膜化生主要是指子宫内膜腺体细胞的形态变化。多种因素与子宫内膜化生相关，其中激素可能起主要作用，发生子宫内膜化生的个体绝大部分为绝经前并接受过雌激素治疗的女性，而在年轻女性中常见于多囊卵巢综合征患者。子宫内膜化生常见于以下3 种情况：激素刺激、退行性改变及肿瘤。激素刺激造成的化生常是多发或者弥漫性病变，多见于输卵管化生。退行性改变则可以表现为炎性病变、间质崩解、表皮修复造成的多灶性化生，其中以乳头状合体细胞化生最为常见。子宫内膜上皮内瘤变或子宫内膜样腺癌也常伴有化生，有可能是基因异常导致化生。

对于各种类型的化生形态学认识很重要，由于细胞体积增大，形态多样，容易误诊为癌细胞。病理学中常见的化生（图 61-1）包括鳞状化生、子宫内膜纤毛与输卵管化生、黏液性化生、子宫内膜表面乳头状合体细胞化生、鞋钉细胞化生、嗜酸性化生、透明细胞或分泌性化生、子宫内膜间叶化生，其中黏液性化生比较少见。黏液性化生常出现在高雌激素状态或者围绝经期使用激素替代治疗的女性中。很少伴有宫颈狭窄，因此出现宫腔内充满黏液的情况少见。黏液性化生没有特异性的病理学特征，可以表现为子宫内膜上皮和腺体表面单纯的宫颈管柱状上皮或复杂的增生。

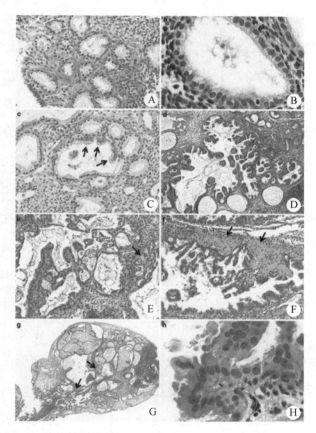

图 61-1　单纯性黏液性化生和乳头状黏液性化生的病理学图示

注：A、B：单纯性黏液性化生特征是单纯管状腺体被一层胞浆充满黏液的柱状上皮所覆盖，没有细胞学异型性；C：乳头状黏液性化生可以表现为轻度抬起的黏液上皮覆盖在周围扁平的上皮（箭头处）或者 D：是腺管内出现显著的乳头状绒毛；E：乳头状突起则是在外周形成筛孔状排列，从而表现出复杂的腺体结构（箭头处）；F：在腺体下方往往可以发现鳞状上皮（箭头处）；G：某些单纯性囊性扩张腺体的周围有时伴随着乳头状化生的腺体（箭头处）；H：乳头状黏液性化生的细胞核特征与单纯性化生的类似：均匀一致圆的细胞核、分散的细胞质、1～2 个显著的小核仁。

单纯黏液性化生表现为子宫内膜上皮表面或腺体中出现类似宫颈管样柱状黏液细胞，而没有复杂的结构。复杂性化生则表现为腺体不规则，结构拥挤，伴随有腺体出芽或分枝，甚至是微乳头结构。更复杂的化生则出现微腺体（小腺体背靠背）、微腺泡、筛孔结构（腺体之间没有间质），有时候伴随有中性粒细胞浸润。在子宫内膜息肉中，在内膜表面出现的复杂乳头样黏液化生被认为是良性的。结构复杂的黏液性增生则往往意味着分化良好的黏液性腺癌。

黏液性化生根据黏液增生的范围、结构复杂性的程度及可能出现腺癌的机会分为 3 类：①子宫内膜上皮表面或腺体中出现类似宫颈管样柱状黏液细胞，而没有复杂的结构。这种情况主要出现在围绝经期女性，而且是激素作用的结果，其发展为腺癌的可能性很小。②黏液性化生伴随有轻微的结构复杂性和假乳头样结构。在此类患者中，同时伴随有子宫内膜肿瘤的风险比较低。因此对于此类患者，周期性的内膜取样并不推荐。③此类黏液化生出现筛状腺体或者漂浮的黏液上皮表面出现微腺泡或者绒毛结构。在此类患者中，随后的子宫内膜标本或者子宫切除标本中，75% 的患者出现腺癌，然而大部分患者病变局限于黏膜层。

还有一种黏液性化生更为少见：肠上皮化生。腺体被一排带有刷状缘的柱状细胞、杯状细胞及数量不等的内分泌细胞所替代，免疫表型与肠上皮相同，表达绒毛蛋白、CK20、CDX2 及嗜铬蛋白。与子宫内膜相比，宫颈管内更常见肠上皮化生，且与浸润性宫颈腺癌相关。因此，当出现肠上皮化生时应注意除外宫颈管病变。

在子宫内膜不典型增生给予大剂量孕激素治疗的患者中，可能出现黏液化生，这种化生伴随有结构轻微复杂性，且这种化生可能伴随有内膜和腺体其他类型的化生，如输卵管化生等。

目前对于黏液性化生的认识并不充分。一般而言，对于没有明显复杂结构的患者，发展为腺癌的风险较低。对于出现筛孔或微乳头结构的病例大部分会发展为腺癌。因此，对于出现复杂性结构的患者需要 6 个月之内通过诊刮重复取材，对于持续性黏液化生的患者则需行全子宫切除术。

病例点评

　　EMM 临床少见，其临床特征不明显，因而很少能在术前诊断，多依赖于术后病理的回报。近年来病理科对此类疾病的研究也有了更多的进展，对其预后、恶变等有了更加系统和深入的认识，分子水平的研究也有不少的新线索，对指导临床有很大的帮助，因此，临床医生要不断地更新知识，并与其他科室密切合作，共同发现和解决新的问题。从本病例来看，持久的阴道流液成为持续困扰患者的主诉，在不能用常见的宫颈 LEEP 治疗后遗症解释，排除了常见的阴道炎、宫颈病变、输卵管病变等后，不能忘记子宫内膜病变除有异常子宫出血的表现外，还可以表现为阴道排液，尤其是反复的、顽固的、难以解释的排液。一种症状与疾病的演变和发展也是从量变到质变的过程，对一个临床医生来讲，坚持观察随诊、想方设法寻找病因、不解决问题不放弃的精神恰恰是成为一个好医生，不漏掉疾病的关键，这例患者给了医生很好的启发。

参考文献

1. 张晓明，董颖，李挺．子宫内膜化生性改变．中华病理学杂志，2013，42（8）：561-565.

2. Nicolae A，Preda O，Nogales F F.Endometrial metaplasias and reactive changes：a spectrum of altered differentiation.J Clin Pathol，2011，64（2）：97-106.

3. Deligdisch L.Hormonal pathology of the endometrium.Mod Pathol，2000，13（3）：

285–294.

4. Lehman M B，Hart W R.Simple and complex hyperplastic papillary proliferations of the endometrium：a clinicopathologic study of nine cases of apparently localized papillary lesions with fibrovascular stromal cores and epithelial metaplasia.Am J Surg Pathol，2001，26（4）：1347–1354.

5. Moritani S，Kushima R，Ichihara S，et al.Eosinophilic cell change of the endometrium：a possible relationship to mucinous differentiation.Mod Pathol，2005，18（9）：1243–1248.

6. Turashvili G，Childs T.Mucinous metaplasia of the endometrium：current concepts. Gynecol Oncol，2015，136（2）：389–393.

7. Yoo S H，Park B H，Choi J，et al.Papillary mucinous metaplasia of the endometrium as a possible precursor of endometrial mucinous adenocarcinoma.Mod Pathol，2012，25（11）：1496–1507.

（王　丹　邓　姗　田秦杰　整理）

病例 62.　子宫肌瘤变性坏死继发感染

病历摘要

患者，38 岁，G1P1，于 2017 年 6 月 7 日因"腹腔镜下子宫肌瘤剔除术后发热1个月余"来院。患者既往月经规律，4～7天/30天，量中，无痛经，LMP：2017年5月27日。患者于2017年4月28日行腹腔镜下子宫肌瘤剔除（进宫腔）+左侧输卵管造口+盆腔粘连分解术，术中见肌壁间及浆膜下肌瘤数枚，分离肌瘤过程中，肌瘤质软，深达宫腔，与宫腔内的黏膜下肌瘤相连，呈分叶状；位于子宫下段，表面糟烂，有臭味。术后病理：（子宫肌瘤）符合平滑肌瘤，部分生长活跃（核分裂7/10HPF），可见出血坏死。患者术后当晚出现发热，最高温度达38.8℃，血常规示白细胞总数及中性粒细胞百分比升高，CRP升高，先后予静脉头孢他啶+甲硝唑、阿莫西林克拉维酸钾+甲硝唑治疗数日，发热症状未缓解，WBC、CRP等指标仍升高（图62-1），2017年5月7日换用泰能后体温逐渐好转。术中拭子培养示：咽峡部链球菌，放线菌属。2017年5月10日起使用青霉素4MUq6h+阿米卡星0.4g qd治疗，体温控制良好，遂予出院。

患者出院后继续使用青霉素+阿米卡星治疗，2017年5月29日后因"青霉素过敏"停药，改为口服阿奇霉素。2017年6月6日无明显诱因出现发热，最高温度38℃，伴下腹轻微胀痛，无畏寒、咳嗽等不适，查血常规WBC 23.27×10^9/L，NEUT% 88.7%，CRP 200.76mg/L，次日再次入院。

入院后继续青霉素+阿米卡星治疗，剂量同前，未出现可疑过敏症状，体温及腹痛症状控制良好，阴拭子（−）。2017年6月11日再次出现发热，最高温度38.7℃，WBC 13.69×10^9/L，NEUT% 82.8%，CRP 104.62mg/L，对症处理控制良好。超声：子宫左后方9.8cm×6.1cm混合回声区，内可见多个无回声区；子宫右后方5.7cm×3.9cm无回声区。2017年6月15日行超声引导下经阴道盆腔囊实性包块穿刺术，抽出暗绿色脓性液体约60ml。2017年6月

18 日因耳鸣停用阿米卡星，后症状消失。2017 年 6 月 20 日因脓液培养大肠埃希菌，根据药敏结果加用口服米诺环素 0.1g q12h；放线菌培养结果未归。

目前患者治疗方案：青霉素 4MU q6h iv+ 米诺环素 0.1g q12h po。患者近日一般情况良好，未诉发热、腹痛、寒战等不适，WBC、NETU%、CRP 等指标降至正常。入院后血培养（–），盆腔引流液培养：大肠埃希菌（＋），大芬戈尔德菌（＋），放线菌（–）。2017 年 6 月 27 日复查盆腔超声：双附件区未见囊实性包块，盆腔未见游离液性暗区。

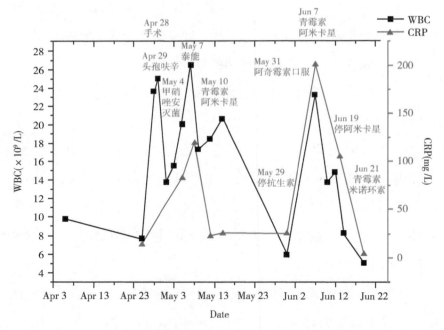

图 62-1　患者术后 WBC、CRP 与抗生素使用情况

临床讨论

1. 放线菌感染

（1）放线菌病

放线菌是一组革兰染色阳性的原核生物组，厌氧或轻度需氧，以分支的细长菌丝为特征，常感染人类口腔、胃肠道和泌尿生殖道等部位。放线菌在正常寄生部位可不致病，当组织破裂或坏死时通过侵袭破裂或者坏死的组织获得致病性。大体特点为木质样的浸润性包块及脓肿形成，且常见后腹膜的浸润累及输尿管而发生梗阻。而硫黄颗粒是其较特异的病理特征。随着感染的进展，会形成肉芽肿组织、广泛的反应性纤维化和坏死、脓肿、引流窦道和瘘管。因此，放线菌病是放线菌感染导致的亚急性或慢性的多窦脓肿性或肉芽肿性的炎症。女性生殖道的放线菌感染可来源于直肠，也可来源于口咽部因性行为传播。有报道研究结果显示，长期宫内避孕环（IUD）的使用增加女性盆腔放线菌病发生率，而无激素的塑料制IUD 与之更为相关。

（2）盆腔放线菌病的诊断

放线菌病的临床表现因病变部位不同而表现出不同的症状及体征，多较隐匿，非特异性，在因长期使用 IUD 而感染放线菌的女性中，仅有极少数出现腹痛、腹部包块、阴道异常分泌物、发热等症状，白细胞、中性粒细胞、C 反应蛋白可明显升高，而CA-125、血红蛋白等指标无明显异常。主要诊断依据：①慢性化脓性炎症的临床过程，伴肿块、广泛粘连及瘘管和窦道形成；②脓液中可找到硫结节；③脓液或硫结节中含有有菌丝体。其中硫结节的发现具有一定特异性。由于放线菌培养的阳性率不高，放线菌病的诊断可以病理诊断为依据。5 年以上的 IUD 使用者，伴盆腔占位，可考虑 IUD 相关放线菌病（IUD 使用数月的患者也存在）；手术摘除的 IUD 则应取含脓处送培养。此外，宫颈刮片识别放线菌病原体或其核酸，也可作为辅助诊断手段。

（3）盆腔放线菌病的治疗

因 IUD 使用导致的盆腔放线菌病，首先应摘除 IUD，再考虑抗生素治疗。对于盆腔形成脓肿的患者，建议行开腹手术去除病灶，手术的目的在于切除坏死组织和瘘管，引流脓肿，解除脏器梗阻，多点活组织检查（活检）和改善抗生素疗效等。对于病变局限，且抗生素效果良好的患者，可考虑单纯抗生素治疗。

放线菌对多种抗生素敏感，如 β 内酰胺类（如青霉素 G 和阿莫西林）、三代头孢、多西环素、哌拉西林、亚胺培南、美罗培南等。治疗方案通常选择在发病数周内大剂量用药（2～6 周），此后口服用药 2～6 个月，有研究认为盆腔占位体积越小，则抗生素使用时间越短。对于盆腔放线菌病的抗生素选择，目前尚无统一定论。有研究认为，初始大剂量治疗可选择每日肌内注射青霉素 G1000～2000 万单位或静脉注射 120 万单位～240 万单位，或哌拉西林 4g/d、氨苄青霉素 2g/day，青霉素过敏患者可选择四环素（如多西环素、米诺环素）、大环内酯类（如红霉素）或克林霉素治疗，手术可缩短 3～6 个月治疗周期。也有研究推荐手术选二代头孢＋多西环素、克林霉素＋庆大霉素（可联合氨苄青霉素）或氨苄青霉素－舒巴坦＋多西环素的治疗方案，并建议疗程结束后口服氧氟沙星、左氧氟沙星或甲硝唑。

同时，放线菌病常合并感染大肠杆菌、克雷伯氏菌、链球菌和表皮葡萄球菌等其他细菌，所以，早期治疗时还应广谱和多药联合。

2. 子宫肌瘤变性、坏死继发感染

子宫肌瘤可因各种原因失去原有结构发生变性，如玻璃样变、囊性变、钙化、红色变性等，尤以直径为 4cm 以上瘤体因血供缺乏、营养不足易继发变性。子宫肌瘤导致感染常见于与外界环境相通时，如黏膜下宫颈肌瘤。其可能原因：①肌瘤血管来自包膜，因其血管壁缺乏外膜，受压引起肌瘤血供障碍、营养缺乏，导致变性、坏死，形成局部感染灶；②肌瘤所属血管因受压、阻塞发生淤血，血管通透性升高或破裂，引起红细胞漏出，形成小灶性出血，导致感染灶形成；③肌壁间肌瘤虽未与外界相通，但瘤体体积大，压迫子宫内膜静脉导致淤血、炎性渗出继发感染；④巨大肌瘤压迫周围腹腔脏器，如肠管等，影响血供，致肠壁通透性增加，形成肠道菌群透壁性感染；⑤肌瘤变性坏死组织分解产物，可作为致炎因子导致感染、WBC 计数升高。因此，子宫肌瘤发生变性时，患者可有一般肌瘤症状（月经改变、腹部包块压迫症状等），但若伴下腹痛、WBC 计数升高等症状时，应考虑合并肌瘤坏死、感染，以革兰阴性的肠道杆菌等多见。术前超声检查可提示子宫肌瘤变性，但确诊为何种变性及变性程度，则需靠病理学诊断。

病例点评

放线菌寄生于人体的肠道、生殖道、口腔、皮肤等处，症状往往不典型。既往的病例以长期 IUD 使用的女性为主，症状以腹痛、浸润性盆腔包块为常见，易与恶性肿瘤相混淆，有明显特异症状的患者仅占盆腔放线菌感染的少数。本例黏膜下肌瘤继发放线菌感染的病例属罕见，阴道持续出血可能是造成放线菌上行感染的诱因，

但病因并不明确；腹腔镜肌瘤剔除术可能促进了病原体在盆腔内的播散，导致术后发热及盆腔脓肿形成。术中发现肌瘤表面糟烂，有臭味，提示有肌瘤变性感染，肌瘤表面分泌物的病原体诊断示放线菌感染明确，但应送大块组织至细菌室培养或鉴定以进一步明确病原体，此为诊治过程中的不足之处。治疗的关键在于足量、足疗程的特异性抗生素。患者对青霉素的治疗反应良好，但出院后停用青霉素输液，改为口服阿奇霉素，很可能是再次出现发热症状的原因。再次入院后重新使用足量青霉素，并行超声引导下穿刺引流脓液，根据脓液病原体大肠埃希菌药敏辅以米诺环素口服，目前患者症状控制良好。下一步治疗方案：维持现有治疗，等待脓液放线菌培养结果，症状稳定、青霉素使用疗程足够后，可改口服，长期随诊。

参考文献

1. Valour F, Senechal A, Dupieux C, et al.Actinomycosis：etiology, clinical features, diagnosis, treatment, and management.Infect Drug Resist, 2014, 7：183-197.

2. 邓姗, 黄惠芳.盆腔放线菌病.中华妇产科学, 2003, 38（3）：180-181.

3. Koo Y J, Kwon Y S, Shim J U, et al.Predictors associated with severity of pelvic actinomycosis.J Obstet Gynaecol Res, 2011, 37（12）：1792-1796.

4. Japanese Society of Chemotherapy Committee on guidelines for treatment of anaerobic infections; Japanese Association for Anaerobic infection Research.Chapter 2-12-1.Anaerobic infections（individual fields）： actinomycosis.J Infect Chemother, 2011, 17（1）：119-120.

5. Workowski K A, Berman S, Prevention（CDC）.Sexually transmitted diseases treatment guidelines, 2010.Mmwr Recomm Rep, 2010, 59（RR-12）：1-110.

6. 王玉珏, 王红静.非孕期巨大子宫肌瘤严重变性、坏死致感染1例.中华妇幼临床医学杂志, 2009, 5（3）：322.

7. Tachdjian R，Tourangeau L，Schneider J L，et al.Urticaria associated with necrotic uterine leiomyomas infected with salmonella.Obstet Gynecol，2010，116（S2）：491–493.

（蓝国儒　邓　姗　整理）

病例63. 盆腔假囊

病历摘要

　　患者，47岁，因"子宫内膜异位症二次术后，发现盆腔囊肿3个月穿刺后1个月余再增大"入院。G2P2，2010年外院因"双侧巧克力囊肿"行"开腹双卵巢囊肿剔除术"，2011年因"子宫腺肌症"行"开腹全子宫＋右侧附件切除术"，术后无特殊治疗。2017年2月出现双小腿、双足水肿，夜间加重，晨起缓解，伴左侧腰酸、夜尿增多至2次，当地医院就诊提示盆腔左侧囊肿，直径约12cm，来本院就诊，2017年3月24日CTU双侧肾盂肾盏扩张积水，左侧为著；左侧输尿管中上段扩张，盆段受压狭窄，向后外侧移位。盆腔左侧见巨大囊性肿块影，边界清晰，其内可见分隔，最大横截面积约12.9cm×9.4cm，分隔见轻度强化（图63-1）。2017年4月11日（经腹）B超引导下盆腔囊肿穿刺抽出清亮淡黄色液体490ml。穿刺液中未见瘤细胞。穿刺后水肿、腰酸、夜尿均改善。2017 年 5 月 8 日外院复查 B 超提示盆腔左侧囊肿，直径 7.1cm×3.9cm。因"囊肿复发要求手术"入院。入院查体：腹平软，于下腹正中、耻骨上可见陈旧手术瘢痕，纵行长约 15cm，横行 12cm。妇科检查：左盆腔增厚，囊性感，无触痛，活动差，表面光滑。2017 年 4 月 24 日双肾、输尿管、膀胱超声检查：右肾长径 11.3cm，左肾长径 11.4cm。左肾集合系统扩张，肾盂宽约 1.5cm，输尿管上段宽约 0.5cm。提示：左肾积水伴输尿管上段增宽。2017 年 5 月 23 日 CA125 6.3U/ml；入院诊断：盆腔囊肿穿刺后复发：包裹性积液？左卵巢囊肿？左肾

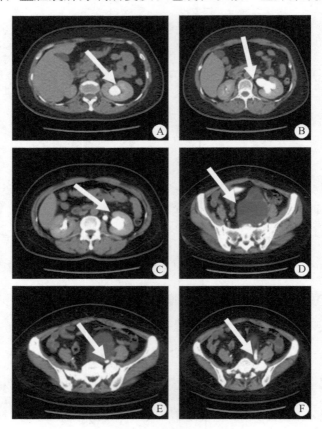

图 63-1　穿刺前 CT

注：A：箭头所指肾盂积水；B：箭头所指肾盂积水；C：箭头所指肾盂积水；D：箭头所指盆腔囊肿；E：箭头所指囊肿压迫输尿管；F：箭头所指扩张的输尿管。

积水伴输尿管上段增宽；二次开腹手术史（腹壁切口一横一竖）。2017年5月25日行"腹腔镜检查＋盆腹腔粘连松解＋左侧附件切除术"，术中见（图63-2）：子宫缺如；左侧附件不可见，左侧附件区被乙状结肠及直肠包裹；右侧附件缺如；盆底完全封闭。术中松解粘连，暴露左侧附件，见左侧输卵管及卵巢粘连包裹成团，形成输卵管卵巢囊肿直径约8cm，内含黄色清亮液体。左侧卵巢与左侧盆壁、部分乙状结肠及直肠紧密粘连。术中放置盆腔引流管，术后恢复好，逐渐过渡饮食，无发热，无贫血，术后引流液30-150-30-0-0ml，术后第6日拔除引流管，伤口愈合好，如期出院。

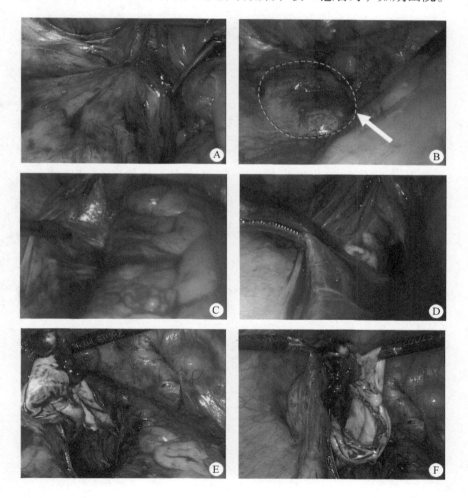

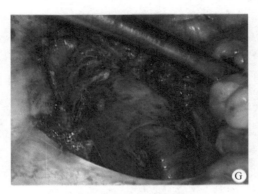

图 63-2　术中所见

注：A：左侧附件不可见；B：拨开乙状结肠，箭头所指左侧隐约可见波动的囊肿；C、D、E：左侧附件区被乙状结肠及直肠包裹；F：完全分离出左侧附件；G：切除左附件后的左盆壁表现

临床讨论

1. 附件包块的鉴别诊断思路

附件包块可能来源于卵巢、输卵管、子宫、肠道、腹膜后，或是其他部位的转移性疾病，如乳腺或胃。附件肿块可见于从胎儿至老年的所有年龄段的女性，且有多种类型。评估的首要目标是处理急症（如异位妊娠），以及辨别肿块的良恶性。附件包块为恶性病变的总体风险在绝经前女性 6% ～ 11%，而在绝经后女性为 29% ～ 35%。结合病史、症状、体格检查、辅助检查，考虑此患者的诊断（表 63-1）。

表 63-1　附件包块的鉴别

包块来源	特点	与本患者的关系
腹膜包涵囊肿或称"盆腔假性囊肿"	通常是盆腔粘连的结果，卵巢经常被包裹在囊肿中，或成为囊肿壁的一部分。其影像学表现包括囊样的单纯性液体积聚和复杂的多分隔病灶。在没有出血或碎屑残渣时，腹膜包涵囊肿绝不会出现厚壁。这些囊肿可能是混合性的，常无症状，触诊也不是很明确	患者有多次开腹手术史，盆腹腔发生粘连的风险很高，腹腔积液常因直立聚集盆腔，又因粘连而包裹为积液形成囊肿样改变
卵巢浆液性囊腺瘤和黏液性囊腺瘤	表现为薄壁、单房或多房，直径可从 5cm 到 > 20cm。与浆液性囊腺瘤相比，黏液性囊腺瘤发生率较低，更可能是多房的，较大（甚至巨大），并且较少是双侧的（< 5%，而浆液性囊腺瘤为 20% ~ 25%）	需待手术明确
卵巢冠或输卵管旁囊肿	起源于输卵管。由于超声检查时并不能常看到输卵管和阔韧带，这些囊肿可被错误地归为来自卵巢或子宫（更常见的肿瘤发生部位）	需待手术明确
单纯囊肿	起源于泌尿生殖道胚胎发育过程中形成的副中肾管或中肾管残余物。这些病变在组织学上可以为间皮。副中肾囊肿是最常见的，尤其是莫氏囊肿。莫氏囊肿附着于输卵管伞，包含由半透明壁包裹的浆液。高水平的促性腺激素或雄激素可引起卵巢内小的上皮内衬结构向其内腔分泌液体并增大而成为囊肿	需待手术明确
卵巢子宫内膜异位囊肿	由异位的子宫内膜组织生长导致。子宫内膜异位症患者常主诉盆腔疼痛、痛经和性交痛。卵巢子宫内膜异位囊肿在超声检查下表现为一个混合性包块。这也是绝经前附件包块患者 CA125 水平升高的一个常见原因	患者虽有子宫内膜异位症、卵巢巧克力囊肿病史，但此次影像学、CA125、穿刺液形状均不支持此诊断

续表

包块来源	特点	与本患者的关系
卵巢癌	从体腔上皮衍生而来，乳头状囊腺癌是最常见的类型。平均诊断年龄为 50～60 岁。患者常有不明确的胃肠道症状，包括消化不良、早饱、厌食、便秘和腹胀感；这些非特异性的主诉常见于晚期疾病。体格检查可能包括胸腔积液、腹部膨胀伴腹水、腹盆腔包块和腹股沟淋巴结肿大。直肠阴道检查往往会发现直肠子宫凹陷后部结节。盆腔超声检查常会发现混合性附件包块，可以是单侧也可以是双侧，常伴有腹水。典型的术中发现包括增大的结节状卵巢和弥漫性腹膜病变	虽考虑卵巢癌的可能性不大，但卵巢肿瘤来源种类繁多，需待手术排除
输卵管癌	附件包块的罕见原因。往往表现为绝经后出血和盆腔疼痛，但许多患者很少或没有特异性症状。有些患者也可出现大量的水样阴道分泌物。超声评估可显示附件区管状、"腊肠状"结构，多普勒血流成像可见新生血管。输卵管癌时血清 CA125 浓度通常是升高的，该检测也有助于初始治疗后对患者的监测	该患者子宫已切除，典型的阴道排液或出血等症状无法出现，但腹痛、腹部包块，甚至盆腔积液或转移的概率因此而增高。该患者无症状、恶性肿瘤可能性小，但仍需手术及病理进一步排除

2. 分离粘连的手术理念和技巧

　　该患者术中腹腔镜探查发现左侧附件正常结构丧失，被乙状结肠及直肠包裹覆盖，难以显露。因此如何分离粘连，显露出左附件结构是本手术的关键。

　　关于分离粘连，郎景和医生在《妇科手术笔记》中分享自己的心得：分离或解除粘连的 16 字方针为"顺乎解剖、找出界限、动作轻准、宁留勿伤。（如若是癌瘤，则不妨改为'宁伤勿留'）"锐性解剖，用剪刀或手术刀；钝性解剖是用手指、纱布或纱球。炎症所致肠粘连是断然不可盲目钝性剥离的，那极易撕破肠管。要造成一个"张力"，用剪刀在其间小心剪除粘连，如果是较新鲜的粘连，疏松而不紧密，则明确肠管走行，顺其解剖，用手指很容易将它们分开。肿瘤和肠管粘连若非常紧密，可用剪刀或手术刀在距离肠管0.5cm处剪开，锐性分离之。这是所谓安全的"Ⅰ"路线：先将肿瘤分开，再处理残留的肿瘤或者炎性组织。如若是良性病变，又粘连很紧密，则不主张"非要剥离干净不可"，即为"宁留不伤"，乃为利弊权衡。但在恶性癌瘤，如卵巢癌之转移种植侵犯，将其剔除干净是肿瘤细胞减灭术之要求，即应"宁损勿留"——损伤可以修补，而遗留是为祸患。有经验的医生敢于走"Ⅱ"路线，即紧贴浆膜将肿瘤游离出来，可能伤及浆膜或肌层，但应尽量避免损及肠黏膜，保持肠管的完整性。巧克力囊肿及子宫直肠陷凹的内异灶和直肠会有严重的粘连，但先用手"抠""剜"并不可怕。囊肿破裂是难免的，钝性下手剥离，较少损伤，亦是"能进则行，难尽则止"。也可将子宫尽量上提，从子宫后壁（紧靠子宫，而不是相反）用剪刀将粘连的异位组织剥离，不必急于"彻底"造词，肠子上的残余灶待分离暴露清楚了再小心切除，残留一点也无妨，术后还要用药物治疗。直肠的损伤始终是要警惕和反对的。

分离粘连需要耐心、小心、用心。腹腔镜手术中也应遵循上述原则和要领。

📋 病例点评

盆腔包块是妇产科最常见的病症，其诊断包罗万象，因此对于这类患者的术前鉴别诊断至关重要。鉴别诊断主要根据患者年龄、

笔记

病史、查体和辅助检查的结果判断包块的来源和性质，并对是否需要手术，以及手术的方式、路径及面临的风险做出评估。

子宫内膜异位症术后再发的盆腔包块是临床处理的难点之一。困难主要在于子宫内膜异位症本身可以引起严重的盆腔粘连；手术后复发性病灶则可能粘连更重；巧克力囊肿有一定恶性变的概率，如为恶性病变，手术的范围更大，进而手术的难度也更大。

因此，术前需要充分评估手术的必要性和风险，是否需要手术治疗是临床医生首先需要考虑的事情。本例患者因巧克力囊肿和子宫腺肌症曾有两次开腹手术史，当时术中保留了左侧附件，此次包块复发，并且引起肾盂积水，可见盆腔粘连会很严重。因此，外院第一次处理的时候采取了囊肿穿刺的办法。穿刺后症状有缓解，但问题没有得到根本解决，这也是患者此次手术的关键指征。

如术前所预期，术中粘连非常重。经过艰苦卓绝的松解粘连的过程，最终成功切除左侧附件、去除肿物、解除压迫，是严格按照外科原则小心操作的结果，也依赖术者丰富的临床经验。

参考文献

1. Veldhuis W B, Akin O, Goldman D, et al.Peritoneal inclusion cysts: clinical characteristics and imaging features.Eur Radiol, 2013, 23（4）: 1167-1174.

2. 郎景和.妇科手术笔记.北京：中国科学技术出版社，2004.

（舒　珊　滕莉荣　整理）

笔记